医学影像与检验设备管理

付 安 郑 霖 宋丽华 著

汕頭大學出版社

图书在版编目（CIP）数据

医学影像与检验设备管理 / 付安，郑霖，宋丽华著
. -- 汕头：汕头大学出版社，2021.7
ISBN 978-7-5658-4386-0

Ⅰ.①医… Ⅱ.①付… ②郑… ③宋… Ⅲ.①影像诊
断—医疗器械—设备管理 Ⅳ.① R445

中国版本图书馆 CIP 数据核字 (2021) 第 148459 号

医学影像与检验设备管理
YIXUE YINGXIANG YU JIANYAN SHEBEI GUANLI

作　　者：付　安　郑　霖　宋丽华
责任编辑：邹　峰
责任技编：黄东升
封面设计：乐　乐
出版发行：汕头大学出版社
　　　　　广东省汕头市大学路 243 号汕头大学校园内　邮政编码：515063
电　　话：0754-82904613
印　　刷：三河市嵩川印刷有限公司
开　　本：710mm×1000mm　1/16
印　　张：14.75
字　　数：200 千字
版　　次：2021 年 7 月第 1 版
印　　次：2022 年 1 月第 1 次印刷
定　　价：128.00 元
ISBN 978-7-5658-4386-0

前　言

　　设备管理是企业管理中的一个重要领域，而且是技术性最强的领域之一，良好的设备管理是产品质量的保证。通过实施设备管理，不但可以降低运行成本，提高经济效益，而且能够保持员工的劳动热情和责任感，提高员工的工作效率。设备管理的主要研究对象是设备，设备管理以追求设备的综合效率和设备寿命周期费用的经济性为目标，通过一系列技术、经济和组织措施，对设备寿命的全过程(计划、设计、制造、选购、安装、使用、保养与维修、改造、更新直至报废)进行科学的管理。设备管理经历了三个发展阶段：事后维修阶段、定期维修阶段和综合管理阶段。事后维修阶段是设备管理中的初级阶段，体现在不坏不修、小坏小修和大坏大修，停机损失较大，是消极被动管理阶段。定期维修阶段是通过有计划地预防维修保证设备能够较长期地运行在良好的状态，有效地降低了停机损失。这一阶段中具有代表性的体系是苏联的"计划预定制"和美国的"预防维修制"。综合管理阶段把设备管理从单纯维护维修扩展到了对设备寿命周期的全过程进行管理，通过技术措施、经济措施和组织措施相结合的方式，使设备发挥最大的综合效能；这一阶段比较有代表性的体系是英国的"设备综合工程学"和日本的"全员生产维修理论"。

　　医院作为一个服务行业，只是设备的使用者，但是医院的设备管理依然是获得设备高综合效率和低寿命周期费用的必要手段，设备寿命的全过程对于医院而言只包括选购、安装、使用、保养与维修、更新直至报废，不包括计划、设计和制造，设备改造对于绝大多数医院而言，由于技术人员和技术条件的制约，也是非常困难的。在医院中，设备的寿命周期费用可以理解为在设备的使用周期内发生的经济支出的总和，包括购置费用、运转费用、人员费用、维护维修费用、折旧费，以及故障停机的经济损失。医学影像设备是一种高科技含量、高附加值的设备，在各级医院中占据较大的设备投资比例和固定资产比例，因此各级医院中对于医学影像设备投资的资金回收都非常重视。但是在医院的管理中也存在一个明显的误区，就是只重视资金的回收率，忽视了对于设备的科学管理，甚至有些医院还存在"只让马拉车，不愿给马喂草"的现象，其结果是造成了医学影像设备长期工作于非最佳状态，以至于影响了影像的质量，增加了出现漏诊、误诊的概率。从某种意义上讲，我国医学影像设备管理基本上停留在低级的事后维修阶段。现代技术和经济的快速发展要求我们有一套好的、科学的管理机制，以合理地管理和使用设备，保证设备的正常运行，提高设备的综合效率和减少设备的寿命周期费用。只有长期正常运行的设备才能够实现资金的快速回收，得到最大限度的投资回报，并可拥有较强的设备更新能力以紧跟科技发展的步伐。

鉴于此，笔者撰写了《医学影像与检验设备管理》一书，本书共有两篇（八章）。第一篇（第一章至第五章）对医学影像设备管理进行了研究，涵盖医学影像科室及设备的基础认知、医学影像设备的选购、医学影像设备的安装及维修、医学影像设备的保养、医学影像设备应用质量管理。第二篇（第六章至第八章）医学检验设备管理研究，涉及医学检验设备的作用与进展、医学检验设备，以及医学检验设备的管理。

笔者在撰写过程中，借鉴了许多专家和学者的研究成果，在此表示衷心的感谢。本书研究的课题涉及的内容十分宽泛，尽管笔者在写作过程中力求完美，但仍难免存在疏漏，恳请各位专家批评指正。

目录 CONTENTS

第一篇　医学影像设备管理研究

第二篇 医学检验设备管理研究

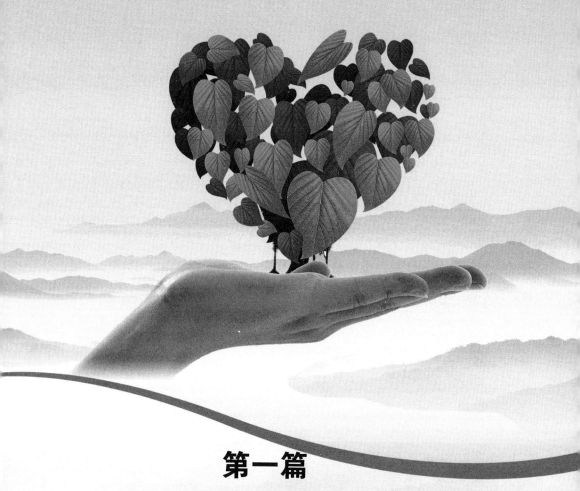

第一篇

医学影像设备管理研究

第一章 医学影像科室及设备的基础认知

第一节 医学影像科室的发展及其基本设备构成

医学影像设备从概念上讲有两种不同的理解：广义理解和狭义理解。从广义上讲，医学影像设备是指所有可以形成医学图像的仪器或装置，在这种意义上的医学影像设备可以包括以下一些种类：医用显微镜（包括光学显微镜和电子显微镜）、各种医用内镜、热成像装置、医学 X 线成像设备（包括常规 X 线成像设备和 X 线 CT 设备）、医学超声成像设备（包括 B 型超声成像设备和彩色超声成像设备）、磁共振成像设备、核医学成像设备等。从狭义上讲，医学影像设备通常指可以获得人体组织内部结构和 / 或组织功能影像的设备，这些设备通常来讲系统比较庞大和复杂、科技含量相对比较高、价格昂贵。在这种意义上的医学影像设备包括现代公认的四大医学影像设备，即医学 X 线成像设备（包括常规 X 线成像设备和 X 线 CT 设备）、医学超声成像设备（包括 B 型超声成像设备和彩色超声成像设备）、磁共振成像设备和核医学成像设备。按照比较普遍的观点，对于医学影像设备的理解多限于狭义的定义，医学影像科室的建设也主要以四大医学影像设备为主体。本书也将以四大医学影像设备为基础来讲述设备管理[①]。

一、医学影像科室的发展

医学影像科室的发展是同医学影像设备的发展密切相关的，它是从最早发展起来的 X 线成像设备逐步发展而来的。

（一）放射科

自伦琴发现 X 线以后，X 线影像就开始成为效果十分显著的医学诊断手段，被广泛应用于临床，并建立了自己独立的科室。由于 X 线本身属于一种放射性的射线，会因生物效应而对人体组织产生一定的辐射伤害，因此对于这种射线人们有一种恐

---

① 李芳莲. 医学影像科室的护理管理探讨 [J]. 中西医结合心血管病电子杂志，2020，8（07）：10+18.

惧心理。从防护的角度考虑，给 X 线设备标明有放射线的存在是一种负责的态度，故称之为放射科，并在科室的相应显著位置提示"电离辐射"。这一名称一直延续了很多年，并且到现在许多医院还在使用这一名称。目前在放射科中所包括的医学影像设备主要有传统 X 线设备，如 X 线摄影设备、X 线滤线器摄影设备、X 线透视及点片设备、床旁 X 线设备、牙科 X 线设备和乳腺 X 线设备等，随着传统 X 线设备的发展，目前在一些大中型医院的放射科中还包括数字化 X 线设备，如 CR 设备、DR 设备、数字化 X 线造影设备及 DSA 设备等。

（二）CT 室

1972 年 X 线 CT 的问世为医学影像诊断带来了革命性的变革，其独特的无重叠解剖学影像使诊断医生可以清楚准确地判断影像，检出病变，得到准确的医学诊断。虽然 X 线 CT 设备同是以 X 线作为成像源，但是由于其优秀的成像特性、较高的成本、较高的科技含量，以及较高的收费等方面的原因，为了便于医院的管理，许多医院中都把 X 线 CT 设备的管理独立出来，成立了 CT 室，以单独核算其运行成本和收益。随着 X 线 CT 设备在技术方面的逐渐成熟和销售价格与收费的合理化，许多大中型医院中的 CT 室与放射科合并，由放射科统一管理。

（三）超声室及彩超室

自 1954 年 B 型超声诊断仪应用于临床以来，其小型便捷的特点和相对低廉的价格使得它的应用非常广泛，在医院的许多科室中都有自己的 B 型超声诊断仪，专门的 B 超室多见于经济实力相对较弱的中小型医院。彩色超声的问世使超声成像装置设备化，并在各级医院中建立了彩超室或超声室，目前的大中型医院中都有相对独立的超声室或彩超室。

（四）磁共振成像室

与 X 线 CT 设备相类似，磁共振成像设备也具有高的成本、高的科技含量，以及高的收费，尤其对超导型磁共振成像设备，还有高的使用维持费用。为了便于医院的管理，许多医院中都把磁共振成像设备的管理独立出来，成立了磁共振室，以单独核算其运行成本和收益。也有相当一部分大型医院中，磁共振成像设备由影像科室如放射科或影像科统一管理。

（五）核医学科

由于核医学成像需要使用同位素如 ^{2}Tl、^{99}Tc、^{18}F 等，因此核医学成像通常是与核医学治疗共同建立核医学科，这样可以较好地管理和使用同位素。随着技术的发展，核医学成像的设备类型也在逐步增多，从早期的 γ 照相机成像逐渐发展而来的 ECT 类设备，如 SPECT 和 PET 等，因其能够获得反映脏器功能、组织生化代谢和细胞基因变化的影像，即功能分子影像的特点而被大众认识，并在有些医院建立了 ECT 室和 PET 室等专门的核医学成像科室。伴随着医学影像融合技术的快速发展，SPECT/CT、PET/CT、SPECT/ PET/CT 开始走向实用阶段，大大促进了核医学成像技术和设备的发展。

（六）医学影像科 / 部

自 20 世纪 80 年代起，医学影像学以其快速的发展成为临床医学诊断不可或缺的手段，这种发展包括了两个方面：一是设备和技术的发展，各种新技术在医学影像设备中得到了最为广泛的应用；二是医疗水平的极大提高，随着对各种疾病的机理的深入了解，对于诊断的要求越来越高、越来越细，对医学影像的要求也越来越高、越来越细，医学图像的综合诊断已被许多人重视。医学影像的融合技术已经在 SPECT 和（或）PET 与 X 线 CT 的影像融合中首先实现，医学影像的全面融合更是呼之欲出，所有这些给医院的医学影像相关科室提出了一个课题，就是获得正确反映病人病情的医学影像。而要获得正确反映病人病情的医学影像，鉴于各种医学影像设备分别有其特定的诊断价值，使得对医学影像综合诊断的要求日益提高，各分立医学影像科室的合作就成为必然，因此医学影像科的建立已经具备了技术、经济和临床要求的三个方面的条件。这一工作首先在一些大型医院中实现，他们把医学影像设备归入一个科室中进行统一管理，集中诊断，以对病人提供最适当的成像诊断和获得最佳的诊断效果。医院中的医学影像科 / 部应运而生。有时我们也把医学影像科俗称为"大影像"，以与各分立的医学影像科室区分开来。

二、医学影像科室的基本设备构成

由医学影像设备的定义可知，医学影像科室的基本设备构成应是以四大医学影像设备为主体。就概念上来说，医学影像科室应拥有相对全面的医学影像设备，其包括传统 X 线机类设备、X 线 CT 设备、MRI 设备、超声成像设备、核素成像设备等。在一些专业性比较强的医院中，还应拥有一些专用的医学影像设备，如在胸科医院中应包括胸部摄影专用 X 线机、骨科医院中应配备专用于四肢摄影的专用 X 线机等。除此以外，医学影像科室中还应配备与医学影像密切相关的附属装置和辅助装置。表 1-1 给出了医学影像科室设备的构成。

表 1-1　医学影像科室设备的构成

设备名称	设备适用性
普通 X 线摄影	各部位的 X 线影像摄影操作
滤线器 X 线摄影	各部位的 X 线影像摄影操作
X 线透视点片	X 线透视和 X 线造影点片操作
CR 和（或）DR	数字化 X 线影像摄影操作
DSA	X 线心血管造影和数字减影操作
钼靶软射线 X 线摄影	乳腺 X 线摄影操作
床旁 X 线摄影	病床旁或手术中的 X 线摄影操作
X 线 CT	X 线体层成像操作
MRI	磁共振体层成像操作
B 型超声成像	超声成像操作
彩色超声成像	彩色超声成像和超声多普勒成像操作
核医学成像	利用放射性核素的医学成像操作
附属、辅助装置	多幅相机、激光相机、洗片装置等
PACS 和 RIS	数字医学影像的存储与影像通信传输

第二节　医学影像设备管理的任务与内容

一、医学影像设备管理的任务

医学影像设备是医学影像诊断乃至整个医疗诊断的物质基础。医学影像诊断的优劣不仅取决于操作技师和诊断医师的水平，还取决于设备本身的科技水平以及对于设备管理的水平。设备管理不仅能够保证医学影像诊断的顺利获得，而且还是保证医院经济效益的重要条件。医学影像设备管理的主要任务有：

（1）对设备进行综合管理，即对设备的整个寿命周期的管理。通过一系列的技术、经济和组织措施，从设备的购置、安装、使用、保养、维修、更新直至报废的全过程进行管理，以期使设备的寿命周期费用最低和最大限度地发挥设备的综合效能。

（2）通过正确使用、精心保养和科学维修，保持设备性能指标的完好，以保证为医学影像诊断提供高质量的医学影像。

（3）充分发挥设备的综合效能，提高设备的技术性能利用程度和时间可利用率。

（4）取得良好的设备投资效益。医学影像设备投资效益包括设备本身的使用收益和设备所带来的附加收益（如由于医学影像设备的存在而产生的住院费收入、治疗费收入、用药费收入、其他诊察费收入等）。

（5）不断改善和提高医学影像设备的装备水平，以实现与医学影像设备的技术发展水平的同步，获得最新的可用于医学诊断的医学影像信息[①]。

二、医学影像设备管理的内容

医学影像设备管理的内容主要包括以下几个方面：

（1）对医学影像设备所处环境的管理。管理医学影像设备所处环境的卫生状况、温度、湿度等。

（2）对医学影像设备运行的技术管理。医学影像设备的安装管理、使用管理、日常保养管理和维修管理等，包括设备安装验收的记录、运行状况的记录、进行日常技术指标的校正以及维修的技术管理等。

（3）对医学影像设备的经济管理。对于设备的购置、维修及日常运行进行技术经济评价和经济管理。

（4）对医学影像设备使用人员的管理。对于医学影像设备的直接使用人员及其相关人员进行管理，培养各层次人员及分工不同的各类人员思想和业务素质，减少人为故障的发生，保障设备的正常运行。

第三节　影像科室设备安装应具备的基础条件

影像科大型精密设备多且集中，对场地和周围环境要求高。所以，在建筑设计时就必须考虑到设备对环境和土建的特殊要求，避免设备运输、安装与土建发生矛盾。影像科负责人要仔细阅读施工图纸，将本单位大型设备（如 CT、MR、DSA）的外部尺寸、重量、空间走向提供给施工设计单位，对不符合设备要求的地方及时提出疑问和建议，提醒设计人员修改设计方案。

---

① 顾和章，赵颖，蔡芸芸，等.规范化管理路径在医学影像设备管理中的影响 [J]. 中国医学装备，2020，17(08)：165-168.

一、机房面积

机房面积的大小，除容纳机器及辅助设备外，必须有足够的余地方便病人（包括手推车与担架床）进出和工作人员操作。CT、MR 的检查室面积不小于 20～25m²，操作室、设备间面积各在 8～10m² 之间。检查室与操作室的观察窗离地高度为 800mm，面积不小于 800mm×1200mm，坐在控制台前应能无障碍地观察到检查室内病人和机器的大部情况。用于放置设备电源线、地线和信号线的电缆沟横截面积为 200mm×200mm，各机房和办公室之间预埋网线和光纤[1]。

二、机房高度

机房高度一般不低于 2800mm，带有天轨立柱的 DSA 机房高度应适当高一些。为便于 CT、MR 等大型设备的安装运输，机房大门装修前的高度不低于 2200mm，装修好的高度在 2000mm 以上，宽度也应在 1500～2000mm 之间。

三、地面承重

CT、MR 机架的重量都在数吨以上，CT 或 MR 扫描室的地面必须有足够的承重能力才能保证机器的安全使用。所以在机房建造或改建时，可在预放机架的地方用混凝土浇筑基座。如机器放在楼上，则更要预先计算楼板的承重，做适当加固处理。

四、防护要求

由于影像科的 X 线机和 CT 机均为射线装置，机房建筑必须符合国家《医用 X 射线诊断放射卫生防护标准》。要求机房面积应足够大，控制台与检查（治疗）室分开，墙壁 2mm、天花板 1mm 铅当量防护层。如机器放在楼上，则楼板的厚度应相当于 2mm 铅当量。观察窗与墙体连接处和门缝应用 2mm 铅皮作重叠遮盖处理。工作室布局合理，应有良好通风换气（3～4 次 /h）。

五、屏蔽要求

为防止外界电磁波对 MR 系统的影响，MR 扫描室需用 0.5mm 的铜板进行屏蔽，屏蔽体与墙壁和地面绝缘。

---

[1] 马毅，刘海峰，彭卫平，等.影像科室在医院等级评审后的持续改进依据与措施 [J].武警医学，2014，25(06)：629-630.

六、空调系统

影像科的设备如 CT、MR、DR、CR 都对环境温度和湿度有较高的要求，因此机房和控制室应建立独立的空调系统，具有恒温、恒湿功能，温度一般控制在 22℃左右，湿度为 30%~70%。

七、电源条件

影像科的大型设备如 CT、MR、DSA 和 DR 对电源条件要求十分严格，为保证设备发挥应有的效率和工作安全稳定，需提供足够的电源容量，电源电阻不大于 0.09 欧（380V），满负荷时电源压降波动范围不超过电源电压的 10%。由于 CT、MR、DSA 等设备功率较大，一般都单独从医院主变电站连接电源（380V），电源线长度不超过 100m，导线（铜）截面为 25mm²。

科室一般医疗建筑用电采用低压系统（220V），如照明、插座及一般医疗用电。磁共振扫描室为避免电磁干扰，照明应用直流白炽灯。一些小型设备如计算机、观片灯、激光打印机可直接接在房间墙壁电源插座上。

接地要求：影像科的大型设备多为精密电子仪器，需要有良好的地线。通常要求接地电阻小于 2 欧姆，并且各机器单独设立地线，不与其他设备或医院建筑共用地线。

第二章　医学影像设备的选购

第一节　医学影像设备选购的技术要求

一、设备的生产率

医学影像设备的生产率是反映设备在使用过程中，在单位时间内产生的综合效益的指标，是选购设备重要的技术经济指标之一，反映了设备在一定条件下的工作能力。工业设备的生产率定义为单位时间内生产的产品产量。医学影像设备是对病人进行医学成像的设备，从工业设备生产率的定义引申过来，可以认为医学影像设备获得的医学影像的数量即代表着设备产品产量，因此医学影像设备的生产率是指设备在单位时间内对病人进行的医学成像的数量。提高医学影像设备的生产率，意味着获得一定数量的医学影像所必需的劳动时间的减少，也意味着医学影像设备效率的提高。提高医学影像设备生产率的途径主要有设备的高速化和自动化两种。

（一）设备高速化

设备的高速化是指设备完成一项工作所需时间的缩短。对于医学影像设备，高速化意味着成像速度的提高，同时也意味着完成对一个病人的医学影像诊断时间的缩短，而这一点也正是医学影像设备到目前为止一直在追求的一个目标。以 X 线 CT 为例，从早期的 10min 成像时间到现在亚秒级时间成像，成像速度的提高在千倍的量级，这也意味着完成病人一个层面的扫描成像时间缩短了千倍，使得在有限的时间内可以对更多的病人以及更多的层面进行扫描成像，而多层 X 线 CT 的出现，又可以通过一次扫描获得多个层面的影像，这也标志着设备速度的进一步提高。不仅 X 线 CT 如此，其他医学影像设备的成像速度也得到了大幅度的提高。由于在单位时间内进行扫描成像数量的提高，意味着提高了设备的生产率，同时也相应大幅度提高了设备本身的盈利能力，即提高了设备的效益。然而医学影像设备成像速度的提高不是无限度的，一方面它会受到社会技术发展水平的制约，另一方面，当医学影像设备的速度到某一水平后，由于医学成像需要技术人员对病人进行体位摆放的操作，技术人员的操作速度不能无限提高，因此当设备的成像速度比起技术人员的操作速度小很多时，对于病人的成像速度就会取决于技术人员的操作速度，即单位时间内处理病人的数量取决于操作者的速度。在这种情况下，再去盲目地提高设备的速度只能是一种资源的浪费。提高设备生产率的方法应从提高设备的速度转向提高医学成像的质量上来[①]。

(二)设备自动化

设备的自动化是社会生产现代化的标志。可以说自 X 线 CT 以后，医学影像设备就已进入了自动化的快车道。自动化在医学影像设备中应用的优点是可以减少技术人员的操作，提高成像的速度，同时自动化还可以减少出现废片的概率。但是自动化的一个主要的缺点是当自动化控制环节出现问题时，设备无法靠手工操作来完成工作，也就是说，设备将会处于完全的瘫痪状态。自动化的另一个缺点是设备的结构比较复杂，维修难度比较大，维修的费用比较高。设备自动化的缺点使得设备在其寿命周期内的停机损失和维修费用增加。有鉴于此，设备从发展方向上正在快速向智能化和网络化方向发展。设备的智能化包括了两个方面：一个方面是设备操作智能化；另一个方面是设备自身运行状态的智能化控制。设备的智能化既可以减轻操作人员的劳动负担，又可以增加设备的可靠性和维修性；网络化则可以通过网络连接，实现网上专家会诊，因此缩短了医学影像诊断的时间，同时网络化还能够在一定条件下实现网上维修，大大提高了设备维修的效率。因此智能化和网络化是医学影像设备的一个发展方向。

二、设备的使用寿命与可靠性、维修性

设备的使用寿命与可靠性、维修性是选购设备时须考虑的重要因素之一。长时间以来，设备的使用寿命一直是设备选购中考虑的最重要的因素，根本原因是社会经济的落后，缺乏充足的资金来适时地更新设备。随着经济的发展，设备使用寿命这一因素的重要性在逐渐下降。另一方面，随着技术的快速发展，医学影像设备也快速地更新换代，因此常出现设备还在其正常使用寿命之内时，设备所获得的医学影像可能就已基本失去了应有的诊断价值，迫使设备较早地更新。但是无论经济和技术发展到什么水平，设备使用寿命都是设备选购的一个重要参考指标。

与设备的使用寿命相反，设备的可靠性和维修性因素的重要性却在不断提高。高可靠性的设备，能够在设备的使用寿命时间内保持良好的工作状态，故障率较低，因此能够较长时间地进行工作，避免经常性的停机损失，减少维修的经济投入。但

---

① 刘磊. 医院医学设备管理研究 [J]. 科技风，2019(03)：235.

是没有不出现故障的设备，当设备出现故障时，就会涉及设备的维修。医学影像设备的维修性的考虑主要有以下几点：供货方能否持续长时间地提供设备维修服务，能否提供充足的设备技术资料，能否长时间地提供设备维修所需的零配件，以及设备维修费用的高低等。

一般来讲，设备越是先进、科技含量越高、自动化程度越高，设备的可靠性也越高，但是，设备的保养与维修的难度也会越大，对维修技术的要求也越高，同时对维修用零配件的需求也越高。因此在考虑设备的可靠性的同时，还应认真考虑设备的维修性，避免因维修不及时或等待零配件时间过长造成过多的停机损失。

三、设备的节能、安全特性

医学影像设备是一种电力消耗的设备，在通常情况下，医学影像设备的电力消耗是比较大的。对于多数城市，由于电力供应的充足，电力消耗不会对设备运行造成影响，但是对于县级以及县级以下的医院，往往因电力供应的不足而造成设备不能正常运转或设备运转时对其他仪器设备产生较大的影响，由于这是数量众多的医学影像设备使用群体，因此对设备的节能性的考虑对于生产厂家和设备使用者（尤其是电力供应不足的使用者）来讲都是必须考虑的因素。

医学影像设备是作用于人的设备，作为医学影像设备的使用者，在选购医学影像设备时必须考虑到设备安全性，以防止由于设备的安全性造成的人体伤害，也避免设备安全性造成的经济损失。设备的安全性主要通过设备运行中的安全保护电路设计来体现。

第二节　医学影像设备的更新

一、设备经济寿命的确定

设备经济寿命包括两个方面：一是由有形磨损造成的整个设备的损坏；二是由无形磨损造成的设备的失效。当设备的有形磨损进入剧烈磨损期，有形磨损达到一定程度后，设备的故障率出现急剧增加，设备的年均费用也跟着急剧增加，设备的生产率急速降低，意味着设备从其物理性能上已不能够满足使用的要求。对医学影像设备而言，严重的有形磨损造成所获得的医学影像质量的严重降低，甚至根本无法获得正常的医学影像。设备有形磨损的加剧，常常会影响到设备的安全性和环保性。设备的无形磨损是指随着技术的不断更新，老的设备相对于新技术而言已变得落后，不能够适应社会技术的发展进步，甚至成为技术进步的阻碍现象。无形磨损的速度与整个社会的科学技术发展速度有密切的关系，在科学技术快速发展的现代社会，医学影像设备的无形磨损速度往往比有形磨损的速度要快，因此加快了医学影像设备的更新换代。

设备的寿命通常可以分成物理寿命、折旧寿命、技术寿命和经济寿命。设备的物质寿命又可称为自然寿命，指设备从投入使用至报废为止所经历的时间，主要由有形磨损决定。设备的物理寿命可以通过良好的保养和维修来延长。设备的折旧寿命是指设备的折旧年限。设备的技术寿命是指从技术发展的角度看设备最合理的使用年限，由无形磨损来决定。设备的经济寿命指从经济角度来看设备最合理的使用年限，由有形磨损和无形磨损共同决定，通常用设备的年平均费用使用费用最低的年数来表示。设备经济寿命的确定方法主要有最小年平均寿命法和劣化数值法。

二、设备更新决策的制定

医学影像设备更新决策的制定受到多方面因素的制约，如医院的规模和病员数量、医院的经济实力、现有设备使用状况及其使用寿命、周边医院的设备状况、医学影像设备的发展现状等。这些制约因素同时也促使医院做出设备更新的决策。鉴于医学影像设备的价格非常高，并且医学影像设备发展的速度非常快，因此在上述因素中，对设备更新决策起决定作用的因素是医院的经济实力、现有设备的寿命状况以及医学影像设备的发展状况[①]。

由于医学影像设备的价格非常高，因此当需要做出设备更新的决策时，必须从医院自身的经济实力出发，选择性能价格比较适当的设备进行更新。这一点对中小型医院尤其重要。设备的选型应以设备选购的经济评价为依据，考虑自身的病员数量和投资回收期，以做出适当的更新决策。对于已到设备使用寿命的老设备的更新，往往带有一种强制性，更新时，除考虑上述因素外，由于可能利用贷款的方式解决购置资金的问题，因此就必须对经济评价采用现值法分析，以保证设备能够获得利润。

医学影像设备发展的速度非常快，使得新的医学影像诊断的手段不断出现。为了获得较新的或诊断价值更高的影像，有条件的医院应适时考虑医学影像设备的无形磨损，赶上医学影像的时代潮流，为病人提供更好的、诊断价值更高的医学影像。在这种情况下，把医学影像设备的附加收入情况作为设备更新的一个因素是非常适宜的。设备更新时，应避免单纯地与周边医院比较，不考虑医院自身的病员数量和

---

① 朱人杰. 医院医学装备信息化管理 [J]. 信息与电脑 (理论版), 2018(11): 39-40.

经济实力来做出更新决策的做法。否则可能会出现对医院资金占用过大，影响医院整体经济运行的现象，对医院的发展形成负面的影响。

第三节　医学影像设备选购的基本步骤

通常来讲，医院对医学影像设备的选购在种类上是有方向性的，即医院根据需要来选择购买相应的医学影像设备。医学影像设备的市场是一个买方市场，当医院欲购买某种医学影像设备的消息传出以后，会有许多厂家的销售人员来推销自己的产品，而这些推销人员多是介绍自己产品的优点。为保证选购到所需要的设备，避免设备选购中的不必要的投入，设备选购应有步骤地进行。设备选购的基本步骤可以按以下四步程序进行操作。

第一步：这一步可以称为预选过程。广泛收集市场上的国内外设备的货源信息，如产品目录、产品样本、产品广告、有关专业人员提供的情报、销售人员上门提供的情报等；参加产品展销会，在展销会上考察相关设备，并获得相应设备的情报。把收集到的情报进行分类，从中优选出一些可供选择的机型和生产厂家。

第二步：对第一步得到的预选机型进行考察。通过调查访问等方式，较详细地了解预选机型的各种技术参数、选购件情况、供货周期、产品价格、已安装用户所反映的设备的可靠性和维修性以及制造厂家的售后服务信誉等[①]。

第三步：根据自己的技术要求、经济实力等进一步分析比较，依据设备选购的技术经济原则，并综合考虑医院自身对设备成本的回收能力等因素，提出对设备的具体性能要求和价格范围要求。

第四步：进行招标和签订合同。目前对于医学影像设备这类大型医疗设备，卫生行政管理机关都制定了招投标制度，以体现设备采购的公开、公正和合理，避免设备采购中的贪污腐败现象。通过招投标，根据对设备的具体性能要求和价格范围要求，并结合设备的成本回收能力以及设备的运转维持费用的高低，具体确定选购设备的生产厂家、机型和价格，并签订详细的订货合同。

---

① 李俊良. 医学设备安全管理及其对策与措施 [J]. 微创医学，2017，12(04)：572-574.

第三章　医学影像设备的安装及维修

第一节　医学影像设备的安装与调试

当新设备到达医院之后，首要的工作是对设备的安装前验收。设备安装前的验收包括以下基本内容：设备型号是否与合同相符，设备装箱内容是否与合同相符，选配件配置与数量是否符合合同规定，设备包装状况是否完好，以及到货日期是否符合合同要求等。通过安装前的验收工作，来验明到达的设备即是定购产品，否则，一经设备拆箱，当发现问题时，会对合同的履行带来不必要的麻烦。下面分别对各种类型的医学影像设备的安装与调试过程进行详细讲述。

一、X线机的安装与调试

（一）X线机的安装

X线机的安装是指在选好的机房内，根据X线机说明书的规定，结合机房的实际情况，将X线机正确地组装起来。这是一项十分细致的工作，必须进行认真的准备和制订周密的计划，才能保证安装顺利进行。X线机是各级医院常用的医疗设备之一，我国目前使用的X线机存在着类型众多、档次不一等现状，例如，有普通工频X线机、程序控制X线机、中高频X线机等；目前CR、DR等先进X线设备又悄然兴起，进口X线机和国产X线机之间，乃至不同厂家生产的X线机之间有较大差别，对不同X线机的安装也就有着不同的具体要求。鉴于篇幅所限，本节仅就常见X线机的安装和通电调试做系统论述。

1. 安装工具及物品的准备

安装前要准备好搬运工具、开箱工具、吊装工具、装配工具、测量工具、电气连接工具等，主要包括液压搬运车、撬棍、螺丝刀、电烙铁、各种钳子和扳手，以及万用表等，还要备好乙醚或无水酒精、高压硅脂或无水凡士林等，用于清洁机件和涂抹高压插头表面。

2. 开箱检验

一台 X 线机由许多部件组成，大者如控制台、床台、吊架等，小者如螺钉、螺帽，缺少任何一件，都会给机器的安装工作带来困难。所以，设备到货后，必须进行认真细致的检查，确保机件无缺、无错和无损。

（1）开箱

开箱前应确认：箱体是否按放置标记止确放置，箱体本身有无破损和明显雨淋痕迹；箱体上的机器标名是否与合同相符等。确认无误后方可开箱，否则，应立刻组织有关方面人员一起开箱，检查箱内物品的伤损情况，以便分清责任，及时处理。开箱时，箱体要正立，不能倒置，切忌用撬棍或锤子冲击箱体，以防震坏部件。开箱后，取出装箱单，以备检验[①]。

除不能进入机房的大型包装箱外，开箱应尽可能在室内进行。这样做既便于搬运，也有利于防止机件的碰损和丢失。

（2）检验

检验的主要工作有以下几方面：

第一，开箱清点。开箱后，应根据装箱单上开列的部件名称和数量认真核对，直至确认无误。

第二，细心观察。应注意大部件上是否缺少小零件，机件有否明显损坏或变形、生锈及加工不全等。

第三，核对编号。有些机件，如电器连接导线，看外观并无明显区别，这时应核对编号，防止装错。

第四，重点检查。对精密易碎部件，如仪表、X 线管、影像增强器、电视摄像机、监视器、控制台面板等作重点检查，观察其是否有破损、污染及霉斑等现象。

3. X 线管支持装置的安装

X 线管支持装置是 X 线机主要的机械结构，它不但起到支撑 X 线管的作用，还能使 X 线管在一定范围内做多维空间运动，从而灵活地改变 X 线的照射方向和角度，以满足不同部位、不同距离和不同角度的摄影需要。

X 线管支持装置的主体，在中、小型机中大多采用立柱式，通常是由天地轨、立柱和横臂等组成。大型机则多为悬吊式，通常是由天轨、滑车和 X 线管横臂等组成。从某种意义上讲，诊断床也是一种 X 线管支持装置。

（1）立柱式支持装置的安装

立柱式装置有双地轨式、天地轨式等，双地轨式结构是用两条平行地轨支撑立

---

① 罗强. 刍议医院医学设备管理的完善与健全 [J]. 临床医药文献电子杂志，2017，4（52）：10287-10288.

柱移动，而无天轨，该结构安装简单，只要求地轨保持水平且与床中心线定距准确即可。天地轨式结构根据天、地轨是否在同一垂直面还有非重合式和重合式之分，即天轨是否偏离地轨一侧，由于该结构中立柱行走于天、地轨之间，因此不仅要求天、地轨各自保持水平，两者之间在立柱的全行程中应始终保持平行和等距离，而且天、地轨之间，地轨中心线与床中心线之间应定距准确，方能保证立柱移动平稳、可靠、灵活。

第一，地轨的安装。地轨的长度一般在4m左右，需根据地面的结构和平整情况采取一定的措施以保证地轨的水平。木制地板一般较平整，可将地轨直接用木螺丝固定在地板上。水泥地板一般不太平整，可加宽厚适宜的垫板，通过垫板将地轨固定在地面上。轨安装除了要注意地轨的水平外，还应特别注意两条地轨间要始终保持平行。

第二，天轨的安装。天轨安装在天花板一侧，比地轨稍短。若天花板高度适宜，可根据安装图直接或通过厚度适当的垫木将天轨固定在天花板上，这取决于天花板的平整度及是否容易固定。若天花板过高，即超过了立柱高度，可采用增加过梁的方法，将天轨固定在过梁上，过梁嵌入墙壁的深度应大于10cm。另外对于在木结构的吊顶上安装天轨，可加木龙骨，这样既可找平吊顶，又可提高吊顶的负重。

第三，立柱的安装。立柱的结构形式大体分为两种，一种是天地轨支持的，天地轨支持的立柱包括底座、柱体、抱筒、高度调节杆及平衡锤等。安装时应先将底座和立柱组装起来，然后把底座放在地轨的一端，逐渐立起立柱。此时应注意将抱筒固定在适当位置，以防平衡锤滑动。立柱立直后，将底座慢慢滑入地轨轨道。同时松开高度调节杆的固定螺丝，调整调节杆的高度和方向，使滑轮进入天轨滑道。轻推立柱沿轨道往复走动几次，立柱应走动灵活，无阻碍。倘若立柱走动时晃动太大，可调节调节杆顶端的轴承，使之与滑槽接触合适。最后装上底座防脱轨滑块和立柱限位块，并将X线管横臂装上。因此时尚未装上X线管和高压电缆等，横臂与平衡锤仍处于不平衡状态，所以固定销仍不宜取下，若需取下，应将横臂用力向下方拉住，取出固定销后慢慢升到最高位，并锁住。

另一种是只靠双地轨支持的立柱，双地轨支持的立柱，底座和柱体通常是整体装箱，所以安装比较方便，只需将立柱竖起，使底座滚轮嵌入轨道，装上X线管横臂即可。

(2) 悬吊装置的安装

悬吊装置结构的特点是天轨和滑车很重，X线管垂直照射中心范围较大。安装时应注意：固定天轨的楼板和过梁必须有较大负重能力，一般天棚式吊顶不宜直接承重。天轨分纵横两个方向，纵向较长，约4m左右，横向较短，长度一般 <2m，横

轨在纵轨上滑动。天轨整体颇似"井"字。

第一，天轨的安装。天轨的纵轨分成两条单独的轨道，可以分别安装。纵轨通常可以用工字钢、槽钢或木梁等作为过梁进行安装，过梁嵌入墙壁的深度应大于10cm。安装时，纵轨必须保持水平和两条轨道的平行，且保持两条纵轨严格位于同一水平面内，其方法可以通过在横轨上用水平仪测量来保证。固定纵轨要用铁螺栓，透过过梁，并用螺母上紧。

第二，滑车等的安装。卸下天轨中纵轨一端的横档，平抬横轨将其推入纵轨轨道内，重新上好横档。卸下横轨横档，将滑车抬起并推入横轨轨道内，再上好横档。装上X线管横臂，用手拉动伸缩架前应先松开滑车内的伸缩架止动螺丝，然后用力将伸缩架拉到最低位，重新上好止动螺丝。在进行此项操作时，应注意：拉动伸缩架时，用力均衡，未上好止动螺丝前不能松手，否则，将会损坏机件并危及安装者的安全。伸缩架的止动螺丝只有在X线管、缩光器及高压电缆安装完毕后，即伸缩架平衡后，方可取下。

(3) 检查床的安装

X线机中最常用的检查床是电动诊视床，它主要用于胃肠疾病检查，亦称为胃肠床。由于诊视床包含着床体、驱动电机、点片架、滤线器、影像增强器及电视系统，故其体积和重量均较大，诊视床必须固定牢固，通常采用埋设地脚螺栓的方法。另外，还要求床基座保持水平。

(4) 摄影床和立位滤线器的安装

摄影床床面中心线与立柱地轨中心线应保持平行，以保证照相质量。摄影床的安装较为简单，直接固定即可。立位滤线器由滤线器架、振动式滤线栅和滤线器平衡装置组成，主要用于立位X线摄影，安装时主要注意以下几点：① 与摄影床配合得当，一般立位滤线器在机房的位置多设计在摄影床的一端；② 立位滤线器与摄影床的距离应不小于1m；③ 若摄影床床面伸出的距离较长，立位滤线器又能翻转成水平位时，应注意两者配合，以方便某些头颅部位的摄影；④ 在安装过程中要注意保护滤线栅，不可碰压，更不可使其变形，安装滤线栅时应区别正反面。

(5) 其他部件的安装

在主要的机械部件安装结束后，再将X线管及缩光器等逐一装上，高压发生器、控制台等按设计方案就位，即完成了机械部件的安装。

(6) 连接

机械部件安装结束后，就应该将X线机控制台、高压发生器、床旁遥控台、床体、图像处理系统、X线机机械装置等进行连接。连接工作是一项非常细致的工作，应按照厂家提供的X线机随机资料仔细、认真地完成，绝对不能出任何差错，否则将产生严重的后果。

（二）X线机的调试

当X线机安装结束后，需将各部件做电路上的连接，进行通电试验。通电试验是一项十分重要的工作，它关系到机器能否正常投入使用。一台新安装的X线机，出厂时虽经厂方调整检验，但经搬动、运输后，到用户手中，可能因振动造成接线松脱、部件松动脱落，甚至破碎、损坏等故障。对于机房迁移重装的X线机和因故障而修理过的X线机，也必须经过重新调试才能投入使用。通电试验的目的就是按照设计要求，对X线机的接线、部件质量、工作性能及工作时序等做一次全面的检查，并为以后主要参数的检测和调整排除障碍。通电试验的顺序应该是先进行低压空载试验，后进行高压试验。低压试验包括电源电路、控制电路、X线管灯丝电路、辅助装置电路的试验；高压试验包括高压电路的空载和负载试验。由于目前X线机向着大型化、智能化方向发展，计算机技术已经在X线机得到广泛、充分的应用，所以，较先进的X线机都带有计算机软件自检、调试功能，不同类型的X线机在具体的调试方法上有较大的区别。在通常情况下，应根据X线机厂家提供的调试方法、步骤和工艺进行调试。以下是调试时的一般原则：

1. 熟悉机器

详细阅读说明书，理解电路原理图和接线图，会操作、并掌握整机工作程序，核实各连接线的编号和标记。

2. 仔细检查

仔细观察电路元件是否有松动、脱落、变形及损坏等现象，各接线有否松脱，若有异常则需进行更换和修理。只有做好静态检查，确认无短路、断路后方可进行通电试验。

3. 有条不紊

通电试验应分步骤进行，应将整机分成若干单元进行接线和试验，以防通电时由于某电路或某元件的故障造成其他电路及元件的损坏。通电试验应先进行低压，后进行高压，在完成低压试验前，绝对不能接上高压初级连线，以防高压电击或在控制电路未正常时严重损坏X线机。另外，X线管灯丝变压器初级，也应在试验该电路时才接上。凡未接导线，通电前均需做好绝缘处理，避免导线短路损坏机器。

4. 低压调试

低压调试是指针对系统的低压控制部分进行调试。这一调试包括机械控制如诊断床运动及其保护装置的检查与调试，X线管支持装置的运动、锁定的检查与调试，定位灯的准确性检查与调整，活动滤线器动作检查等。对于有分割摄影装置的线机，还应对其分割摄影的动作进行调整。有些 X 线机带有自动传片装置，还应认真仔细进行调整，以降低今后使用过程中的卡片率。

5. 高压调试

高压调试是指对 X 线机的高压发生装置及其控制电路的调试。其包括对旋转阳极的转动检查，对灯丝供电和 mA 测量电路的调试，对 X 线管联锁保护电路的调试，对高压控制、kV 指示及计时时间的调试等。双焦点 X 线管，应检查其大、小焦点是否准确。对于带有 X 线电视系统的 X 线机，还应对其电视系统进行相应的调试。在高压试验时，应有一定的曝光间隙时间，使 X 线管能得到一定的休息，避免曝光累积的热量超过管热容量而损坏 X 线管。

6. X 线管的高压训练

一支新的 X 线管或长期存放而未使用的 X 线管，在使用时应首先进行高压训练，这样，一则可提高 X 线管性能的稳定性，二则可检查 X 线管的真空度是否良好。高压训练的步骤是：机器通电，技术选择至透视，透视 kV、透视 mA 置最低位进行透视，缓慢调节透视 mA，使透视 mA 显示 2mA 处，观察 mA 指示是否稳定，若无异常，松开脚闸，然后保持 mA 值不变，逐渐升高 kV，每次增加 5kV，断续曝光 1~2 分钟，间歇 3 分钟，直至最高标定 kV 值。在全部调试过程中，若 mA 指示始终保持稳定，则说明 X 线管真空度良好，性能稳定。若出现 mA 指示不稳定现象，应立即切断高压，然后调节透视 kV 回最低，重新开始训练。若多次训练，mA 指示越来越不正常，说明 X 线管严重真空不良，应予以更换。

7. 记存数据

X 线机的原始调试数据，对 X 线机的故障分析和检修有着重要的意义，应将通电调试过程中测得的一些重要数据一一记录下来，存档备查。

二、X 线 CT 设备的安装与调试

（一）X 线 CT 设备的安装

1. 开箱检查

一台 CT 机的组成部件有很多，缺少任何一件都会给 CT 机的安装工作带来困难。所以，机器到货后，必须进行认真细致的检查，确保机件完好。开箱时应确认箱体是否按照标志正确放置，箱体本身有无破损及明显雨淋痕迹，箱体上的机器标名是否与合同相符等。只有在确认后，方可开箱，否则应立刻组织有关方面人员一起开箱，检查箱内物品有无伤损，以便分清责任，及时处理。

开箱时，箱体不能倒置，切忌用撬棍或锤子冲击箱体，以防震坏部件。开箱后

取出装箱单，以备检验。

开箱一般在室内进行，可减少搬运，防止机件的碰损和丢失，大型包装箱可在室外拆箱。开箱后应根据装箱单逐箱逐件核对，直至确认无误。细心观察机件有否明显损坏或变形、生锈，是否缺少零件。认真核对编号，防止错误安装或重复安装，有些机件，看外观并无明显区别，必须核对编号。要重点检查精密易碎的部件，如X线管、探测器、监视器等，观察是否有破损、污染及霉斑等现象。

2. 部件的放置

CT机的各部件较大，安装前应将CT机各部件按事先的安排尽量一次到位，不宜来回搬动，以免碰撞和损坏。

3. 扫描机架、病人定位床及操纵台的安装

按照利于工作和方便病人的原则下设计的CT机各部件的位置，根据机器的机械安装图，在扫描室地面上画好机架和床的位置，标明各部件的尺寸和相互关系，以及固定螺孔的位置。

将机架平稳地移入安装位置，安装机架两端的底座，调到水平。

安装病人定位床时，机架采样孔旋转轴和床面移动中心轴要细心对准，然后用地脚螺丝固定。

控制台的安装要方便观察定位床和机架，以便CT机运行时可了解到病人的反应和机器的运行状况。同时操纵台的高低应方便操作。

4. 接线

CT机各部件到位后，用相应电缆将各部件连接起来，检查电源电压、频率、功率是否符合设备要求，电缆槽和各连线的安排是否合理。设备的地线应连接到总接地线处，防止电流通过地线而引起干扰。要求接地一定要良好，电源中线（零线）不能当地线用。由于磁光盘，监视器和打印机的三地（逻辑地、电源地和外壳保护地）都是连接在一起的，无法分开，为了提高系统的抗干扰性能，接地线应分路敷设为好。

连接好各部件之间的接线，如控制台至各相关部件之间的接线，机架内部之间的接线，以及图像处理系统与相关部件的连接等。

机械安装和接线完毕后，通电前应认真查对接线有无错误，各接插件有无松动，接触是否良好，在确认一切无误后方可通电。

（二）X线CT设备的调试

1. 机械性能调试

CT安装完毕后，可以对其机械性能进行调试。一般CT机都带有手动机械运动

控制机构，可利用此机构检查和调试机械运动。机械性能的调试主要包括：①对病人床升降和平移的调试，特别是X线管精度的调试，因为X线管精度的不准确可能会导致扫描过程中出现漏层现象，这一点在螺旋CT中尤为重要。②扫描架的旋转调试，特别是旋转的均匀性调试。旋转的不均匀会造成明显的图像伪影。③视野选择的检查与调整。④层厚选择的检查与调整。⑤扫描架倾斜角度的检查与调整。⑥定位灯准确性的检查与调整。

2. 系统调试

机械性能调试后，必须进行系统的调试，才能投入使用。CT机的调试工作基本都由软件来完成。调试的内容包括X线的产生、探测器的信号输出、准直器校准、检查床运行、图像显示系统和激光相机的调试等。上述调试完成后可利用机器附带的测试模体进行水模测试。水模测试主要是测试断面照射范围内射线剂量的均匀一致性和CT值的准确性。照射剂量一致性的测试，通常由CT机附带的软件来完成，要求在圆形水模的图像中间和四周（中心及偏离水模边缘lcm的12、3、6和9点钟位置）各位置一个测试区。照射野范围内射线剂量不均匀的产生原因，是机架扫描圆孔范围内处于中间部分的射线路径较长，导致扫描过程中X线束硬化。对于X线束硬化一般通过CT机内的软件来校正。临床使用时应尽可能将病人置于机架扫描的中间，以避免X线硬化对扫描产生的影响。

当一切调试正常后，依据CT机设计的各种功能，用相应的程序逐一试扫描，若发现问题应及时调试。当全部达到设计标准时，便可进行试扫描病人。

三、磁共振成像设备的安装与调试

MR设备的安装是一项庞大的工程。在完成房屋结构、电力、空调、冷水机等辅助设备后，才进行设备安装调试，设备的安装通常由厂家工程师负责。但用户可派专人协助处理安装过程中的事务，且可在整个安装调试过程中学习摸索MR设备的结构，以备以后的维护和保养。

MR设备安装全过程根据不同型号，不同磁体有所不同。考虑到超导磁体与永磁体的安装主要在磁体上差别且超导MR设备应用越来越普遍，所以以下皆以超导磁共振为论述对象。

MR设备安装调试过程主要分四个步骤：①设备就位、相互间电缆连接；②磁体系统冷却、励磁；③各组件的启动；④系统调试。

（一）设备的就位及相互间电缆连接

MR系统主要有磁体、检查床、控制柜、操作台等组成，其中磁体是最大的部件，超导磁体一般有 6~7 吨重，通常从拆箱到就位利用专用工具移动，主要是要防止各部件强烈震动，以免影响内部结构，磁体到位后，还必须做水平校正。各部件就位后，开始连线，通常随系统带来的各部件之间的连接线，两头都有注明标签，以表明线的两头各接哪个组件，另外厂家资料有线缆连接框图，以确保正确，全面连好线缆，通常开机之前，仔细再检查一遍，以免接错线缆，影响安装工作进程。另外，由于现在世界上存在几种电源电压及频率，生产厂家为适应特定国家的电源电压及频率，在控制柜里往往会有变压器跳线，这一点在安装时根据说明书及使用电源情况及时进行跳线，以免造成严重后果，电缆连接的正确与否直接关系到设备安装的成功与否，由于大型设备电缆连接复杂，且繁多，因此必须非常仔细。

(二) 各组件的启动

检查供电电源程序，再次确认供电是否符合设备要求，合上控制柜里电源分配开关，合上外接供电电闸，按设备要求正常开启系统。计算机开始自检，检查各部件有否异常。在开机程序全面完成之后，进入软件安装设置，包括医院名称设置，计算机必需的参数设置等。

(三) 磁体冷却及励磁、匀场

随着超导技术和制冷技术的发展，超导磁体也历经了很大的发展，早期超导磁体通常用二种制冷剂进行二级制冷，超导线圈浸在液氦中，外层用液氮冷却，以降低液氦的发现，在磁体通常带一个冷头，利用冷头制冷来降低液氦的挥发，厂家运来的磁体先前都是"热磁体"即磁体腔内温度是常温，不含任何制冷剂，磁体需要现场冷却，为了减少现场冷却磁体花费的大量时间，现在厂家都直接运来"冷磁体"即磁体腔内含有制冷剂液氦，其温度已达到超导温度，但由于此时冷头还没工作，液氦的挥发很快，因此磁体运输到目的地后，要尽快安装，使冷头工作起来，同时根据液氦的量及时补充液氦。

"热磁体"的冷却步骤：

体抽真空→氮气充灌磁体腔→液氮冷却至 150K →再抽真空→氦气充灌磁体→液氦冷却至 4.2K。

励磁，又叫充磁，是指超导磁体系统在磁体电源的控制下逐渐给超导线圈施加电流，从而建立预定磁场的过程。励磁一旦成功，超导磁体就将在不消耗能量的情况下提供强大的高度稳定的匀强磁场。

对于超导磁体，成功励磁的首要条件是建立稳定的超导环境，即前面讲的冷却磁体，其次是要有一套完善的控制系统，通常励磁的控制系统是专用的，其输出电流大，精度高，重复性好。

励磁前主要做好以下的准备工作：① 补充制冷剂，因为励磁时液氦的挥发比较多；② 建立磁体室的安全体系，对有关的控制电路，尤其是紧急失超开关，进行检验，使之动作正确；③ 安装磁场控测设备，连接好高斯计，以便励磁过程中动态地对磁场进行监测；④ 现场清理，移走磁体附近的一切铁磁性物体，准备好专用的防磁工具；⑤ 设置防，在磁体室外张贴警示性标志，防止植有心脏起搏器等人工体内植入物的病人误久等。

励磁结束后，获得的磁场叫基础磁场，也就是说未经任何匀场处理的，此时磁场的匀场度较差，为进一步补偿磁场的非均匀性，需要进行匀场，磁场均匀性是MR系统的重要指标，因此保证磁场的均匀显得尤为重要。

匀场分无源和有源两种，无源匀场是指在安装阶段在磁体孔洞内壁贴补专用的小铁片。

无源匀场的依据为磁体孔洞有关容积内的场强情况，因此匀场前先选择一种测量方案，并用高斯计逐点测量有关DSV内的磁场数据，然后把测得的数据进行处理，能得出在何位置贴补何种尺寸的小铁片。其一般过程为：磁体励磁→测量场强数据→计算匀场参数→去磁→在机内适当位置贴补不同尺寸的小铁片，此过程反复3～4次。

有源匀场是利用匀场线圈来实现，在每次扫描前调整，以进一步提高磁场的均匀性。

(四) 系统调试

调试过程包括一系列调整，检查确认，以保证高质量的MR图像。通常分普通的调试和特定线圈的调试。普通调试是指不是特定针对某一线圈的调试，包括射频、发射/接收通道调整，梯度补偿，涡旋电流补偿，梯度灵敏度校正，梯度延迟等。线圈调试，每一个购置的线圈进行单独的调试，以使线圈工作处在最佳状态。

通常所有的调试过程都在特定的程序引导下完成，在实施时，注意各步骤的要求，及模体摆置要求等。

四、核医学成像设备的安装与调试

(一) 安装前的准备工作

设备安装前，应根据设备生产厂家提供的基本数据，对设备工作空间进行改造和防护处理，并应在设备安装前将空调设施安装到位，避免装机后安装空调的粉尘对设备性能和机房环境的不利影响。应严格避免在整修机房的同时开始设备的安装。与其他医学影像设备不同的是，在核医学成像设备工作空间的改造中应对放射性废物贮存和排放按照国家的相关规定进行改造。

根据设备对电力供电的要求，争取在安装前完成配电工作，对于供电不稳定的地区，应配备供电系统的稳压装置（如稳压变压器等），以利于安装工作的正常进行。对于新建的机房，应根据要求做好安全接地线路，并记录实测接地电阻的值。

开始安装前，应准备好用于安装的基本器具和装置。

(二)安装过程

1. 开箱验收

开箱验收是设备安装前的一项重要的工作，其根本目的是检查设备组件是否准确无误、设备经过运输后有无破损以及设备附带相关资料和文件是否齐备。对于SPECT/CT、PET/CT 和 SPECT/PET/CT，由于系统相对较复杂，系统部件相对较多，因此更应对照装箱单仔细检查，以防出现漏装部件的现象引起的购销矛盾。

开箱的过程应以稳为主，避免开箱过程中对设备包装箱的剧烈冲击，因为这种冲击对设备造成的震动可能会导致如 γ 照相机内部部件的松动错位，为设备安装工作带来麻烦，并可能会引发其后使用中的高故障率。

2. 机装到位

与 X 线 CT 和 MRI 设备相比，除 SPECT/CT、PET/CT 和 SPECT/ PET/CT 类核医学成像设备外，核医学成像设备系统相对较小，机装过程比较简单，可参照其他医学影像设备的机装过程，逐一把设备各部件安放在适当的部位。部件的安放应以方便使用者操作、方便对病人进行处理、方便设备操作者在成像过程中观察病人状况以及方便设备维修和保养为原则。

对于 γ 照相机类设备，由于其探头重量较大，因此安装中应充分考虑机械配重，以防安装事故的发生。另一方面，由于核医学成像所使用的 γ 射线受空气的吸收和散射的影响较严重，因此，对于需进行旋转扫描的 ECT 类设备，在安装过程中应特别注意对病人床的安装，应保证病人床的纵向移动方向与机架旋转轴平行，并尽可能平行于地面。病人床的纵向移动轴线与机架旋转轴的不平行会引起无法校正的探测器倾斜，造成成像质量的降低。由于旋转中心的偏移会对图像质量造成较大影响，因此在机架安装时应特别注意机架的水平和机架底座的固定，尽可能减少机械方面产生旋转中心偏移的可能性。

对于 SPECT/CT、PET/CT 和 SPECT/PET/CT 类核医学成像设备，由于设备中带有 X 线 CT 装置，因此安装过程中应参考 X 线 CT 设备安装的相关内容。

3. 接线

机装到位后，开始接线工作。接线中应注意按照接线图准确接线，与其他设备一样，错误接线可能对设备造成严重的损害。接线中最值得注意的是来自于探测器的信号电缆的走线，由于这些电缆直接传递接收到的信号数据，而在这些数据的传输过程中的任何干扰都会在最终形成的影像上表现出来。因此，走线上应尽可能把信号电缆与电源电缆分开，减少电源电缆所产生的电磁场对数据信号的干扰。

(三) 设备调试

如前面几种设备的调试过程所讲，核医学成像设备的调试工作也应从低压通电开始。首先检查和调试机械系统的运行状况，最后才是对光电倍增管的高压的通电调试和对图像的调试工作。

1. 机械系统运行调试

第一，对病人床的运动进行调试，检查其各种动作与控制单元的标定 (运行方向与运行按钮) 是否相符，并根据说明书测量其运动精度，精度应在厂家提供的范围之内。第二，检查探测器的运动，并测量探测器运动的实际角度与指示角度的偏差，使这一偏差达到最小限度。第三，检查探测器旋转扫描的运动均匀性，对于 ECT 类设备而言，旋转速度的均匀性与影像质量有密切的关系，对此项检查应仔细进行。第四，对 γ 照相机全身成像设备，探测器的直线运动及其运动的均匀性会对全身成像的影像空间分辨率产生较大的影响，应仔细调试。第五，对于 SPECT/CT、PET/CT 和 SPECT/PET/CT 类核医学成像设备，还应对其 CT 装置部分进行认真仔细的调试。

2. 系统性能参数初调

机械运行调试以后，就可进行探测器的高压通电调试。通常高压通电后，对系统的性能参数进行初调，对于具有性能参数测试功能的核医学成像设备，可以在设备的系统程序的引导下，逐项地完成；当无此功能时，需要有专业技术人员进行手动调试。核医学成像设备的性能参数将在第五章中详细论述。

五、超声设备的安装与调试

(一) 超声设备安装前的准备

超声设备的安装相对比较简单，但由于设备的技术含量和价值比较高，对工作条件和环境也有一定的要求。因此在安装时应给予足够的重视。新设备的安装应由专业人员进行，医院应做好前期准备工作。

（1）环境的准备。超声设备应安装在远离高磁场、高电场的场所。设备在室内应远离窗户，避免阳光直接照射。对于被检查的病人应提供适宜的环境温度和相对隔离的检查空间（保证被检查者的隐私）。

（2）电力系统的准备。根据设备的功率要求和电力控制要求做好相应的准备工作。特别要注意的是在电压不稳定和经常突然停电地区，应配备相应功率的稳压电源和不间断电源。

（二）超声设备的安装

拆箱前应认真核对设备品名与合同是否一致。拆箱时应有能代表设备生产厂家的人员在场，这时应按照装箱单认真核对设备的每一部件，尤其是一些专用工具、专用软件、测试模体等。在确认部件无误的情况下就可协助工程师进行设备的安装。协助工程师进行设备安装的过程实际是一个很好的学习过程，这在今后对设备的维修、保养、移动前后的拆装都有很大的帮助。当超声设备由医院技术人员自行安装时应注意以下两点：① 由下而上，一般超声设备安放在可移动机架上，安装时应首先装配好移动机架，紧固并调整好各机械部件。然后把超声主机摆放在机架的合适位置并加以固定。② 先信号后电源，安装接线时先连接信号电缆，比如，探测器电缆、输入输出设备电缆等。这些电缆都有和它连接部分的固定方法，在确认连接无误后一定加以固定。最后接入主电源和其他附属设备的电源。

再检查一遍连线确认无误后即可把设备推放到安放位置，这时一定锁紧移动机架的脚轮。

（三）超声设备的调试

安装连线完成后即进入调试阶段，调试过程既是对设备功能的检查又是设备参数的校正。在超声设备通电前，把各功能旋钮都调至中间位置，检查输入电源的电压是否在允许范围内，然后即可为主机通电。这里需注意进口超声设备有电源选择（110V或220V）时，应选择到与输入电压相吻合的位置。调试的内容主要围绕探测深度、分辨率、几何位置精度、盲区等项进行。另外，设备经维修后也要重新进行调试。

第二节　医学影像设备的验收

医疗设备的验收管理是医疗设备全过程技术管理的重要一环，是确保引进设备的质量、数量及按时安全投入使用的重要工作。大型医疗设备在国际上一般有相应的专业组织所拟定的验收标准或共同约定，因此，进口大型医疗设备的验收标准尽量以这些已有规范性内容为基本依据，从中选择与所购进设备技术参数以及条件相似的内容和方法作为设备的验收标准。同时，大型医疗设备的生产、安装和调试，厂方都有自己的具体规范性文件，一般来讲，安装调试规范的参数指标要高于厂方设备对外宣传资料中的数值。购方应在所购设备未能查到国际标准和国家标准的情况下，逐条按照安装调试规范的基本参数指标进行验收和测试。

一、X 线机的验收

作为 X 线机的验收工作主要包括技术验收和临床应用验收两部分内容。

(一) 技术验收

技术验收是以一定的技术指标、技术手段和方法，对设备的技术参数进行检定，这项工作贯穿于安装、调试、试运行及使用的整个过程，其核心内容是严格的安装调试验收。技术验收的内容应按照设备技术说明书、操作手册及其他技术资料的要求，检测 X 线机各项技术指标是否都达到了规定的要求，检验 X 线机是否具有稳定、准确、安全可靠的良好的技术状态。

该项验收由医学工程专家、参与设备安装调试的院方医学工程人员、未来参加设备维修的院方维修人员组成。其职能是：根据验收设备的各种已知标准或与厂方商定的验收测试标准，对 X 线机进行全面参数测试；对试用期期间的开机率、故障率等进行评估；对设备安装布局的合理性、设备结构的完整性等方面予以确认[1]。

技术验收是对 X 线机主要性能指标的验收，其主要包括以下几方面内容：

(1) 管电压显示的准确性和重复性。第一，对相同的设定管电压进行多次重复测量，检查管电压的重复性；第二，对设定管电压值和实测管电压值进行比较，在一般情况下，偏差和重复性不能超过基准值的 ±10%。

(2) 管电流的准确性。对管电流的设定值和测定值进行比较，管电流的允许偏差一般为 —20% ~ +10%。

(3) X 线管总滤过应不少于 2.5mmAl。

(4) X 线管焦点尺寸在管电压为 75kV、管电流为最大管电流 50% 的条件下，允许误差 50%。

(5) X 线束照射范围的限制指标 <2%SID，对于照射方向固定的装置 <1%SID。

---

① 何少商，刘晓军.数字化 X 线机系列商品验收检测的几个要点和检测项目 [C]. 中华医学会医学工程学分会.全国现代医疗仪器设备计量管理技术研讨会论文集，2001: 18-21.

（6）X线输出量的重复性≤10%，射线输出量的线性要求相邻两调节档间≤10%。

（7）自动曝光控制精度≤10%或密度偏差为±0.15。

（8）曝光时间精度的允许偏差为±10%。

（二）X线机临床应用验收

X线机临床应用验收测试主要由临床专家教授、院方的临床应用人员及操作人员组成，对所购X线机进行全面的实际模拟应用操作，对X线机的应用功能逐项进行操作验证，凡是设备资料中标明的功能必须全部能够体现；让自愿受试者在X线机上进行实际检查；对X线机临床图像（X线屏片图像、激光胶片图像等）的质量进行评估。临床应用验收是非常重要的，其决定所购X线机能否投入临床应用。

对设备的验收应持慎重态度，当某一项参数第一次检测不合格时，应考虑是否受设备质量以外的因素影响，如确定无外在因素影响时应进行一次重复测量，比较两次测量结果，如果都不合格，方能判定此参数检测不合格。

在进行验收检测时应详细记录各种检测条件，如检测工具的生产厂家、型号，以及检测时X线机的各项参数，只有这样才能保证检测结果的可重复性和可信性，特别是当对检测结果有疑问时能有据可查。对每台X线机都要建立完整的技术档案。从设备的论证、选型开始，就要建立技术档案，安装验收过程中的工作日志、测试结果、技术处理过程记录、安装验收报告等原始记录，连同随机技术资料、设备清单、设备卡片等文件都应整理存档。完整的设备技术档案是设备管理的起点，是设备科学化管理的要求。

二、X线CT的验收

（一）机械性能验收

机械性能验收是在安装和大修以后通过测试模体进行测试，或按照已建立的标准化草案通过周期性质量控制测试进行。

CT的机械性能验收包括扫描机架系统、扫描检查床、X线准直器、探测器系统等，可用物理参数术语来表示，如定位光精度、床位移精度，扫描机架倾角精度、稳定性、CT值、线性、一致性、层厚等。

扫描机架通常用三点支撑大圆盘做间歇或连续的圆周运动，X线管和探测器以相对固定的位置装在同一框架上，通过准直器将X线变成狭窄的笔形束或扇形束。扫描时，框架在驱动马达带动下，经变速箱、蜗轮—蜗杆传动后做旋转运动。这种运动应该是匀速无震动和无异常声响。也要求扫描机架固定牢靠，并保持水平。扫描检查床上升下降和前进后退应灵活。

探测器是探测 X 线的辐射强度，将射线能量转换为可供记录的电信号的装置。它必须具有下列性能。

(1) 对 X 线能量具有良好的吸收能力。

(2) 对较大范围的 X 线强度具有良好的反应能力及均匀性。

(3) 残光少且恢复常态的时间快。

(4) 工作性能稳定，有良好的再现性且使用寿命长。

(5) 相邻检测器之间的空隙小，以减少对 X 线的无感应区。

(6) 体积小、灵敏度高。

准直器位于 X 线管的前方，它可大幅度减少散射线的干扰，并决定扫描层的厚度。CT 值的准确度通过利用常规的操作参数和重建算法对测试物体的扫描来证实。CT 值受 X 线管电压、线束滤过和物体厚度的影响。水的 CT 值定义为 0，所测水的 CT 值应在 ±4HU 范围内。

线性与计算所得的 CT 值和每一体素的线性衰减系数之间的线性关系相关联。它对 CT 影像的正确评估，特别是对 QCT 的准确度十分重要，其偏差不应超过 ±5HU。

一致性指的是要求同类物体影像中每像素的 CT 值在物体各区域的狭窄界限内保持相同。同类测试物体外围和中心区域间的 CT 值差异应 ≤ 8HU。这些差异在很大程度上归因于线束硬化的物理现象。

原定性定义为一段时间内 CT 值持久性和设备一致性的维持，可通过适当的测试模体进行检查，应至少具有 3 种不同材料的样本，如水、聚甲异丁烯酰和聚四氟乙烯。此标准也应当用于一致性的确定中，测量 3 个感兴趣区，每个感兴趣区大约包含 100 个像素，3 个感兴趣区的分布为重建影像的中心，外围和中心与外周两者的中间位置。

层厚在视野的中心测得，为沿旋转敏感层面向上两点间的距离，在此距离上响应值至 50%。因为层厚对影像细节的影响，所以层厚的特定偏差不应超出。例如，当标称层厚为 7～10mm 时，±10% 的最大偏差是可以接受的；标称层厚较小时，如 2～8mm 间，偏差可为 ±25%；如层厚 <2mm 时，偏差可为 ±50%。CT 的定位精度要求 ±2mm，床位移精度要求 ±2mm。

(二) 电气性能验收

在 CT 机的机械安装结束，高压发生器、控制台等按计划就位后，需要将各部件做电路上的连接，进行通电。电气性能验收的目的就是按照设计要求，对 CT 机的接线、X 线管的质量、高压发生器的工作性能和工作时序等做一次全面的检查，并为以后主要参数的检测和调整排除障碍。电气性能验收的顺序应该是先进行低压试验，后进行高压试验。低压试验包括电源电路、控制电路、X 线管灯丝电路、辅助装置电路，高压试验包括高压电路的空载和负载试验。

CT 机的电气性能验收应注意下列几点。

（1）熟悉机器。详细阅读说明书，弄清电源原理图和接线图，会操作，掌握整机工作程序，核实各连接线的编号和标记。

（2）仔细检查。仔细观察电路元件是否松动、脱落、变形、受潮、霉变及损坏等现象，各接线有否松脱，连接导线两端编号是否相符。在确认无短路、断路后方可进行通电的电气性能验收。

（3）先低后高。通电验收应先进行低压，后进行高压试验。在未完成低压试验前绝对不能接上高压，以防高压电击或在控制电路未正常时严重损坏 CT 机。

（4）有条不紊。通电验收应分步骤进行，将整机分成若干单元进行接线和试验，以防通电时由于某电路或某元件的故障造成其他电路及元件的损坏。同时，这样也有利故障的查找和检修。

（5）记存数据。将通电验收过程中测得的一些重要数据——记下来，存档备查。低电路中的电源电路验收是指 CT 机高压发生器前的供电线路，电源输入电压应符合说明书中规定的电压。

控制电路验收应由不同的 CT 机型决定，不同的 CT 机型其技术选择不一样。由于控制电路的电器多，工作程序分明，电路结构复杂多样，通电验收时应循序渐进，按工作程序慎重逐一完成。

（三）图像质量验收

CT 影像质量主要依赖于两种扫描参数：与剂量相关的参数及与影像处理和影像观察条件相关的参数。剂量相关参数有曝光因素、层厚、层数、扫描时间和层间距。处理参数有视野、扫描次数、重建矩阵大小、重建算法和与影像观察相关的窗技术的设定。与影像质量和患者剂量相关的这些参数的影响，可通过对测试模体的测量进行量化估。

层厚定义为扫描野中心敏感断面的最大值处的整体宽度。它的标称值可由操作人员根据临床需要进行选择，通常位于 1 ~ 10mm 范围之间。一般来讲，层厚越大，对比度分辨率越大；层厚越小，空间分辨率越大。如果层厚较大，则影像会受到因部分容积效应而造成的伪影影响；如果层厚较小（1 ~ 2mm），影像可能会受到噪声的显著影响，噪声主要来自 X 线的量子噪声。

层间距是连续层面相邻标称边缘间的距离。一般来讲，对于给定的检查容积，层间距越小，患者的局部剂量和整体剂量越高。层间距的选择按照检查部位和临床要求进行，不要让病人被检查层面从层间隔中漏掉，层间隔应不超过预测病变直径的一半。在需要进行冠状面、矢状面或斜面影像的三维（3D）重建时，减小层间距是十分必要的，通常将其减小至零。

视野（FOV）定义为重建影像的最大直径，其值可由操作人员选择，通常位于12～50cm的范围内。选择较小的FOV可增加影像的空间分辨率，其原因是整个重建矩阵用于较大FOV下的较小区域内，这就导致了像素尺寸的减小。在任何情况下，FOV的选择不仅应考虑增加空间分辨率的可能性，而且需要检查所有可能的病变区域。如果FOV太小，相关区域的病灶可能会从可视影像中消失。

曝光参数定义为X线管电压（kV）、管电流（mA）和曝光时间（s）的设定。一般来说，管电压可选择1～3种数值（80～140kV范围）。在定量计算机体层摄影（QCT）的许多情况下，为了减去相对应影像及获取特定组织成分的信息，同一层面可用两种不同的管电压值进行检查。给定管电压值和层厚以后，影像质量依赖于X线管电流和曝光时间的乘积（mAs）。摄影曝光设定值（mAs）的增加会伴随着患者辐射剂量的增加。基于此，与临床目的相关的影像质量应在患者剂量尽可能低的情况下获得。为了获取临床信息，在需要较高信噪比的情况下，应选择较高的摄影曝光设定值（mAs）。

窗宽定义为转换成灰度等级和在影像显示器上显示的CT值的范围。窗宽由操作人员根据临床需要进行选择，以产生易于获取临床信息的影像。一般来讲，大的窗宽（如400HU）比较适合于较宽范围组织的显示，较窄的窗宽有助于在可取的精确度情况下显示特定的组织。窗位定义为用于重建CT影像显示的窗中心值。它由观察者根据检查结构的衰减特性进行选择。

噪声是同类感兴趣区内单个像素CT值的局部统计涨落，它对对比度分辨率和低对比度的空间分辨率具有显著影响。噪声在很大程度上取决于辐射剂量，噪声量的大小是同类物质的感兴趣区中CT值的偏差大小，它与X线剂量的平方根成反比。为了避免噪声的增加，在层厚减小时要显著增加剂量值。影像噪声的消除可通过使用微平旋转核来实现，同时会伴随空间分辨率的降低和对比度分辨率的升高。影像噪声应在测试体横断面大约10%的区域内测量。

分辨率分为高对比度分辨率（空间分辨率）和低对比度分辨率，这两个参数相互依存，对影像质量和诊断重要结构的优质成像具有十分重要的作用。

高对比度的分辨率决定着对比度≥10%的层面，由可视细节的最小尺寸决定，它受旋转核、探测器宽度、层厚、物体—探测器距离、X线管焦点尺寸和矩阵尺寸的影响。高对比度分辨率要求头部≤ 0.8mm，体部≤ 1.25mm。

低对比度的分辨率决定着相对于周围区域密度有较小差异时，可以观察的可视细节的尺寸，对比度分辨率受到噪声的明显限制，与对比度和细节尺寸相关的探测阈值可通过对比度—细节曲线等来确定。X 线剂量和相应的影像噪声严重地影响低对比度分辨率。低对比度分辨率要求≤ 4mm。

三、磁共振成像设备的验收

自 20 世纪 70 年代末期磁共振成像（MRI）技术应用于医学成像领域以来，在机器设备、技术方法、科学研究以及临床应用诸方面均有突飞猛进的发展。尤其在医学诊断方面发挥了巨大作用。作为一种大型精密医疗仪器，其性能的优越与否，成像的精确程度将直接影响临床诊断，因此对磁共振设备的验收极为重要。

（一）磁共振成像设备的组成

磁共振设备通常包括五个系统磁体系统、梯度系统、射频系统、计算机及数据处理系统、辅助设备部分。以上五个系统相互独立，又紧密联系，每个系统的性能的优越直接影响整台磁共振的质量，同时各个系统合成得是否紧密也影响整台机器的性能。

（二）磁共振成像设备验收的内容

1. 对安装环境和场地的验收

根据所订购的机器的要求，对机器的供电电源、扫描室，机房和操作室的温度、相对湿度、最小（净）空间以及机房内的空气要求进行检测。一旦发现其指标超出允许范围或不符合机器要求，应及时改进或重新布置。

2. 新机器的开箱验收

磁共振成像设备作为大型医疗仪器之一，其硬件有很多木箱包装而成。运抵医院时需仔细检查各个箱子，是否完好无损，无明显撞击、受压变形痕迹，一旦发现包装存在严重损坏，应及时通知商检部门和厂家，在医院、商检和厂家三方到场情况下开箱，并拍照记录，检查机器表面的完整性，是否有变形、划痕等运输过程中造成的损坏现象。若发现机器有严重损伤，应通知厂家及时更换，并在开箱记录上由医院、商检、厂家三方签字，并说明情况。

3. 磁共振检查室磁场分布的验收

由于磁体周围相当大的范围内存在杂散磁场，存在于这一区域的物体及设备都会受到它的影响，如视频终端、磁盘、磁带、磁卡、计算机、X 线管、超声设备、心脏起搏器、各种摄像机、X线CT扫描仪、影像增强器、γ照相机、直线加速器、电子显微镜等。因此对主磁体的屏蔽情况如何需加以检测。磁体周围空气中的磁场分布应小于允许范围。

同时杂散磁场也会对主磁场附近物体及设备产生影响，建筑物中的钢铁结构，使得主磁体漏出的杂散磁场发生畸变，相当于外部磁场发生改变，而使被检体内部的磁场均匀度下降，影响图像质量。此外活动的干扰源如直流电源形成的电磁波，很难对这些交变磁场进行屏蔽，能够做到的只能是与这样的干扰源保持足够的距离，使它们对图像的干扰减少到最低程度。因此对这些干扰源与主磁体距离的检查也相当重要，要求它们之间的距离大于可产生干扰的设备或钢铁结构距主磁场中心最小距离。

4. 对磁共振成像设备硬件和软件的验收

一台新的磁共振安装调试完毕后，首先需对各硬件和软件是否齐全进行校对。根据订购合同，对各个硬件进行逐个清点，尤其对各种线圈应反复确认，在无法确认时，可请厂家工程师协助清点。对于软件部分，因其特别复杂，未培训前较难掌握，此时可请厂家培训人员进行逐一演示，检查是否与合同一致。其次对机器的机械部分进行检查，观察各控制按钮工作是否正常；床面移动是否灵活、稳定、升降是否合理，各保护开关是否正常工作；各线圈应用是否方便，接触良好。最后对整个开机过程进行检查，在正常开机的情况下，机器自检是否正常，有无报错，各种指令执行是否准确无误，各项参数是否达到公司介绍的标准。

5. 磁共振成像质量的验收

磁共振图像显示具体解剖结构和病理的情况下的能力取决于成像过程中所选用的成像参数，图像质量的各个方面都可以通过改变成像参数加以控制。在MRI的每个成像过程中必须考虑图像的三个特性：对比度及对比噪声、空间分辨率、信噪比。通过对标准模体的扫描，对机器上述三个特性进行评价，观察其成像质量的优劣。评价一般通过对图像进行数据检测分析，采用定量的方法。在对MRI系统进行质量控制时，除要熟悉图像对比度、空间分辨率及信噪比等质量控制参数外，还要了解诸如信号均匀度、切层面特点、几何失真、信号参数等补充参数。信号均匀度不仅要在影像的中心部分测试，还要在整个观察野（FOV）内进行测试，均匀度可根据在影像的X、Y轴上的五组感兴趣区测量的信号强度平均值来确定。切层面的特点主要通过测量投影层厚、曲度和位置。它们取决于射频脉冲波形及持续时间或梯度磁场等。几何失真与否取决于梯度标准及线性，反映了物体实际结构和它在图像上表现之间的差别。使用每个特殊形状的被检体时，都应做几何失真试验。

6.磁共振图像后处理的验收

绝大部分医学影像的信息都是以照片的形式储存，所以照片质量的好坏直接关系到对患者病情的表达，因此对 MR 图像的处理技术显得尤为重要，也是图像质量与质量保证的重要内容。对 MR 图像窗宽、窗位的调节，以及图像放大校正、背景滤过、标记、多分格显示、动态分析曲线、两点间距离测量及各种数据测量、成像容积内信号强度分布的验收也极其重要。此外，MR 图像的拍摄对诊断极为重要，验收要求达到荧屏图像与照片图像一致，以获得最佳的照片质量。

7.磁共振图像存储的验收

随着计算机技术的飞跃发展，对 MR 图像的保存已由片逐渐向 CDR、MOD 等技术过渡。良好的存储设备应达到刻录、读取方便，存储容量大，容易查找，不占用主机工作时间，以及成本低、易接受等特点。

四、核医学成像设备的验收

在核医学成像设备安装以后或经维修以后，应对设备进行验收，以保证获得良好质量的医学影像。经维修后的验收应参考安装后验收的数据，因此安装后验收的原始资料应妥善保管。

（一）机械性能验收

机械性能验收是对设备的机械运转情况的检验，主要包括设备的探测器机架或扫描架、准直器和病人床等机械部分的运转状况，以及准直器与探测器的配合情况。

1.探测器机架或扫描架

探测器机架的机械运动主要是探测器的旋转和探测器的横向移动。对于探测器的旋转，应测定其旋转的实际角度，并与显示角度进行比较，使其一致。对于 ECT设备，应检查其旋转扫描步进角度是否均匀，以及旋转的运行是否平稳。探测器的横向移动决定了探测器与病人之间的距离，或对 ECT 设备将决定了断层的视野，因此应检查其运动精度，在通常情况下对同一检测器，在 90° 和 270° 位置时旋轴与探测器之间的距离应一致，或其差别小于 1cm。旋转半径定义为探测器位于 0° 和180° 时的准直器表面距离的一半。对于使用探测器机架移动进行全身成像的核医学成像设备，还应检查其水平移动的速度均匀性和运行的平稳性，以及以各种速度运行时的精度。

2.病人床

病人床的验收包括对床体升降、床面左右移动和床面纵向移动的验收，重点验收其由说明书给出的最大移动范围、移动精度和移动速度。对于利用病人床的纵向移动进行全身平面成像的核医学成像设备，应对床移动的纵向运动精度和移动速度进行重点验收。

(二) 性能参数验收

由于核医学成像的种类不同，性能参数应分别对 γ 照相机和 ECT 进行验收。性能参数的意义和测试方法将在第五章中详细讲述。目前许多核医学成像设备的软件中带有性能测试的软件，性能参数的验收可以在相关软件的引导下，按规定测试方法和测试条件进行。

1. γ 照相机的验收

（1）空间分辨率。空间分辨率分为固有空间分辨率和系统空间分辨率，验收结果应与出厂结果近似，不大于出厂结果的110%。常规检测结果应不大于验收值的120%。

（2）固有能量分辨率。能量分辨率的验收结果应与出厂结果相同，常规检测结果应与验收结果相近。通常能量分辨率 FWHM 的典型值为9%。

（3）固有泛源均匀性。用目测方法判断，该测试所获得的影像应无明显的热区和冷区，视野内亮度和密度应相当均匀。采用标准测试方法的测试结果，积分均匀性在 UFOV 内 < ±7%，在 CFOV 内 < ±5%；微分均匀性在 UFOV 内 < ±5%，在 CFOV 内 < ±4%。常规检测结果应不大于验收结果的20%。

（4）固有空间线性度。用目测方法判断，该测试所获得的铅栅影像应无扭曲。采用标准测试方法的测试结果，绝对线性度在 UFOV 内 <1mm，在 CFOV 内 < 0.6mm；微分线性度在 UFOV 内 < 0.5mm，在 CFOV 内 < 0.3mm。常规检测结果的可接受范围与空间分辨率相同。

（5）固有计数率特性。通常来讲，大视野矩形探测器的最大计数率 >200kcps，大视野圆形探测器的最大计数率 >100kcps。验收结果应不低于出厂结果的10%，常规检测结果与验收结果的差 < ±20%。

（6）多窗空间重合性。该参数的验收结果应不大于出厂结果的10%，常规检测结果与验收结果的差 < ±20%。

（7）系统灵敏度。系统灵敏度随所使用的准直器类型的不同而不同，其值约在 $5.4 \times 10^{-3} \sim 18.9 \times 10^{-3}$ cpm/Bq 之间，检测结果应不低于出厂结果的90%，常规检测结果应与验收结果相近。

2. ECT 的验收

由于目前 ECT 类设备多采用 γ 照相机作为探测器，因此 ECT 的验收主要还是围绕 γ 照相机性能参数的验收来进行。与之不同的是如下参数：

（1）COR。此项检测所获得的点源影像与矩阵中心的距离在验收时应小于0.5像素（±1.5mm），并把结果存入计算机中，用于图像重建时的 COR 校正。

（2）断层空间分辨率。断层影像的空间分辨率应不大于平面影像空间分辨率的10%。验收结果可参考 γ 照相机空间分辨率的验收。

（三）图像处理验收

对于图像处理的验收，除观察图像的分辨率等以外，还应检验其固有的自动校正功能，如均匀性校正、散射校正和衰减校正等，具体方法是在有校正的情况下和无校正的情况下，分别采集一幅图像，比较两幅图像，观察其校正的实际效果。另外，验收中还应重点检验图像的各种后处理功能，各种滤波函数的滤波效果，以及不同重建方法如滤波反投影法、迭代法的成像效果等。

五、超声成像设备的验收

（一）超声设备机械性能验收

超声设备的机械部件主要就是可移动的机架，由于超声设备有时需要移动，机械部分的可靠性就显得比较重要。验收时应检查主机与移动机架之间固定得是否牢固。移动脚轮与机架应连接牢固，脚轮转动自如，脚轮需锁定时能可靠锁紧。

（二）超声设备电气性能验收

电器性能决定着图像的质量，它的好坏直接影响着设备的各项功能。验收时应从这几方面进行。设备的超声频率，它是由探测器的标称频率定义的，验收时与订货合同进行核对。图像的显示和输出，对图像进行实时显示的监视器应不闪动，对比度和亮度可调，除正常影像外无干扰信号，能清晰分辨出产品所能达到的灰阶数，图像的输出设备应与合同相符。设备的功能，它包括对声源的控制、图像的后处理、图像病灶的标示等。参数的记载，在得到满意的图像后，对主机内重要测试点要进行测量并加以保存，这对今后故障的判断，设备的调试非常重要。

（三）超声设备影像质量验收

超声设备显示的影像中会出现与被成像目标不相对应的一些特征，也即并不代表真实声学界面的特征，我们称之为伪像。在这项的验收中应分清哪些是仪器故障造成的不良图像，哪些是超声波在人体内传播时造成的。引起伪像的原因有两方面：其一是仪器与换能器不良特性的影响；其二是超声在人体中传播的固有规律造成的，如反射、吸收等造成图像中的声阴影、声学混响等现象。前者可以设法改进设计、提高性能，将它们的影响减至最小。后者只能对之加以研究、认识，了解它们的规律，使之服务于图像识别。从根本上说，伪像伴随着真像共存，是无法完全消除的。

仪器与换能器特性引起的伪像，成像系统的轴向分辨率与横向分辨率是有限的，因此一个点目标的像并不是一个点，而是由这两个分辨率构成的一个长方形面积，这就是仪器的分辨率影响了图像的真实性。换能器超声波束的直径，在远场中，随着距离的增加而增大，因此处于不同距离上的相同尺寸的目标，它们的像的尺寸并不一致。聚焦换能器由于在焦区内外的波束形状差别较大，使处于焦区内外的目标显像有进一步的差异。

声传播引起的伪像，混响现象是超声脉冲在换能器表面与目标界面之间来回反射的回波信号。混响信号出现在真实界面距离的整数倍上，与目标信号界面并行排列。在没有回波和声阴影的区域显得最为清楚，因此较易识别。混响可能干扰囊肿的诊断。良好的声学调和可以减小混响，改变扫查的平面与方向也可奏效。

一些界面由于反射或吸收，极大地衰减了超声能，在界面的后面，声能很小，图像上就显出阴影。声阴影是一个拖长了的无回波区，它从该界面的远端开始，沿着平行的路径通过声图，或者集聚在一段短距离上。显然，在回波区是看不到声阴影的。声阴影现象限制了超声对身体的应用区域，应防止声束通过空气或骨头。由于结石、钙化点和体内异物会引起阴影，因此有助于诊断。

一些高阻抗梯度目标（如结石或者囊肿背壁）的反射信号会使图像中呈现细密而连续的双曲线状的图案，使用线阵换能器成像时会出现这种假信号，这是由于不可能完全抑止住线阵中即时切断的那些阵元的发射与接收而造成的。

波束射在某些界面上，会发生振纹回波现象。在胆囊和金属目标背后能观察到这种现象。在气泡和金属目标的声阴影区中呈现明亮的图案条。如果能排除气泡，则这种现象有助于检测金属异物。

还有一种相干辐射造成的伪像，表现为肝脏或胎盘内部结构的颗粒状图像。超声是相干波，两个入射脉冲同时到达换能器上，引起相长干涉，合成脉冲幅度为单个脉冲幅度的两倍。入射的两个脉冲相差半个周期，引起相消干涉，合成脉冲幅度几乎抵消。其结果，使得超声图像中出现粒状斑点。复合扫查中，颗粒状较不显著。由于颗粒性灰阶并不真实地而是任意地反映图像灰阶的起伏，因此通常难于判定真实超声反射系数增减变化，或是一种随机的起伏，给图像判读带来困难。

第三节　医学影像设备故障与影像质量

一、X线机

（一）设备故障

X线机产生故障的原因很多，操作上的规范程度、环境的好坏以及设备的质量决定故障的严重程度和发生率。X线机发生故障的程度不同，其特征就不同。硬故障表现得比较绝对，故障特征明显，如开路、短路及元件损坏等；而软故障表现得比较模糊，故障特征就不很明显，如元件老化、变质但未完全失效等。熟悉故障的特征及表现形式，对于故障的判断和查找是很有帮助的。

1. 常见故障特征

（1）突发且现象持续的故障。有些故障突然发生后，现象明确。例如，X线机高压部分绝缘材料被击穿时，会出现电流突然增大，这个现象始终持续，只是程度会逐渐加重。这类故障，特别是上述的高压故障，应尽可能少做实验，以免扩大故障，造成更大损失[①]。

（2）偶发且时有时无的故障。有些故障现象的发生是偶然的，有时出现，有时又会消失。例如，各种接插件、开关、接触器等接触不良或接线、电路板的虚焊会使电路时通时断，产生该故障。

（3）规律性的故障。有些故障在某些特殊条件下发生，表现出一定的规律性。如X线机低kV时工作正常，但到某kV以上时X线管就发生放电，降低条件后又能正常工作，这表明管套内的绝缘油耐压不够，需要更换。还有遇热或受潮时出现故障现象等。

（4）渐变性的故障。有些故障现象的程度是逐渐发展的，且随着时间延长和条件加大而加强，开始表现轻微，以后逐步加重直至不能工作。例如，限时器的时间控制不准。这类故障主要是元件的老化所致，尤其是电子元件。

2. 设备故障对使用的影响

X线机的电路由功能化较强的分电路组成，如电源电路、高压初级电路、灯丝加热与mA控制电路、高压次级与mA测量电路、计时电路、旋转阳极启动保护电路、X线管容量保护电路、整机控制电路等，这些电路的有机组合，构成了X线机电路的整体。当分电路出现故障时，其表现也会有带有明显的功能特征，直接影响

---

① 陈忠良. 医学影像设备维修中电源故障的维修 [J]. 科技资讯，2017，15(36)：201+203.

到相应功能的使用。在使用中具有综合特性的故障主要是围绕X线产生的故障，常表现在以下几个方面。

(1) 产生的X线剂量偏低

使用中出现X线剂量偏低的主要原因有以下几个方面：① 灯丝加热不充分：灯丝加热与mA控制电路故障。② 高压初级供电电压偏低：电源电路或高压初级电路故障。③ 高压次级侧产生的高压偏低：高压次级电路故障。④ 计时时间偏短：计时电路故障。

(2) 无X线产生

无X线产生可能的原因有：① 灯丝不得电：灯丝加热与mA控制电路故障。② 高压未加到X线管上：高压初级电路或高压次级电路故障。③ 旋转阳极未启动：旋转阳极启动保护电路故障。④X线管保护电路工作：X线管出现了过热或过电流等故障。⑤ 计时电路未工作：计时电路故障。

(二) 设备故障对影像质量的影响

1. 胶片影像曝光过度或不足

除去操作者本身经验不足问题外，kV和mAs的准确性、一致性及重复性是影响图像质量的重要因素。如果出现该故障，应该对X线机的主要技术参数进行检测并做出相应的调整。此外，X线管本身的性能，如老化情况、焦点的大小等也影响影像质量。

2. 散射线对影像质量的影响

影响X线照片质量的因素很多，散射线是较为重要因素之一。在拍摄一张X线照片时会产生大量散射线，如果这些散射线到达胶片，将使X线照片灰雾增加，对比度受到损害，影像模糊，严重影响X线照片的诊断价值。最大限度缩小照射面积、安装附加滤过以及选择合适的滤线器可降低散射线的产生。

二、X线CT

(一) 设备故障

1. 机械故障

机械故障可表现为：① 机械转动件失灵或卡死，大多是机件受潮而生锈、润滑不及时、杂物侵入未及时处理等。轻者增加摩擦，降低灵活度，使操作变得笨重；重者使机件不能活动。② 机械精度改变，机件长期使用后机械磨损，机械稳定度降低，运动过程中出现晃摆现象。③ 机件弯曲、变形、破碎断裂，多半是碰撞或调整不当使某些机件受力不均及位置不正所引起。④ 机械连接固定件松动或松脱，如铆钉、螺钉、螺母等有机械活动中受力松动或脱落，可造成机器损坏，甚至出现危险。

2. 电路故障

电路故障可分为：① 开路故障，指电路中没有电流或因接触不良、元件变质等原因引起电路不畅通，以致局部甚至全部电路停止工作。② 短路故障，指由于导线绝缘破坏，或因绝缘强度降低而击穿，或各种原因造成不该连接的导线、元件间的碰接，或元件变质漏电使电路中电流大大超过正常值等。这类故障危害极大，不仅会使局部电路不能正常工作，而且会使导线、元件过热甚至烧毁，保险丝熔断，造成局部或整机停止工作。③ 元件老化损坏，故障元件在长期使用后由于质量和自然寿命的原因，会发生损坏，造成开路或短路的现象，如电阻烧断、电容器和晶体管被击穿等。元件老化可表现为电阻增大或减少、电容器漏电、晶体管被击穿等。这种故障有时称为"软故障"，使电路参数发生不同程度的变化，造成某些电路或整机工作异常，具有较强的隐蔽性，不太容易判断。

3. 软件故障

软件故障最常见的是软件被破坏，致使 CT 机不能正常工作或停机，以及软件参数改变出现异常图像，如 CT 机的数据收集系数中模/数转换板，通道放大、缓冲板等故障时；阵列处理器中的电路板、电源不正常时；模型校准数据不准时等，都可在 CT 图像上出现环形伪影。

CT 机的软件故障通常在显示屏上出现编号，可根据编号查找相应的故障部位。通过对 CT 机中相关参数的调整，或更换电路板来排除软件的故障。

4. CT 机 X 线管故障

CT 机 X 线管故障可分为：①X 线管漏油，摇动管套从透明窗口可见 X 线管内有气泡。② 管套内高放电，可听到吱吱啪啪的放电声。③X 线管位置不直，可见 X 线管的 X 线出口不在窗口中心。④X 线管真空度降低，轻微者经适当训练，可继续使用。重者 mA 异常上升，kV 指数下降和弧光放电。⑤X 线管阳极靶面损坏，使 X 线输出量显著下降，可能是散热不良、过负荷使用、旋转阳极转动故障等。⑥X 线管灯丝开路，扫描时无 X 线产生，mA 表无指示。测量 X 线管灯丝电阻值无穷大。

X 线管出现上述任一故障，均会使 CT 停机，必须更换同规格的 X 线管。

(二)设备故障对图像质量的影响

CT 设备故障可由 X 线发生系统，CT 运行系统，探测器、CT 电路系统和 CT 软件等原因产生，严重时可导致 CT 停机，轻则影响 CT 的图像质量。由于设备故障导致 CT 影像质量改变的参数主要是伪影，其次是噪声和空间分辨率。

1. 伪影

伪影为 CT 图像上非真实的阴影或干扰影，它降低了图像质量，影响图像的观察，易造成误诊。

由 X 线管、高压发生器、图像显示系统、计算机软件、探测器等因素，均可引起不同形式的伪影。最常用的是环状伪影。

环状伪影可由探测器至中央计算机信号传递故障、探测器漂移、光谱改变、数据收集系统的电压超差或波纹过大、X 线输出量不足、X 线管和探测器的相匹配位置调整不当、准直器内有异物进入或内部的滤波片损坏、模型校准数据不准，阵列处理器中电路板和电源不正常等原因引起。

环状伪影可以是单环状或多环状。模型校准数据不准时，环状伪影大多出现在图像靠中心位置；单环伪影多由通道放大板或探测器产生；每道圆形间距 0.8cm，多由 A/D 板引起；多环集中在图像中心部分，表明 X 线管输出量不足；整个图像上都有环，特别是 10mm 层厚扫描时更严重，多为 X 线管位置偏移所致。探测器某个单元或某几个单元环，或者连续探测器与滤波放大板的软电缆故障，也可出现环形伪影；准直器内划伤或脏了时，可出现黑白成对的环状伪影；滤线器出现裂纹时，可出现环形内外密度稍高的伪影；当某些电路板有问题时，也可出现环形伪影；缩光器工作位置不正常时，挡住了部分 X 线，致使 mA 下降，图像分辨率降低，外围出现高亮度圆环形伪影；探测器一端地线接触不良时，引起探测器左、右两边的氙气电离室内形成不同的电压差，致使探测器电离室达不到稳定的工作状态，收集数据不准确，出现多个同心圆的环形伪影；探测器的 + 500VDC 电源故障时，可在扫描图像中出现多个同心的环状伪影，或粗细黑条影，间距不等；扫描机架内通风散热条件不好，温度过高时，可出现粗细不等的高密度同心圆环形伪影。

CT 图的伪影还有：① 条状伪影：一种是在骨的边缘产生的辐射状的细条纹，另一种是因为取样低，数据不足造成的。条状伪影多为探测器，D/A 转换器故障和线束效应所致。② 假皮层灰质伪影：在头部 CT 图像中，骨脑交界处存在着白雾状影像，主要是由偏角辐射引起。③ 指纹状伪影：一般很少出现，多因 X 线管老化所致。④ 直线状伪影：可由投影数据测量转换误差引起，在采样频率较低时产生，射线束硬化可产生宽条状伪影。

2. 噪声

噪声是均匀物质扫描图像中各点之间 CT 值的上下波动，也即 CT 图像矩阵中像素值的标准偏差。表现在监视器或照片上有规律分布、小颗粒状的现象，它影响图像的质量。

噪声水平与 X 线光子流，CT 扫描机产生的系统噪声，利用光子的效率和重建算法有关。噪声的大小与 X 线剂量的平方根成反比。由此可知，任何原因引起 X 线输出不足和探测器检测信号不足的故障，均可使 CT 图像的噪声增加，影响图像的观察，如 CTX 线管的老化、准直器故障、电路和软件故障、探测器故障等。

3. 空间分辨率

空间分辨率即高对比度分辨率，即是影像中能够看到最小物体的力和鉴别相邻物体之间距的能力。影响空间分辨率的因素很多。有的是 CT 机固有的，如检测器孔径宽窄、间距大小、矩阵大小、卷积滤波函数、监视器荧光屏扫描行数、机器本身噪声等；有的是可变因素，如 X 线剂量大小、矩阵大小、扫描时间、窗口技术、扫描层厚、伪影等。由此可知，任何影响 X 线剂量大小和伪影的故障，均可影响空间分辨率。

三、磁共振成像设备

在磁共振成像中的伪影有多种来源，如硬件与软件、RF 与梯度线圈、传送对偶电子中的 RF 穿透力、RF 噪声、RF 脉冲、涡流与梯度脉冲形状、T2 同步化、数据采集、过滤、时相化、外磁场不均匀性、体内磁场不均匀性、化学位移、血流与身体运动、重建技术等。从工程技术上讲，MR 设备影响图像的方面分成以下两个组：① 硬件；② RF 脉冲。

(一) 硬件

伪影有关的硬件包括产生噪声的电器、线圈、模数转换器、数模转换器、屏蔽及有关软件。早期伪影为数据的噪声光峰，常见原因为接触不良、模数转换错误、软件错误、磁盘书写错误等。MR 信号可视为理想信号与噪声的叠加产物，MR 图像也是如此。

数据剪断伪影是由于信号过高，模数转换器的动态范围不足以处理如此高的信号，这种伪影常见于肥胖者，大量高信号的脂肪，会在扫描区形成片状高信号伪影。

线圈也是造成伪影的原因之一。通常认为全身的射频 (RF，Radio Frequency) 场都是均匀的，对大的发射线圈来说比较接近事实，但对小的表面线圈来说就非如此，它 RF 穿透力有一定限度，往往贴近表面线圈的组织其信号强，分辨率也好；而远离表面线圈的组织其信号则变弱，分辨率也差，甚至分辨率完全丧失而造成伪影，这是扫描层内信号接收不均匀之故。即使线圈内的 RF 场均匀一致，线圈外的场强也不会等于零，后者的信息会返回到图像中造成包绕伪影。包绕伪影是指观察野之外的物体重叠在观察野内。观察野之外的信号频率如果高于观察野之内信号频率的下限，会被计算机误认为低频率信号，并置于图像的另一端。这种伪影主要见于相位编码方向上。

有时伪影会出现在图像的中心点上，称为中心点伪影，乃相位编码的信号抵消现象，出现在相位编码方向上，也是由于信号过高超过了模数转换的动态范围所致。

另一种硬件造成的伪影是相位敏感检查机制的误差所致。正常时真实数据与成像数据的两个通道经相位敏感检查（PSD, Phase Sensitive Detection）系统处理后达到平衡状态。这两个通道失去平衡即可造成伪影，观察野内出现上下倒置的两个重叠图像。

(二) RF 脉冲

在 SE 序列中 90° 脉冲的误差，会引起自旋密度与 T1 的类似误差。同样，180° 脉冲的误差也会引起 T2 的误差。

RF 场的不均匀性既可因线圈引起，亦可由 RF 场与人体的相互作用引起。学者们早已指出，大于 1.0T 的高场扫描仪，容易发生 RF 场的穿透性问题。人体是一个导体，与 RF 发射有相互作用，在高场条件下屏蔽作用也会发生。人体的某些部位上述作用更为明显，例如，脑脊液的导电性就比其他部位高。近来的研究表明，人体导电的局部差异与不均匀性会明显影响 RF 场的穿透性。对均一的圆桶来说，在线性极化发射中的 RF 幅度改变可引起局部信号减低及黑点。断面为圆形或椭圆形长桶状物体，在 21.3MHz 的频率下即会发生屏蔽作用。RF 穿透性在椭圆形断面的物体中比圆形断面的物体均匀。沿人体 X 轴 RF 极性（轴面像的水平方向）引起的穿透伪影最小，即使在高场强条件下也是如此。RF 联合处的波幅偏移随体位变动而构成倾斜角，这种作用在高场强中比较严重。

180° 脉冲的小偏移可通过相位周期加以校正，但需要多次叠加，因而耗时较长，但确能提高信噪比。在多脉冲序列如多回波与反转回复序列中要求较为理想的180° 脉冲。

RF 脉冲的发射空间增宽可引起部分容积效应。层厚过大容易将选定层面以外的信息纳入其中。RF 的剖面是环形时在兴趣区之外可使 180° 脉冲变为 90° 脉冲，并引起自由感应衰减，顺发射方向可出现平行衰减的伪影。TR 也可影响层面的外形，如果 TR 甚短，高斯形层面会变为多叶形或者变宽。

四、核医学成像设备

(一) 设备故障

核医学成像设备由于采用放射性药物作为成像源，没有专门的成像源组件，因此结构比 X 线设备和 MRI 设备相对简单，产生故障的点也相对较少。归纳起来，核医学影像设备的故障主要有以下几个方面：机械故障、电路故障和软件故障。

1. 机械故障

机械故障对于新安装或使用时间较短的设备出现的概率较小。机械故障产生的原因主要是机械部件的磨损，如传动机构的传动带、传动齿轮、传动轨道，以及轴承等。核医学成像设备中，机械故障可能出现的部分是：① 探测器机架的旋转部分，由电机、变速齿轮箱、传动齿轮、传动带或传动链条，以及传动轴承组成；② 探测器上下移动（或 FOV 调节）部分，由电动机、传动齿轮、传动轨道和轴承组成；③ 病人床升降部分，由电动机、传动齿轮与传动链条或传动齿轮与传动螺杆、传动轴承组成；④ 病人床水平移动部分，由电动机、传动齿轮、传动链条，以及传动滚轮组成；⑤ 探测器机架水平移动部分，由电动机、摩擦轮和移动轨道组成。其中电动机是电能与机械运动能的变换器，是较容易产生故障的机械元件。机械故障会造成设备丧失某些应有功能，甚至会造成整个设备无法运转。另外，在核医学成像设备中，由于探测器重量较大，因此在机械安装时为保持重心位于支撑体上，通常都有配重装置，配重应与探测器的重量较好配合，否则会增大机械运行中的磨损。病人床水平移动和探测器机架水平移动是用于全身平面成像，一般来讲，设备中只配备两者中的一种移动。

2. 电路故障

核医学成像设备的电路组成主要有以下几个部分：电源电路、机械控制电路、探测器高压供电电路、数据采集与变换电路、数据处理与影像重建电路，以及各种显示电路等。通常来讲由于电路组成较复杂，所包含的元器件的种类和数量较多，因此对于电路故障很难一概而论，需要针对具体的故障现象进行分析，找出产生故障的电路原因。就一般情况而论，在不考虑环境因素和人为因素造成的故障时，电路故障产生的原因主要有以下几点：电路元件本身的质量、电路设计的缺陷、长时间过负荷工作于大量逆磁性物质造成的作用。例如，很薄一层眼影就可产生明显的伪影，越过每个体素的梯度因明显失相而造成信号丢失。另外，跨越物体的梯度将分割许多体素，也可导致图像变形。

快速成像采用短 TR 与短回波，对磁场不均匀特别敏感，受准 T2 的影响也很大，局部磁场不均匀使准 T2 值太短，以至于无 MR 信号。例如，在肝脏快速梯度回波成像中，TR=50ms，TE=17ms，层厚为 10mm，如果病人衣服内有一小块铁，贴近此铁的皮下就会大片无信号，图像就像是被咬了一口似的。

3. 数据采集效应

在 TE 时间内 RF 信号通常是对称的，可用不同的方法采集。如果将采集时间点数从256减至128，在低读出梯度情况下边缘效应会引起伪影。这种伪影常见于垂体、空气、脑脊液界面处，由于空间分辨率差，伪影可酷似一个肿瘤。随着梯度场强降低，边缘效应造成的伪影会越来越重。

(二) 设备故障对影像质量的影响

超声设备的故障有的并不影响图像的质量，像注释功能、测量功能、局部放大等。同一种不良的影像可能是由不同的故障引起的。在这里我们仅根据信号的流程原理做出几种分析。

图像监视器无图像显示或图像显示区为全白色，可由监视器自身故障、主存储器 (MEMP.C.B)、接收与视频放大电路板 (RVP.C.B)、数字扫描变换器 (DSC)、CPU板和为这些电路板提供电源的电源电路故障造成。

图像垂直方向回波减少或图像正常但图像整体表现灵敏度降低，可由超声探头性能变坏、发射与控制电路板 (TCP.C.B)、接收与视频放大电路板 (RVP.C.B) 故障有关。

图像在监视器屏幕水平或垂直方向不停移动，故障点可能在监视器的同步信号方面或 CPU 板上。

第四节　医学影像设备的维修

医院是医学影像设备的使用方，通常不具备专业的维修人员。某些医院中，在其设备管理科室或医学影像科室配有专职的医学影像设备维修人员，但是由于技术或维修人员知识结构和见识等方面的制约，维修的效果往往不是十分令人满意。到目前为止，医学影像设备安装和维修的社会化已经得到了快速的发展。本节将就如何利用较少的资金投入来获得最佳维修效果的选择进行讲述，同时讲述设备维修的方法以及对维修进行实例介绍。

一、设备维修的基本原则

设备维修指的是通过对设备的检查和修理，恢复出现故障的设备的技术性能并使之正常运行的活动。在医院的经营过程中，设备正常运行的作用非常重要，这可以从两个方面得到证明：从社会效益的角度来讲，由于设备的故障，造成诊断信息的减少，影响了对病人疾病诊断的准确性，进而还会间接影响诊疗的水平；从经济效益的角度来讲，当设备出现故障时，不仅直接影响了设备本身的运行收入，而且会出现因无法进行相应的诊察而造成的病员的流失，间接影响了相关的诊疗收入。可以说，没有不出故障的设备。为了修复故障设备，就需要有一定的维修费用支出，这种支出增加了设备的维持费用。高效、经济的维修是医学影像设备使用过程中必不可少的一个环节，对于设备的维修进行合理的管理，不仅可以减少设备的维持费用，增加设备的收入能力，而且还能够有效保证医院的诊疗工作的正常进行[①]。设备的维修从管理的角度来讲应坚持以下三个原则。

(一) 高效原则

高效原则可以从维修时间和维修效果两个方面来表现。维修时间是指设备从出现故障至修复故障所用的总时间，包括维修等待时间和维修工作时间两部分。维修时间的高效要求在可能的情况下缩短故障设备维修等待时间和维修工作时间，提高设备的时间可利用率。维修效果的高效则要求维修工作在尽可能短的时间内彻底修复故障设备，避免对同一设备故障的重复维修，并保证维修后的设备能够得到维修前的医学影像质量。

由于医学影像设备多是科技含量以及价格均较高的设备，在各个使用设备的医院中存在一个较普遍的现象，就是过分依赖生产厂家的维修站所提供的专业维修，不管故障的大小，只要设备出现了问题，就去找维修站来帮助解决。由于生产厂家的维修站多是人员较少、负责维修设备数量较多，因此常常增加了维修等待时间。为避免这种情况的发生，各医院应该或在仪器设备科、或在影像科室中配置自己的设备专门维修人员，以解决设备出现的故障，尽可能减少设备的总维修时间，即设备寿命周期内所有维修时间的总和，充分发挥设备的效率。

(二) 经济原则

经济原则是指在设备出现故障后，用最少的经济投入来完成维修工作并获得最大的维修效果。按照技术经济的观点，设备维修的经济投入应包括维修工作人员的工时费、维修费、人员的各项支出 (如差旅、食宿等)、用于维修的配件购置费用，以及停机造成的经济损失。通常而言，用于维修的配件购置费用和停机造成的经济损失在设备维修的经济投入中占有较大的比重，并且越先进的设备、越昂贵的设备，这一比重就越大。

基于经济原则，对于某一个设备故障，我们可以对使用医院自己的设备维修专

① 任晓伟，王丽艳，王占强．医学影像设备的维修保养 [J]．医疗装备，2019，32 (15)：125-126．

门人和外请设备生产厂家维修站的专业人员做一比较：假设两方均可修复设备，设备修复过程中均无须购置配件，医院自己的专门维修人员的平均每日工资与奖金的和是 A 元，维修天数是 T1，外请专业维修人员的工时费、维修费和人员的各项支出为 B 元，维修天数为 T2，停机造成医院的经济损失为 C 元 / 天，使用医院自己的专门维修人员的经济收入是（A＋C）×T1，外请专业维修人员的经济投入是 B+C×T2。如果（A+C）×T1 > B＋C×T2，则外请比较经济；如果（A＋C）×T1 < B+C×T2，则自修比较经济。当医院自己的专门维修人员的技术实力与专业维修人员的技术实力相差不大时，由于外请人员在路途上尚需时间，因此 T1≈T2，C×T1≈C×T2，在一般情况下，工资支出比维修费用低很多，即 A×T1 < B。由此可以得出结论：当医院自己的专门维修人员的技术实力与专业维修人员的技术实力相差不大时，医院自己的专门维修人员的维修会经济很多。从这一点可以看出，医院应着力培养自己的维修人员，提高其技术时用最少的经济支出获得最佳的维修效果，提高设备的经济效益，同时这也是对医院整体效益提高的一种促进。

（三）与专业维修人员协作的原则

与专业人员协作的原则是对高效原则和经济原则的一种补充和促进，这一原则要求从该设备安装时起，就保持与专业维修人员良好的沟通。使用过程中做到小故障由自己维修解决或在专业维修人员的指导下自己维修解决，大故障请专业维修人员解决，这样既可以减少对于设备维修经济的支出，又可以有效地减少故障造成的等待和维修时间。在上述两项原则中能够看出其中存在着的一对矛盾：对专业维修人员和医院自己的专门维修人员的使用上的矛盾。这个矛盾主要表现在以下几个方面。

1. 维修水平

专业维修人员受到设备生产厂家高水平的和专门的技术培训，具备了较高的专业技术素质，同时他们在日常工作中又能够接触到各种各样的故障，积累了丰富的维修经验，因此他们在实际维修工作中能够表现出高效率和高速度。反之，医院自己的专门维修人员难以得到设备生产厂家高水平的和专门的技术培训，同时他们日常在影像科室中见到故障的机会很少，缺乏实际的维修经验，只能从理论上提高自己，因此他们在实际维修工作中的效率和速度相对较低。

一种行之有效的方法是把自己的设备维修人员放出去，在一定的制度和规定的约束下，作为技术人员在自身的能力范围之内对外接收各种维修工作，以此来丰富他们的设备维修经验，开阔设备维修视野，提高设备维修能力。这一方法已在有些医院实行，并取得了良好的效果。

2. 维修时间

专业维修人员需要较长的维修等待时间，其原因是专业技术人员通常负责多台设备的维修，往往这些设备不是在同一地区安装，其所需路途时间形成对医院来讲的维修等待时间。反之，使用医院自己的专门维修人员则基本不需要维修等待时间，所需的只是设备维修时间。如果能够尽可能地提高医院自己的专门维修人员的专业技术素质，使医院自己的专门维修人员所用的维修时间基本接近专业维修人员的水平，就可以使设备的维修工作处于高效和经济的水平，进而使整个设备获得高效益。

3. 维修费用

专业维修人员需要较高的收费，造成高收费的主要原因是专业维修员的行业垄断地位。这种行业垄断的形成有其技术和社会双重原因。从社会的角度来讲，维修的社会化趋势日渐明朗，许多医院中的医学影像设备的维修是由社会上的专业维修人员完成的，这些人员以此作为谋生手段，当然要靠收费来获得利润。从技术的角度来讲，由于现代的医学影像设备具有很高的科学技术含量，各生产厂家对其设备又有较强的技术保密措施，这种情况又使得当设备出现问题时，只能找专业维修人员来进行维修，也造成了专业维修的高收费。而医院自己的专门维修人员则不需要这种收费即可完成维修工作。但是医院自己的专门维修人员在对设备进行维修时会面临种种壁垒，技术资料不完全、配件购置困难等，甚至有些医院只有专门的维修人员，而缺少相应的检修仪器。

上述三点中存在一个普遍的问题，即专业维修人员和医院自己的专门维修人员之间的矛盾关系。为解决这些矛盾，最根本的就是培养自己的专门维修人员，同时与专业维修人员较好地合作，以期获得较高的设备维修效率。例如，在通信方式发达的现代社会，可以采用专业维修人员通过电话遥控指导或通过互联网指导的方法，由自己的专门维修人员解决出现故障设备的维修问题；在自己的专门维修人员无法解决故障的情况下由专业维修人员完成维修工作。当然，这种方式的前提是与专业维修人员之间维持良好的协作关系，以及自己的专门维修人员具有相对较好的维修知识和维修能力。如果自己的专门维修人员不具备上述知识和能力，专业维修人员的指导则可能只是造成时间的浪费，使得故障停机时间相对延长，那么就不如直接请专业维修人员来维修故障更省时和更经济。

二、设备维修实例介绍——以 X 线机为例

随着计算机技术、电子技术的发展，X 线机已经不再是单一的机电产品，就其高压发生器来看，就有普通工频、程序控制工频、中高频等多种系列，在成像手段上，也有屏片系统、X 线电视系统、CR、DR 等之分。不同 X 线机的电路差别很大，

在维修之前，首先必须明白 X 设备详细的工作原理，做到有的放矢。计算机控制的 X 线机普遍有开机自检程序和错误代码显示，检修时应充分利用这些信息。对 X 线机控制电路而言，不外乎以继电器为核心控制和以计算机电路为核心控制两种。继电器控制 X 线机的检修较简单，计算机控制 X 线机 (包括程控工频 X 线机和中高频 X 线机) 较为复杂，维修人员需要具备扎实的机械、电子、光学、计算机软硬件知识等。本节仅介绍 X 线机共有部分的常见故障及其处理方法。

(一) 线圈匝间短路及检修

自耦变压器是工频 X 线机的主电源，它为其他电路和元件提供多种电压和电流，因而抽头较多，负载电流大，故障率较高。常见的故障有如下几种。

自耦变压器的线圈大都采用漆包扁铜线绕制，匝间有良好的绝缘。当线圈匝与匝间的绝缘物被破坏而形成的短路称为匝间短路；层与层间绝缘破坏引起的短路称为层间短路；而数匝以上被短路则称局部短路。

第一，自耦变压器发生短路后的常见现象。一是，电源保险丝熔断：短路严重时，输入电流剧增，导致保险丝熔断或过载断路保护器动作而切断电源。二是，交流振动声增大：程度一般的短路虽不至于造成保险丝熔断，但由于其引起的阻抗下降及初级电流的增大，会使磁路失去均衡，较严重时，自耦变压器发出嗡嗡的声响，同时被短路的线圈会很快发热。三是，输出电压改变：轻度的匝间短路无明显特征，保险丝不会立刻熔断，但因变压器的变比已经改变，其输出电压必然改变。空载测量变压器各输出电压，当短路发生在初级时，输出电压升高；当短路发生在次级时，输出电压下降；同时，自耦变压器的空载电流也会较正常时高。

第二，造成匝间短路的原因。碳轮调压式自耦变压器，若维护不及时，裸露面上附着的大量尘土、杂物受潮后会导电而引起匝间短路；碳轮质量不佳时，脱落的碳末附着于裸线的表面，也会引起匝间短路。碳轮压力过大、变形也易造成自耦变压器的匝间短路。通常，设计上允许碳轮短路一匝线圈，但使用中若长期有两匝以上的线圈被短路则是不允许的，那样会形成比较大的短路电流，时间长了就会烧坏绝缘，引起匝间短路。由于结构上的原因，抽头式自耦变压器不易发生匝间短路。

第三，修理方法。清除裸线表面杂质，倘若裸线表面部分的匝间短路已使绝缘物遭到破坏，应将原绝缘物清除，灌入绝缘漆，经烘干后使用；若匝间短路在线圈内层，则需重新绕制或更换线圈；因碳轮的变形等质量问题，则应更换碳轮。

(二) 旋转阳极启动装置的故障及检修

旋转阳极 X 线管转子和定子构成了一个单相异步感应电动机，为提高 X 线管阳极靶面热容量，X线管应在未加高压前高速旋转。

该装置由定子、转子、剖相电容、旋转阳极切换电路和安全保护电路组成，常见故障有以下几个方面：

1. 定子绕组的故障

定子绕组由启动线圈和运转线圈组成，封装于X线管管套中。绕组的三根引线固定在管套的阳极端接线柱上，通常编号为0、Ⅰ、Ⅱ，0为公共端，0-Ⅰ为启动线圈，0-Ⅱ为运转线圈。在一般情况下，绕组故障较少，常见的有下列两种情况：

第一，断路。三根引线中任何一根断路或松脱，造成定子绕组中的一个或两个线圈不能得电，X线管阳极不会转动。

第二，短路。线圈短路或严重漏电时，X线管阳极不会转动；同时因线路电流增大，保险丝有可能烧断，整个启动电路断电。线圈轻微漏电时，X线管阳极转速可能降低，长期使用会损坏阳极靶面。

检查定子线圈断路和短路时，应切断有关电路，用万用表欧姆R×1档，测量定子绕组两线圈的直流电阻，该阻值为十几欧姆到几十欧姆，运转线圈比启动线圈的阻值小。若测得的阻值过高或无穷大，则说明定子线圈或连接线接触不良或断路；若阻值很低则说明定子线圈短路或连接线有短路。

检查定子线圈对地漏电或短路时，应打开管套阳极端套，卸下三根连接线，用万用表欧姆R×1档分别测量三个接线柱与管套间的电阻，该阻值应无穷大，若有阻值说明定子线圈对地漏电，若阻值很小或等于零则说明绕组对地短路。

2. 剖相电容的故障

第一，击穿或短路。剖相电容器通过移相使定子启动和运转线圈中的电流在时间上有一定的相位差，从而产生一个旋转磁场，使转子转动。当电容器击穿或断路时，其作用消失，X线管阳极不转动。

第二，漏电。电容器漏电后，启动电流和运转电流都将减小，所以启动、运转转矩减小，X线管阳极转速降低，这种故障不容易发现，对X线管损害较大。在工作中若发现旋转阳极转速降低，摩擦声增大，启动电路断电后阳极旋转的时间缩短，应停止工作，对电容器进行检查。

3. 旋转阳极启动装置的检查程序

旋转阳极启动装置是否有故障可根据旋转阳极X线管转子转速来判断。当X线管阳极不转动或转速降低时，首先应检查旋转阳极启动装置工作是否正常，再判断X线管是否损坏。启动装置的检查应按以下方法进行：

第一，断开高压初级电路。

第二，查电源电压是否正常。

第三，观察继电器的动作情况，排除接点故障。

第四，测量定子绕组启动和运转的电压和电流值。

第五，断开有关电路导线，测量定子绕组启动和运转线圈的直流电阻。将上述各条中测得的数据与原数据比较，分析故障所在部位。

第六，断开剖相电容器一端导线，测量电容器是否击穿、漏电或断路。

第七，测量降压元件有无短路。

第四章　医学影像设备的保养

第一节　X线机的保养

随着科学技术的发展，医用X线机已经从单一的机电产品发展成为集计算机、电子、机械、光学、材料学等技术的结构复杂、功能广泛、价格较高的大型贵重精密医疗设备，因此，加强对设备的保养，做好日常保养工作是非常重要的。实践证明，正确的使用和合理的保养是保障X线机使用性能的主要手段，也是X线机少出故障的重要保证。X线机在使用过程中，随着机件的磨损和元器件的老化，不可避免地会出现大大小小的故障，这是正常的现象，需要避免的是，由于保养得不好使设备的使用寿命缩短，或由于操作上的失误和使用不当直接造成设备异常或损坏。为了更好地保证设备的正常运转，延长它的使用寿命，提高其使用效率，应该做到正确使用、保养得当、定期检查。

一、X线机的正确使用

任何设备，要想保养得好，必须做到正确的使用，对X线机这类大型贵重精密医疗设备而言，更是应该如此，因为一个错误的操作，轻者达不到使用目的，造成药品器械的浪费和对病人的不良影响，重者则会造成设备的损坏。

（一）X线机的使用原则

（1）X线机的操作人员，必须是经过培训，具有一定专业知识，并熟悉机器结构性能的专业技术人员。

（2）X线机种类很多，根据所使用X线机的结构特性，操作者必须严格遵守使用说明中所规定的操作规程，谨慎、熟练、正确地操作机器，切不可随心所欲，草率从事。

（3）每日开机后，应根据机房的温度和机器的结构特点，给予适当的预热时间，以防在室温较低且机器预热不充分的情况下，突然进行大容量的曝光而损坏X射线管。

（4）曝光时应注意观察控制台上各指示参数的变化，密切注意各电器部件的工作情况，便于及时发现故障。

（5）摄影过程中，不得调节或切换任何旋钮、按键和开关。应注意曝光间隙，禁止超容量使用，并应尽量避免不必要的曝光。

（二）正确的操作规程

操作规程是为保证 X 线机的正常工作，根据 X 线机的结构特点而编排的一整套操作程序。由于 X 线机结构的差异，操作规程也不尽相同，每台 X 线机都有其自身的结构特点及使用范围，也有其相应的操作规程，只有严格遵守操作规程，才能保证 X 线机的正常使用，对于"三钮"制 X 线机来说，其基本操作规程如下。

（1）开机前，先首先检查控制台面板上各指示、仪表、调节器、开关等是否处于正常位置。

（2）合上电源闸并接通机器电源，调节电源电压使之指示标准位置，而后进行机器预热。

（3）根据诊断需要，进行技术选择，如台次选择、摄影方式选择、透视或摄影条件的选择、自动曝光选择、参数摄影选择等。在选择摄影条件时，应先确定管电流，再选择管电压。

（4）在进行透视或摄影曝光时，操纵脚闸或手闸时动作要迅速，用力要均衡适当。

（5）机器使用完毕后，应先关闭机器电源，再将各调节器置于最低位置，最后拉下电源闸。

二、X 线机的日常保养

（一）保持机房干燥

X 线机中有机电、电子、光学等多种器件，当其受潮后，轻者造成电路参数改变或机械部件活动不灵，重者则会使电气元件发生霉变而烧坏机器，甚至由于绝缘强度降低造成电击等事故。所以，保持机房的干燥，不仅是为了保证机器的正常运转，也是安全措施之一，必须高度重视。要保持机房干燥，首先要有良好的通风条件，每天要定时开窗通风或用换气扇通风；此外还应注意，在清扫机房时，应尽量不用水或少用水，擦拭机器不用湿布，阴雨天关闭窗户等。如发现机器受潮，应对其作干燥处理后，才可开机。

（二）做好清洁卫生

保持机器清洁，防止尘土侵入机器内部，是保证机器正常运转的重要措施。尘土会使某些电气元件接触不良，还可造成电路短路，影响机器的正常工作，甚至损坏机器。清洁外部尘土时，最好用吸尘器；而机器内部的尘土，最好用电吹风和细毛刷清理，绝不能用湿布擦抹。有些部件可以用布罩套盖，以达到更好的防尘效果[①]。

（三）谨慎操作

操作机器不应动作粗暴，要避免强烈震动，特别是对于影像增强器、电视监视器、液晶显示屏、数码显示屏、X线球管支持装置和荧光屏架等，需要移动时更应做到谨慎小心。

（四）注意安全检查

X线机在使用过程中，由于器件的使用寿命和某些客观原因，总会产生一些不安全因素，只要随时注意检查，就可防患于未然，避免重大事故的发生。日常检查的重点是：操作键、设备仪表及指示灯的指示情况，图像有无抖动，显示参数是否正常，接地是否良好、X线管管套有无漏油、球管温升是否过快、机器运转是否正常、钢丝绳有无断股、控制台各旋钮是否错位，是否有异常的声音或异味等。一旦发现异常，应立即切断机器电源，进行修复或更换。

（五）防范计算机病毒

计算机正越来越多地应用于X线机中，计算机病毒的蔓延对其正常使用造成了很大影响，要禁止外来软件的进入，平时做好重要软件、文件的备份，给计算机安装杀毒软件并注意及时升级等。

（六）观察电源情况

大多数X线机对供电电源的电压波动范围及频率都有严格、明确的要求，当电源不能满足条件时，有些X线机甚至不能开机，因此务必严格按要求供电，必要时可以添加交流稳压电源。当电源条件不能满足时，应当切断电源，待电源稳定后再开机，强行开机会损坏电气元件，减少机器的使用寿命。

---

① 任晓伟，王丽艳，王占强. 医学影像设备的维修保养 [J]. 医疗装备，2019，32（15）：125-126.

三、X线机主要部件的保养

(一)机械部件的保养

(1)应经常检查诊视床、立柱、天轨,以及滤线器等活动部分轴承的灵活度,观察其有无摩擦过大的现象,并经常在轴承轨道上涂以润滑油,以减少摩擦和磨损。

(2)为防止部件的电镀部分生锈,应经常用油布擦拭,避免火烤、碰撞喷漆或烤漆部分,以免漆皮脱落。

(3)应经常检查吊挂用的钢丝,看是否有因磨损出现的"断股"现象,若有,应立即更换以确保安全。

(4)应经常检查电动诊视床的各限位开关,特别要注意垂直及负角的限位,以免床运行时发生意外。

(5)应经常检查各部件间的紧固件,如螺丝、螺母、销钉等是否有松动或脱落现象,及时加以紧固。

(二)控制台的保养

(1)控制台应置于空气流通、整洁干燥且无高温及日光曝晒之处。

(2)工作中应注意电源电压、kV、mA(或 mAs)的指示数值是否正常,有无偏高、偏低、抖动、急冲等现象,如有,应立即停机检查,排除故障。

(3)应定期打开控制台,对内部进行检查除尘。检查的主要内容:继电器接点有无氧化、烧熔、弯曲变形及接触不良等现象;连接导线有无松动、断开、移位;接插件接触是否紧密;元器件有无异常或老化现象;调节电阻的活动卡子或触头有无松脱等。如有上述情况,应立即进行处理。对于自耦变压器碳轮滑动轨迹上的碳粉,也应及时用橡皮擦净,因为碳粉一方面会增加碳轮与导线间的接触电阻,影响摄影质量,另一方面还可能造成自耦变压器由于匝间短路而烧毁。

(4)应经常检查控制台的接地是否良好,如果地线电阻增大,应立即进行处理。

(5)爱惜控制台面板,特别是对液晶显示屏幕或数码显示屏,触摸式按键要轻轻按下。

(三)高压发生器及X线机球管的保养

(1)不要随意打开高压发生器及球管,以防绝缘油液吸潮或落入灰尘后降低其绝缘强度。

(2)曝光时应经常注意高压发生器或球管内是否有不正常的声音,如有异样的声音应立即停止使用，进行检修。

(3)高压发生器的高压插座内，要定期更换凡士林或硅脂，在一般情况下凡士林半年更换一次，硅脂一年更换一次，以防凡士林或硅脂固化使高压插座内出现气隙而造成放电。更换时，需将原填充物清除干净，并用乙醚或四氯化碳擦拭高压插头和插座，再涂抹脱水凡士林或硅脂。

(4)定期检查高压发生器和球管外壳的接地情况，应始终保证其接地良好。

(5)如不是木板地面，最好将高压发生器置于木制底座上，以便防潮防锈。

(6)球管应避免剧烈振动，以免损坏里面的 X 线管。

(7) X 线管内要保持足量的绝缘油，定期观察 X 线出射窗口，发现气泡立即排出，发现渗油、漏油立即处理。

(8)要经常通过窗口观察 X 线管灯丝焦点是否在窗口的中心，否则会影响摄影、透视或治疗的效果，必要时可将 X 线球管打开，把球管焦点的位置修正过来。

(9) X 线机在连续工作中要有必要的休息和冷却时间，管套表面温度不宜超过 50 ~ 60℃。

(10)在高压发生时若有放电声音，应立即停止使用，经处理后再用。

(四)高压电缆的保养

(1)高压电缆应保持清洁，切忌受潮、受热、受压和过度弯曲。受潮会使水分渗入内部而降低绝缘强度，可能造成击穿；受热易使其吸收水分而膨胀变形；受压和过度弯曲则可能导致电缆受损。一般而言，电缆的弯曲半径应大于30cm，否则，一方面易使芯线折断，另一方面由于弯曲处芯线与金属网间形成的电荷相对集中而容易被击穿。

(2)要避免变压器油侵蚀电缆，因为变压器油对橡胶有较强的腐蚀作用。

(3)因 X 线管管套是通过高压电缆的金属屏蔽网接地，所以应经常检查电缆两端的插头固定环是否拧紧，若有吱吱的静电放电声，应首先检查此处。

四、X 线机的定期检查

X 线机在使用过程中，除了一般的日常保养外，应进行定期的全面检查，以便及时排除故障隐患，防止重大事故的发生，延长设备的使用寿命。

定期全面检查，通常一到两年检查一次，其检修内容主要包括机械部件的检修和电气部分的检修两个方面。

(一)机械部件的检修

X线机的机械部件较多，如各种床的机械部分、X线管的支撑装置和悬吊装置、荧光屏吊架、天地轨等。在这些部件中，有些长期工作在承重状态，如钢丝绳、滑轮等；有些长期工作在频繁活动中，如轴承。它们的故障往往是逐渐形成的，从局部的损伤渐变为整件的损坏。因此对机械部件的定期检查，不仅要检查有明显损伤的部件，更重要的是把那些已有潜在故障的部件检查出来。检查的重点是：

(1)活动及传动部件的检查。检查并清洗所有的滑轮、轴承、齿轮变速装置、传动装置和各种导轨。发现损坏或将要损坏的部件，应予以更换，并重新加注润滑剂，使之传动平滑，活动自如，机械噪音小。

(2)钢丝绳的检查。检查各种平衡用及传动用的钢丝绳，发现有断股或严重折痕的都应更换，并清除锈斑，用机油润滑。更换钢丝绳要注意安全，要使新更换的钢丝绳松紧适度。

(3)紧固螺钉的检查。检查各紧固螺钉，尤其是那些影响设备稳定安全的螺钉，如立柱调节紧固螺钉、各限位开关的固定螺钉、立柱限位块固定螺钉、平衡铊固定螺钉等，若有松动的应重新拧紧固定。

(二)电气部分的检查

(1)电源线的检查。电源线的检查主要检查电源线绝缘层有无老化、碎裂现象，有无过负荷痕迹，若绝缘层老化变脆，必须更换。

(2)接地装置的检查。接地装置是否完好，关系到人员安全和设备能否正常运转，因此应重点检查。一是检查接地线是否完好无损，各接触点是否良好。二是测量接地电阻有无变化。若发现接地线有局部断折应更换或焊接好，若接地电阻明显增大超过规定值，应进一步检查各连接点，必要时应对接地电极进行检查。

(3)限位的检查。限位的检查应检查电动诊视床限位开关的限位是否准确，立柱式和悬吊式装置的电磁锁定是否良好。

(4)控制台内电路的检查。随着科学技术的发展，X线机的电路也越来越复杂，尤其是计算机控制的X线机，其以微处理器为核心，配以大量的计算机集成电路和数字、模拟电路。检查时重点是首先除尘，特别是接触器接点、继电器、自耦变压器等，检查连接线有无松动，绝缘层有无老化，有无过热元件、电解电容有无漏液等。检查时要注意仔细认真，绝对不能由于检查而引起新的电路故障。

(三)性能测试

X 线机经过一定时间的运行，其性能有可能发生变化，主要性能参数可能出现不准确或不稳定，因此应对反映 X 线机性能的一些主要参数进行测试。具体的测试方法参见第五章，调节方法应根据具体的 X 线机工作原理，参考设备说明书或有关标准来进行调节。

X 线机经过定期检查之后，应对检查中发现的问题、更换的元件做详细记录，以方便以后的检修。

第二节　X 线 CT 的保养

CT 机是大型精密医疗设备，CT 机的保养工作是 CT 设备处于良好工作状态的保证，是减少故障的重要手段。

一、保养内容

(一)工作环境

要使 CT 机正常工作，首先要保证其必要的工作环境，即保持机房、操作间、计算机室的干净卫生，避免有害气体侵袭，保持 CT 机的规定温度和湿度，避免周边震动等。CT 机工作时，各元件的温度比周围环境的温度高，为了避免超过元器件的最高热容量，必须使热量及时散发，因而要定期检查 CT 机各房室的空调使用情况，定期清洁空调的过滤网，保证其正常工作状态，使机房温度控制在 18～22℃为宜。湿度对 CT 设备影响很大，湿度过小，会导致元器件的几何变形和性能参数改变，如扭曲、断裂等。湿度过高，尤其是南方地区的梅雨季节，会导致精密元器件生锈，精度降低，使用寿命缩短，特别是电器元件含有灰尘时，在高的湿度下开机容易击穿电路元器件，造成 CT 机短路或断路。CT 机在高的湿度环境中运行，往往是故障不断，经常显示错误信息。所以，CT 机房，特别是计算机房要安装空调机去湿，或专用除湿机，并经常排倒储水桶，确保湿度控制在 45%～60%。

CT 机要求供电稳定，电压波动小，不得在 CT 机运行过程中停电拉闸。当电网电压波动时，机上稳压电路不可能完全有效地稳定输出，将造成瞬间高脉冲窜入，使球管处于瞬间超负荷。若电网电压经常处于波动较大而不稳定状态时，必须外加一台与设备容量相当的自动交流稳压电源。室内装有的相对自动恒温空调器和除湿机，最好不要与 CT 机同时接在稳定电源上，因为大功率负载的启动和停止，都会有瞬间电流变化而出现影响正常扫描的波形，危害球管。

(二) 使用操作原则

CT 机属大型昂贵的精密医疗设备，必须正确使用，任何一个错误的操作，轻者达不到目的，重者造成设备损坏。

CT 机的使用应遵循下列原则：①CT 机操作人员必须具备专门知识和操作技能，熟悉 CT 机的结构、工作原理、不同病变的参数选择等。应按国家的相关规定，经过专门的 CT 机上岗培训并获得合格证书。② 根据 CT 机的特点，严格遵守使用说明所规定的操作规程操作，要谨慎、熟练、正确地操作机器，切不可随心所欲、草率从事。③ 每日 CT 开机后，按要求进行球管预热训练和空气校准，避免冷球管突然加上高压后因快速升温而造成阳极靶面损伤，迅速降低 X 线球管的使用寿命。④ 扫描过程中要注意操作台和监视屏上各参数的变化，及时发现异常。⑤ 扫描过程中严禁调换成像参数和机器条件。⑥ 应注意扫描的间隔时间，禁止超热容量使用。

CT 使用的条件过小会影响图像质量，条件过大会增加球管负荷。病人间隔时间太短会造成球管温度上升加快，散热时间缩短，间隔时间太长又会增加旋转阳极的启动次数，对旋转阳极也不利。工作中选用适当的扫描条件，强调减低 mAs 直到不影响图像质量为宜，要留有一定的散热时间。

操作规程不同厂家和型号的 CT 机有自身的使用特点，也有相应的操作规程。归纳起来，有以下几点：① 开机前检查控制室、扫描室和计算机室的温度和湿度，使之达到规定的要求方可开机。② 严格按照顺序启动机器，开机后观察各项技术选择是否在正常位置，并开始进行 CT 球管的空气训练。③ 按要求进行 CT 空气训练后，再按医嘱和病变部位选择相应的技术条件扫描病人。④ 按要求进行 CT 图像后处理，并记录不同窗宽的影像。⑤ 每天的病人检查完后，严格按顺序关闭机器，再关总电源。

CT 机的球管空气训练程序是从小 mA、低 kV 到大 mA、高 kV 逐步进行，使球管逐步加温到工作状态。因为突然的高 kV、大 mA、长时间曝光使处于冷却状态的 X 线球管靶面突然升温，有可能造成球管靶面龟裂，或产生游离气体，降低 X 线管耐压；同时还可能造成冷却油炭化，绝缘性能下降而引起管套内放电，从而降低 X 线球管的使用寿命。一般在 CT 停机时间超过 4 小时后，再开机就要进行训练，通常这一训练是 X 线 CT 自动按训练程序完成的。当更换新的 X 线管或设备长期停用(超过一周后重新使用时)，应按设备说明书的要求手动进行 X 线球管的空气训练。

（三）日常保养

CT 机的日常保养应按天、周、月、季度和年度计划进行，并做好日常保养工作的记录。

（1）保持机房恒定的温度和湿度。这是对设备工作环境的基本要求，注意在清扫机房时，应尽量不用水或少用水，擦拭机器不用湿抹布，阴雨天气关闭门窗。若发现机器有受潮现象，应首先作干燥处理后，方可开机。

（2）保持机房和机器内部清洁。由于静电感应可使灰尘附着于元器件表面，影响元器件的散热和电气性能。CT 机房应该是封闭房间，通过换气扇与外界通风通气，其他功能房间应该有纱窗，工作人员进出 CT 机房都换专用拖鞋，以此防止灰尘和沙土落入 CT 机房。防止尘土侵入机器内部，是保证机器正常运转的重要措施[①]。

（3）CT 机定期性能测定。为了使 CT 机提供优质的诊断图像，必须对影响 CT 图像的 CT 机各部件和性能参数进行经常的监控。定期对 CT 的图像进行质量检查，用扫描水模、层模、分辨率、床精度测试模体等方法进行 CT 值、CT 值平均值、标准差及像素噪声等的测量，并进行空间分辨率和密度分辨率的测定。全面质量测试的内容包括 X 线发生器、焦点尺寸、扫描层厚、床位置精确度、床位指示精确度、球管输出量、噪声水平、空间分辨率、密度分辨率和 CT 值的线性等。

（4）注意安全检查。CT 机在使用过程中，由于机械的磨损和电元件的老化等原因，总会产生一些不安全的隐患，只有随时留心观察，仔细检查，才能防患于未然，避免一些故障或事故的发生。日常检查包括扫描检查床的升降和进退、扫描机架的前倾后仰角度、探测器和球管的运行、接地是否良好、X 线管套有无漏油、球管温升是否过快、各种连线有无被老鼠咬断或绝缘橡胶被咬破等。一旦发现异常，应及时修复或更换。

（四）机械部件保养

CT 机主要由硬件和软件两大部分组成。硬件又由采样系统和图像处理系统两部分组成。采样系统由扫描机架、X 线管、X 线发生器、准直器、探测器、对数放大器、模数转换器（A/D）、接口电路等组成。图像处理系统由计算机、磁盘机、磁带机、数模转换器（D/A）、图像显示器、接口电路等组成。整个系统由中央系统控制操纵。由此可知，CT 检查床、扫描机架、球管与探测器等的运行，均是在计算机控制下的机械运行，它们的正常运行对 CT 机的正常工作影响较大。所以，这些机

① 张维，蒋根娣，张立苹. 医学影像仪器设备的维修保养方法 [J]. 中国医疗器械信息，2018，24(15)：150-151+153.

械部件的保养显得十分重要。

（1）应经常检查 CT 检查床的活动度，观察有无摩擦现象，对升降和进退的轨道涂上润滑油，以减少摩擦和磨损。

（2）为了防止部件的电镀部分生锈，应经常用油布擦拭，避免碰撞喷漆或烤漆部位，以免漆皮脱落生锈。

（3）应经常检查扫描机架的活动情况，正负倾斜运动时是否均速，有无卡壳现象。对扫描机架的倾斜运动轴经常涂抹润滑油，防止磨损，增加灵活度。

（4）对扫描机架内球管和探测器运行的旋转轴、视野调节轨道应该经常检查，看有无磨损、断裂，并经常涂上润滑油。

（5）应经常检查 CT 机各部件的紧固件，如螺丝、螺母、销钉等是否有松动或脱落现象，如有应及时加以紧固，特别是扫描机架内以及影响机器安全稳定的螺丝等紧固件尤应注意。

（6）检查所有的滑轮、轴承、齿轮变速装置、传动装置和各种导轨，更换已损坏或即将损坏的部件，并重新加注润滑油，使其传动平稳、活动自如，机械噪音减小。

（7）检查各种平衡用及传动用的钢丝绳，发现有断股或严重折痕时，应用同规格的钢丝绳加以更换并调节，使之松紧适度。清除锈斑，并用机油润滑。

CT 机中运动频繁的轴承、轨道、滑轮等要重点检查。因为它的故障往往是逐渐形成的，从局部的损伤发展到整件的损坏，以致 CT 机停止运行。在检查中不仅要查出有明显损伤的部件，更重要的是把那些有隐伤的部件查出来，防患于未然。

(五)电气部分保养

（1）检查电源线的绝缘层是否老化、破损或过负荷烧焦等现象，若有上述情况应立即更换电源线。

（2）检查接地装置是否完好，若发现接地导线有局部折断应更新线，若测得接地电阻显增大或超过规定数值，应进一步检查各导线的连接点，必要时应直接检查接地电极。检查控制台、扫描机架内、检查床等电路电线是否完好，有无破损、断路和短路现象，若发现应及时更换，以防故障扩大。

（3）CT 机运行一段时间后，各元器件的性能会发生一些改变。在电路检查中要注意测量各部分的电源数值及纹波。定期检查与校正部分重要电路，如氙气探测器的压力状况、数据采集系统各通道的增益和线性、机架旋转速度的控制电路等。要经常监视电源状态，调整稳压电源的工作状态，确保 CT 机所需的稳定工作频率和工作电压，免受外界突变电压的影响。

（七）X 线管的保养

（1）X 线管是 CT 机的核心部件，既昂贵，又易碎，所以在使用和运输中要尽量防止震动和碰撞。由于 X 线管的阳极端较重，存放和运输中应注意使阳极端位于下端，装完好，固定可靠，存放点不能阴暗潮湿，存放时间不宜太久，一般一年内要使用一段时间，排除内部的气体。

（2）在 CT 机连续扫描时，应注意给 X 线管一定的间歇冷却时间，不能让 X 线管套的表面温度超过 50 ~ 60℃，并随时注意球管的热量显示和报警。

（3）应经常通过 X 线管窗口观察管内是否有气泡，若有气泡应及时往管套内注油排气。

（4）扫描时，应经常倾听 X 线管内是否有放电等异常声音。若有应立即停止使用。

（5）经常检查球管的油路冷却系统。循环油虽然是耐高压、高温的，但随着使用时间的延长，在高温辐射下还会被碳化，造成油路过滤器内沉积大量微细杂质，导致油路循环不畅，引起阻塞、漏油、进气等。当冷却风扇不正常时，油温不能及时冷却，使球管长期处于高温下，也影响了球管寿命。当扫描曝光超过了万次时，注意有无放电现象，若经常出现，表明绝缘油产生了较多杂质，绝缘性能差，这时就要进行换油处理。若放电是由管内有气体所造成，应及时更换 X 线管，以防故障扩大。另外，扫描中要留有足够的时间散热，尽可能使旋转阳极低速工作，经常观察风扇是否正常运转。

（6）测量 CT 球管的输出量。CT 球管在长期工作中，因阳极不断蒸发的金属附着在管壁上，阴极灯丝因点燃而逐渐变细，内阻增大，使其发射电子的能力减弱，造成 CT 球管衰老，从而导致球管的 X 线剂量输出不足，影响 CT 的成像质量。这属于正常性损坏，无法修理，只有更新。

二、保养时间表

CT 机使用过程中，要定期检查和保养机械器件和电元器件，以便及时发现故障和隐患，防止故障扩大和重大事故发生，延长 CT 机的使用寿命。为了保持 CT 机良好的运行状态，应制定相应的 CT 机保养制度。

1. 日清洁

对 CT 控制操纵台、扫描机架、检查床的表面，每天早上开机前或下班后要用柔软的纱布清擦浮尘，以防止开机扫描时灰尘吸附到电路板等电元器上。控制台、扫描机架上绝不允许放置茶水杯，特别是开水杯，以防水杯倒泼进入机器内，造成重大的故障或事故。每天应用半干的湿拖把清扫 CT 机房地面，最好用吸尘器先吸尘，再用拖把清扫，绝对不能用湿拖把清扫 CT 机房，以防止潮气吸入机器内部，造成机器生锈和电器短路。

2. 周检查

每周应对 CT 机的控制台、扫描机架、检查床、高压发生器和计算机柜等进行一次检查。控制台表面各技术选择键是否灵活，打开控制台前后挡板，观察排风扇是否运转，各接触点有无氧化、烧熔，各连线有无松动、移位或断开，各部件有无烧焦、熔化，各紧固件是否松脱等；检查床上升下降和前进后退是否灵活自如，有无运行障碍情况，滑轮、轴承和轨道是否光滑，有无破裂、伤痕，各螺丝和钉销是否紧固，传动用的钢丝绳有无断股或严重折痕等；扫描机架表面的各操作键是否灵活管用，功能键的作用是否灵敏。扫描机架内的球管是否漏油或渗油，高压插座的固定螺圈有无松动等。球管与探测器运行的轨道轴承是否正常，有无裂痕。机架内各连接导线有无松脱、断路，各螺丝、钉销有无松动等；高压发生器上的高压电缆有无松动，高压电缆的绝缘橡胶有无破损，高压发生的冷却系统如何等；计算机柜内有无异常的烧焦味，计算机柜内有无老鼠做窝或死鼠，计算机柜内的各电路板是否松动，计算机柜内的连接导线是否松脱和断开等。

3. 月保养

CT 机的月保养包括 CT 机各部件的清除灰尘、除去锈斑、紧固螺丝调整钢丝绳平衡，插紧控制台内和计算机柜内的集成电路板，补充或调整高压发生器和球管的冷却循环系统等。

控制台内部、计算机柜内、扫描机架内和检查床内部的灰尘，可用带毛刷的吸尘器抽吸。特别对集成电路板上的灰尘，要用柔软毛刷和喷气皮球清除，千万不要用硬的东西碰撞电路板；对扫描机架内、检查床和控制台内的机械触点生锈，需要用去锈纸除去并紧固里面的螺丝、螺帽，调整传动用的钢丝绳；对控制台内和计算机柜内的集成电路板，在清除灰尘后，常需要再次插紧，以防止电路触点松脱；若高压发生器和球管内的冷却循环系统的水或油量减少，影响散热，应及时进行补加。

4. 年检测

CT 机定期的全面检修，最好一年一次，以保障 CT 机的良好运行。CT 机运行一定时间后，某些机械部件和电器元件，特别是球管、探测器等性能发生变化，其主要参数可能出现不准确或不稳定，必须进行校正。

球管的检测：①观察外套有无漏油或渗油；②通过放大镜观察阳极靶面有无龟裂、裂纹及熔化现象；③用万用表测球管端 X、Y、Z 端子的电压是否稳定正常；④通过扫描曝光，观察 mA 的变化，来估测 CT 球管的真空度；⑤利用表测量管电流和管电压等 X 线的输出量。

探测器的检测：① 探测器的吸收能力是否正常；② 探测器吸收 X 线的均匀度如何；③ 探测器有无残光现象；④ 探测器的工作性能是否稳定；⑤ 各探测器之间的空隙是否扩大。

CT 机的机械部分精度是否改变，机械与机械结合处是否松动，各部分的紧固件是否牢靠，机械运行部分是否平稳灵活。对 CT 机的整个机械均要加润滑剂。

全面认真地检查计算机柜和控制台内的电路集成板，进行全面的灰尘清除，并且插紧各类电路板。

第三节 SPECT 设备的保养

SPECT 设备是核医学诊断中常规显像仪器，仪器常规的日常维护和保养是可靠影像结果的重要保证，特别是预防性的维护保养，对杜绝诱发故障、减少或早期发现问题、切实保障设备的正常运行起着非常重要的作用[①]。SPECT 设备的保养应从以下几个方面来进行。

一、设备使用环境方面

SPECT 是核技术、计算机技术、自动控制技术等高度集成的产品，因此对温度、湿度、洁净度和电源均有较高的要求。仪器探头内的光电倍增管和碘化钠晶体对温度和湿度的要求非常严格。环境温度的变化会造成检测器灵敏度的变化，因此应保持机房内良好的温度稳定性，室温维持在 22 ~ 24℃，保证 1 小时内温差不超过 3℃，以免探头内晶体因温度急剧变化而破裂变形；受潮会令晶体吸湿变黄，降低其发光效率，过于干燥又会令晶体有爆裂的危险，因而用抽湿机和加湿机使室内湿度维持在 40% ~ 60%。另外，机器运转时发生不明原因故障，有时与有些部件积聚粉尘有很大关系，应每天定时对机房进行通风换气，尽量保持机房环境清洁，可减少仪器的故障率。

电压的变化对光电倍增管有很大影响，因而电源要专线专用，同时要装交流稳压器使电压保持稳定。为防止突然的断电或供电，还应配备高效能的 UPS 来保障对系统提供稳定的电源输入。

① 王嵩，郭丽峰，齐畅，等. 人体 SPECT 设备探测器平移机构疲劳寿命分析 [J]. 热加工工艺，2021(10)：26-29+34.

二、硬件方面

(一) 系统安全装置

定期进行系统安全装置的维护及检测，例如紧急按钮，包括机架上的红色紧急按钮及在采集操作台附近安装的紧急按钮，按照操作细节对这些装置进行每周检测；对探头及准直器压力灵敏装置进行每日检测；每日检测床板释放手柄检测等，防止发生仪器安全性能故障。

(二) 机械装置检查及润滑

每天检查准直器、探测器和病人床的牢固性、操作的灵活性、探测器升降和旋转的可靠性以及制动和限位装置的有效性。

应定期检查机械运行装置和部件，对于病人床、扫描旋转机构、探头位移机构等应重点检查其移动或旋转的平稳度和位移精度等，实际测量旋转角度和位移位置，与相应的显示值进行比较并通过调校使之一致。对全身成像或扫描成像，还应检查机械运行速度，避免运行速度不均匀对成像质量带来的不良影响。定期对上述各机构的传动部分进行润滑，以保证其正常工作，减少磨损，良好的润滑还是机械运行的平稳性和运行精度的重要条件。

(三) 电气部件保养

电气部件主要包括计算机系统、图像打印机或多幅照相机、探测器支架控制电路、病人床控制电路、机械操作显示器、探测器高压供电电路、探测器信号接收电路以及电源电路等，对其日常保养的主要内容是对电路板进行清除灰尘处理和检查接插件的连接是否牢固。当环境较好时，电气保养可以每年进行一次，环境较差时每半年进行一次。进行保养时应确保整个设备处于断电状态，保养过程中应严格避免对电路板上的可调元件进行调整，否则可能造成设备运行状态的改变，影响图像质量。

应定期检查设备的安全接地状况，防止不良接地对设备造成的损害和对病人的伤害。

三、操作使用方面

（1）严格执行仪器的正常启动与关闭，日常一般保持仪器24小时开启状态，保持探头通电，在长节假日则严格按仪器的正常程序启动与关闭系统，尽量减少仪器的启动与关闭次数。

（2）探头表面严禁外力敲打碰撞，这些都会造成晶体裂解损坏，不进行固有性能测试时，保持准直器配置在探测器上，这样做有利于防止探测器受到机械损伤。

（3）当不进行显像时，探头应水平放置，闪烁晶体向下，这样有助于光导与晶体的紧密连接。

（4）更换准直器时，严格按照更换程序一步一步完成，还要确认其是否紧紧地覆盖在探头上，以免准直器与探头间的线板接触不良，同时必须定期清理准直器，尤其是准直器接口位置。

（5）防止放射性物质对探测器的污染。

四、SPECT 设备性能参数检测与校正

性能参数检测与校正是 SPECT 日常使用中很重要的工作之一，每季度测试 SPECT 的固有空间分辨率、固有能量分辨率、固有点源均匀性、固有面源均匀性、最大计数率、旋转中心及断层空间分辨率等，以保证所获取图像质量的稳定性。

第四节　核医学成像设备的保养

一、保养内容

核医学成像设备的保养是对设备运行的全方位保养过程，对设备的正常运行、减少设备的有形磨损、获得高质量医学影像等起着非常重要的作用。核医学成像设备的保养应从以下几个方面来进行。

（一）保持环境和合理操作

应重点注意对环境湿度的监测和机房空间通风，因为探测器的闪烁晶体多采用 NaI 晶体，这种晶体的一大缺点就是易潮解，因此必须保持机房干燥，机房内应配备除湿机，并每天清理除湿机的水箱。环境温度的变化会造成检测器灵敏度的变化，因此应保持机房内良好的温度稳定性[①]。良好的通风对减少挥发性药品对环境的影响十分重要，应每天定时对机房进行通风换气。

合理操作是保证设备正常运行的前提，操作中应注意以下几点：

---

① 孙志辉，杨冬，徐桓，等 . 低辐射型核医学成像设备性能测试体模的研制 [J]. 医疗卫生装备，2013，34(02)：15-17.

（1）光电倍增管的高压突然中断会对探测器产生不利影响，因此应防止这种突然中断。

（2）当不进行显像时，探头应水平放置，闪烁晶体向下，这样有助于光导与晶体的紧密连接。

（3）不进行固有性能测试时，保持准直器配置在探测器上，这样做有利于防止探测器受到机械损伤。

（4）更换准直器时，应顺便检查探测器、准直器和准直器支架有无损伤和异常。

（5）保证室内温度变化 <3℃/h，以防止温度突变造成闪烁晶体碎裂。

（6）防止放射性物质对探测器的污染。

(三) 核医学成像性能参数调校

核医学成像性能参数是核医学成像的质量保障，包括固有参数和系统参数，因此应适时对性能参数进行调校，保证获得的影像的质量。有关核医学成像设备的性能参数及其检测方法将在第五章中详细介绍，对性能参数的调校可以按以下的时间表进行。对性能参数进行调校是设备保养的重要内容。

二、保养时间表

核医学成像装置的机械部件的保养时间表与其他几种医学影像设备大同小异，可参考进行。下面是核医学成像设备的保养时间表。表4-1中，如果 ECT 采用 γ 照相机探测器，则其还应进行 γ 照相机的相关性能参数调校。

表4-1　核医学成像设备保养时间表

项目		间隔时间	备注
机械性能		1次/半年	
γ 照相机	固有能量分辨率	1次/月	
	固有泛源均匀性	3～6次/周	
	固有空间分辨率	1次/月	
	固有空间线性度	1次/年	
	固有计数率特性	1次/年	
	多窗空间重合性	1次/年	
	系统灵敏度	1次/月	
	系统空间分辨率	1次/年	

续　表

项目		间隔时间	备注
ECT	COR	1次/周	分有散射和无散射两种情况
	断层分辨率	1次/季度	
	Z方向分辨率	1次/半年	主要是随探头旋转的变化
	灵敏度	1次/半年	
	均匀性	1次/半年	主要是随探头旋转的变化
总体性能		1次/季度	

第五节　超声设备的保养

超声诊断设备属精密电子设备，根据不同的功能，各个厂家、型号其操作使用方法均有区别，除了使用前详细阅读说明书和操作手册外，了解和做好仪器的日常保养至关重要。

一、对工作环境的要求

超声设备应安放于干燥、清洁、防尘等环境下，使用环境温度在5~35℃范围。开机前应检查电源电压是否在正常范围内（220%±10%），定期检查接地装置是否良好，并避免强电磁场干扰。在我国，超声诊断设备对电源的要求是：单相，交流（220±22）V，（50±1）Hz，一般应有稳压电源。

超声诊断设备应稳固放置在平坦地面上或工作台上，避免振动、机械冲击和阳光的直射。仪器的排风口与墙壁间应有一定距离，便于设备散热。

二、设备的清洁除尘

根据使用环境的卫生情况，定期清除机内外灰尘和污物。应使用软布或干刷子清除机箱与操作面板上的尘土，或用微湿的软布擦净机箱外壳，机器内部卫生一般应由专业技术人员完成。清洁仪器时，严禁通电，并应拔去系统电源插头，以确保仪器与人身安全。不要使用任何腐蚀性的清洁剂，也不允许水或其他溶液进入仪器内部。仪器不使用时，应切断电源，罩上防尘罩。

必须定期清洁除去防尘网上的灰尘。随时检查风扇运转是否正常。假如发现排风扇有故障，应关机排查。

三、设备使用与保养

(一) 使用注意事项

对使用交流稳压电源的超声诊断室，应先开启稳压电源，预热 1 ~ 2min，待稳压电源进入正常工作状态后再开机。若有自检过程的仪器，应在仪器完成自检后才能对仪器进行操作。在工作结束时，应先关主机电源，最后才关闭稳压电源。

仪器给用户提供可移动式多插孔电源插座，用于向和仪器配套使用的其他设备供电，应注意不要随意连接非仪器配套的其他设备，否则可能会造成危险[①]。

在仪器使用的附近，如果有其他电气设备和仪器使用同一相电源，则当其他设备在使用马达或可控硅类的开关工作时，不要使用仪器，以免受到干扰。

在仪器工作的过程中，如果由于误操作而使仪器不能正常工作或死机，应强制关机。关断主电源开关，等待数分钟后再次开机。如果再次开机，仪器仍有异常，不能启动或进行正常操作，应立即切断电源，请有关部门检修。

需要移动仪器时，应注意卸除所有同仪器连接的电缆线，各种连接线和探头线应用固定件进行固定，将探头放在探头架中，对抽屉式键盘应将键盘缩进，移动过程中要避免仪器过于倾斜或过于颠簸。

仪器内部装有电池以保证实时时钟电路正常工作或保存某些数据，应注意按照使用说明书的要求及时更换电池。

(二) 探头的保养

探头是易损易碎部件，使用中应避免剧烈震动，免受到外力冲击或跌摔。不要过分扯拉弯曲和扭动电缆及电缆两头的护套，也不要用手术刀或烧灼刀等尖锐的器具撬、刺电缆及护套。电缆一旦损坏，立刻及时修复或更换。探头避免接触有机溶剂和对探头有害的液体，特别是说明书中指出的液体，否则探头会开裂损坏。探头使用前要进行检查：检查探头外壳和声透镜有否破损、碰伤和变质等异常情况。若看到电缆内线时或外壳破碎都应停止使用。注意保护透声面，透声面一旦损坏，耦合剂就容易进入探头，损坏换能器。

超声耦合剂适当的黏稠度可起到润滑作用，使探头与皮肤之间的摩擦力大大减小，从而减少探头与人体皮肤之间可能造成的损伤。探头在每次使用后应用软纸擦

---

① 钱英. 医学超声设备的新进展 [J]. 医疗设备信息，2002(11)：25-27.

去超声耦合剂。每天探头使用完后，应注意清洁和消毒。为保证对人体的安全有效，防止对探头的损坏，必须使用符合国家标准规定，并获得食品药品监督管理局相关的注册证的耦合剂。

(三)定期保养

超声系统需要定期的维护和保养来保证其安全性和可靠性。每天的维护应包括检查电源电压、仪器外部卫生；每周维护应清洗以下部分：监视器、控制面板、脚踏开关、磁带录像机（VCR）、视频打印机；每月检查以下部件：电缆接口的任何机械损伤、电缆整个长度上的割伤或磨损、设备的硬件是否牢固或缺损、控制面板和键盘损伤、轮子是否正确加锁；每半年进行机械部分的检查及仪器内部保养，内部保养时间应选择在春秋开始之前。

其他维护还应包括检查和更换发光键外壳 / 发光灯、检查不间断电源（UPS）、清洗系统空气过滤器。UPS 的寿命和使用环境有关，通常可以使用三年，但若长时间工作在高温环境下，其寿命将大大缩短。UPS 电池一旦失效，设备在突然断电时系统软件和用户数据可能因此而丢失，并对设备造成损害。UPS 电池更换建议每三年更换一次。另外，清洗系统的空气过滤器可以确保系统不会因为过热而导致性能和可靠性下降，建议每季度（每三个月）清洗一次。

此外，超声设备的性能参数的定期校正也十分重要。超声设备中的分辨率、监护位置精度、声输出强度、检查深度、测量精度等决定着图像的质量，应定期由质量技术检测部门的专业人员利用专门检测装置的有关参数进行检测，并由专业维修人员进行校正，一般每年检测校正一次。

第五章　医学影像设备应用质量管理

第一节　X 线诊断设备的应用质量管理

在 X 线发现后的一个世纪里，尽管 CT、MR、DSA、ECT 等新的成像技术出现，常规 X 线摄影检查仍是最适宜首选的诊断步骤。即使在未来 5～10 年内常规 X 线成像将被数字化的 CR、DR 成像取代，其主机仍然是 X 线发生装置，它将继续发挥医学影像诊断的主导作用。X 线诊断设备的性能检测是非常重要的。

一、X 线机应用质量管理

（一）管电压的检测

管电压是一项非常重要的参数，它的微小变化都将影响摄影和透视影像的质量。常见的测量方法有以下三种：

1. 分压器方法

分压器方法是将测量仪器的分压器部分接于高压次级电路，并与 X 线管并联，利用分压的方法，在负载条件下直接测量管电压。由于该方法中分压器必须连接到电子线路中，费时、不安全，而且临床上关心的是射线穿过 X 线管固有滤过和附加滤过后的能量，当滤过改变时，X 线能谱要发生改变，而分压器方法测量对此没有加以考虑。同时，当分压器连接在 X 线管的高压电缆上时，阴极的跨接电缆会对 X 线管的灯丝电路产生 $0.3\Omega/m$ 的附加电阻，使灯丝电流减少 $1\%\sim2\%$，虽然灯丝电流减小的幅度较小，但却较大程度地降低了 X 线管的管电流（$10\%\sim30\%$），所以不提倡使用该方法。

2. 高压（KVP）测量暗盒方法

我们知道 X 线管的电压越高，X 线束的穿透力越强，例如，铜对 200keV 以下、20keV 以上能区内的单光子的衰减系数是随光子能量的增加而线性减少的，可见铜衰减系数近似为能量的线性函数。

经过一定厚度物质过滤后的 X 线，低能部分减弱，能谱范围缩小，平均能量升高，此现象称为 X 线硬化。经过一定程度硬化的 X 线束，吸收衰减规律与单光子相近。

KVP 测量暗盒工作原理为：在一个普通摄影胶片暗盒内放入一张增感屏，屏上覆盖光吸收片（滤光片），有五个选定区域，片盒前面放置一块带孔铅板，其上有每行十个、共十行直径为 6mm 的圆孔，十行排成五对。每对中，一行孔正好盖在光吸收片的灰色条上方，另一行孔的上方放置铜梯，每孔一级。每两行孔对应一个测量域，能量域值分别对应 50～70KVP、70～90KVP、90～110KVP、110～130KVP、130～150KVP。在铅孔上方，各区域放置一块适当厚度的铜滤过板。经过此板滤过后的 X 线束的一部分穿过前一行孔直接作用于增感屏，增感屏发出可见光透过滤过片使胶片感光，获得十个光密度相同的圆点（称为参考行或光吸收行）。另一部分线束通过铜梯和后一排孔作用于增感屏，增感屏发出可见光使胶片形成十个光密度递减的圆点（称为铜减弱行）。若在 50～150KVP 范围内经某一高压值 X 线束照射后，冲洗后的胶片上总能在铜减弱行中找到一个圆点，其光密度与其对应的光吸收行中圆点的光密度相同或相近，这一铜梯称为匹配级，显然高压越高，X 线束能量越高，穿透力越强，匹配级序数越高。将匹配数与 KVP 制成线性函数关系曲线，通过该曲线查询 KVP，便能实现应用 KVP 测量暗盒达到检测 X 线管电压的目的。该方法的测量范围为 50～150KVP，每 20KVP 一档。该测量方法不能直接读数，要花费较长时间和浪费较多胶片，同时测量误差大，易受 mAs 值的限制和影响，以及胶片冲洗和密度测量等多环节因素的影响，在一般情况下，测量精度为 ±2～±4KVP。

3. 非介入式管电压测定方法

该测量方法需要用到非介入式管电压仪或非介入式 X 线综合测量仪等测量设备，它有两个性能相似的辐射探测器，在它们的前面有一套滤过板，且各自的厚度不同。当 X 线穿过厚度不同的滤过板时，对 X 线的衰减程度不同，达到两个探测器的信号不同，它们之间的比值与射线的能量（管电压）密切相关，先用标准管电压对它们的信号作比较，并标定刻度后用表的方式保存在微处理器中，在实际测量时，便可由测得的信号通过查表得出管电压值。

具体测量步骤和方法应参考测量设备使用说明书。在一般情况下，检测方法为：

(1) 将非介入式测量设备放在诊视床上，调节焦片距为 100cm，并固定 X 线管，调节缩光器的指示光野，使照射野略大于仪器顶面上所标示的探头区。

(2) 设置某一管电压，选择合适的 mAs 进行曝光，记录测量结果。

(3) 改变管电压的设置值重复上述测量，并记录设置值和测量结果。

(二) 管电流的检测

管电流是 X 线管阴极发射的电子在高压电场作用下流向阳极形成的电流，通常用 mA 表示。管电流的大小关系着 X 线的量和 X 线发生器的输出，与曝光时间一起决定了照片的密度和受检者的受照剂量。

1. 介入式毫安表和毫安秒表测量管电流

毫安表适用于长时间曝光时检测毫安值，毫安秒表主要用于在曝光时间较短的情况下检测曝光时毫安与曝光时间的乘积，即毫安秒值。毫安表或毫安秒表应串接于被测 X 线发生器管电流测量电路中，或接于设备技术资料中所指定的检测点[①]。

2. 非介入式 mA 和 mAs 计测量管电流值及管电流波形

(1) 将非介入式测量设备探头通过电缆与测量计连接，将探头夹在高压电缆的阳极上，为避免旋转阳极的影响，探头离开 X 线管应在 30cm 以上，并注意使探头上标示的电流方向与实际管电流方向一致。

(2) 选择某一管电流设定值，并用合适的管电压和曝光时间曝光，记下读数。

(3) 改变 mA 设定值，重复上述测量，并记录测量结果。

(三) 曝光时间的检测

曝光时间是指曝光控制系统的作用时间。一般来说，对于三相发生器，峰值的 75% 或 50% 作为曝光时间的起始和结束；对于单相发生器，以超过 45° 电气角 (正弦波 1/2 象限) 的脉冲数计算曝光时间。曝光时间与管电流的乘积，决定了胶片的密度和受检者的剂量，是 X 线机很重要的参数。由于 X 线机的类别不同，其曝光控制系统的结构差异很大，因此，应根据被测 X 线机的类别和所具备的测量条件，选用恰当的方法进行测量。

1. 电秒表测量曝光时间

电秒表也叫同步瞬时记时器，由电源、同步电动机、继电器、离合器组成。该法适用于曝光时间大于 0.2s、由主接触器控制曝光时间的 X 线机空载测量。

测量时，将高压初级呈开路状态，即取下高压初级连接线。电秒表的输入端与主接触器的一对常开触点相连接，将电秒表的 0V、220V 接线柱接入电源。接通 X 线机电源，选择某一摄影曝光时间，并用合适的管电压和管电流曝光，曝光结束后，从刻度盘上读数，长针移动一格为 0.01s，短针移动一格为 1s。每测完一次都要按动退针按钮，长针和短针同时退回零位，以备下次曝光再用。

---

① 赵明信. 医用 X 线诊断设备预防性维护决策研究 [D]. 呼和浩特：内蒙古大学，2018：12.

2. 数字式计时仪测量曝光时间

数字式计时仪是一种广泛用于测量各种时间的电子仪器，其测量范围较广，测量曝光时间时，适用于由主接触器控制曝光时间的 X 线机的空载测量。

将数字式计时仪的空触点接点接到主接触器的常开触点，曝光开始 X 线机主接触器得电，常开触点吸合，计时开始；曝光结束主接触器常开触点断开，计数停止，数字显示曝光时间。

3. 非介入式曝光时间测定方法

可采用与管电压测量相同的测量设备，它们均可在测量管电压的同时测量曝光时间，量程一般在 0.3 ~ 10s。

（1）将非介入式测量设备放在诊视床上，调节焦片距为 100cm，并固定 X 线管，调节指示光野，使照射野略大于仪器顶面上所标示的探头区。

（2）设置某一曝光时间，选择合适的管电压和管电流进行曝光，记录测量结果。

（3）改变曝光时间的设置值重复上述测量，将设置值和测量结果进行记录。

（4）选择某一常用曝光时间，重复 5 ~ 10 次测量，观察曝光时间的重复性。

4. 检测结果的评价

由曝光时间的设定值和实测值计算出设定值的偏差，对相同设定值，需要多次重复测量结果并计算出它们的相对标准偏差（重复性）。一般要求曝光时间的偏差在 ±10% 以内。

（四）输出量线性（mAs 互换性）检测

管电压、管电流及照射时间决定了 X 线摄影的照射量，管电压确定后，当不同管电流和照射时间组成相同的 mAs 值时，在相同的位置上应有相同的输出量，这一特性称为输出量的线性，也称为 mAs 的互换性。对于 mA 和曝光时间单独调节的三扭制 X 线机，由于操作者的习惯和摄影的实际需要，这一特性对于摄影的技术人员正确设置照射条件是极为重要的。具体的测量方法如下：

（1）将剂量仪或剂量仪的探头放在诊视床上，调节焦片距为 100cm，照射野应略大于探头的有效测量面积，保持照射野的中心与探头中心一致。

（2）选择某一 mAs 的设置和管电压进行曝光，记录剂量仪的读数。

（3）管电压固定不变，改变 mAs 的设置，重复上述测量，将测量结果记录下来。

（五）半价层（或半值层）的检测

半价层是反映 X 线质的参数，它是指使一束 X 射线的强度衰减到其初始值一半时所需的标准吸收物质的厚度。它反映了 X 线的穿透能力，表示 X 线质的软硬程度，半价层（Half Value Layer, HVL）可用 H 表示，半价层又称半值层。

半价层随 X 线能量的增大而增大，随着吸收物质的原子序数、密度的增大而减少。对一定能量的 X 线，描述其质的半价层可用不同标准物质的不同厚度来表示。例如，一束 X 线穿过 2mm 标准铜板后，其强度减弱了一半，我们可称这束 X 线的半价层是 2mm 铜。一般激发电压在 120kV 以下的 X 线，常用铝作为表示半价层的物质；激发电压在 120kV 以上的 X 线，常用铜作为表示半价层的物质；对激发电压在几兆伏以上的 X 线，其半价层可用铅的厚度表示。

（1）检测器材。平板型电离室或半导体固体探头 X 射线剂量仪；纯度为 99.8% 的铝板作为滤过板，要求厚度为 0.1mm、0.2mm、0.5mm、1.0mm、2.0mm 各两块，厚度精度为 ±1%，面积大于 2 倍探头灵敏测量区；非介入式管电压计。

（2）测量设置。按照剂量仪说明书的要求将剂量仪放在 X 线球管的下面，滤过板位于 X 线管焦点和剂量仪探头的中间，或滤过板距探头 ≥ 20cm，以避免散射线对测量的影响。调节 X 线照射野略小于滤过板的面积。

（3）管电压的测定。用非介入式管电压计测量管电压，测量 3 ~ 5 次，求其平均值。

（4）半价层测量。选定某一曝光条件（kV、mA、s）并固定不变，分别在不加滤过板和加不同厚度滤过板（如 1mm、2mm、3mm、4mm）时的空气比释动能，每种滤过条件下，重复 2 ~ 5 次，记录所有测量结果。

在对数坐标纸上根据表的数据做半价层曲线，其中横坐标为滤过板厚度（mm），纵坐标为衰减比。在该曲线上求出衰减比为 0.5 时对应的滤过板厚度，即为测得的半价层值，以 mm Al 表示。

测得的半价层应满足 IEC 标准中规定的要求。如果测量结果低于表中规定的最低要求，则表明 X 线管的总滤过厚度不足，软射线偏高，从而使患者的剂量增大，应适当增加滤过厚度。

（六）X 线管焦点参数

X 线管焦点尺寸及其信息传递功能是影响影像质量的重要因素之一。当成像设备系统分辨率不能满足临床诊断要求时，或在 X 线发生装置进行验收检测时，应进行 X 线管焦点的测量。

作为医用 X 线管焦点尺寸的测量方法，IEC 与美国电气制造商协会（NEMA）从 20 世纪 80 年代初规定采用狭缝相机方法（1EC336-1982，NEMAXR5-1984），并对以此方法获得焦点的方向性、对称性、X 线强度分布、焦点尺寸的测定及焦点的调制传递函数（MTF，Modulation Transfer Function）做了明确规定。但是，合适的狭缝相机的取得和制作很困难。其后出现了针孔成像、平行线对卡、星卡等方法，以测量 X 线管焦点尺寸和分辨率。

1. X 线管焦点的概念

第一，实际焦点。灯丝发射的电子经聚焦后在阳极靶面上的冲击面积。

第二，有效焦点。实际焦点在 X 线管长轴垂直方向上的投影面。

第三，标称焦点。焦点大小是矩形，不能用正方形面积（如 1.2mm × 1.2mm）来表示焦点尺寸，故 IEC 在 336 号文件中用无量纲的数字来表示有效焦点尺寸，此数值称为有效焦点的标称值。

第四，等效焦点。焦点实际成像时的尺寸，称为等效焦点。

2. 焦点面上的线量分布

当我们用针孔成像或狭缝相机方法拍摄 X 线管焦点影像时，会发现在焦点影像上的密度分布是不均匀的。如果用显微密度计扫描，这种状态看得就更加明确了。沿焦点宽轴方向呈现出两边密度高、中间密度低的双峰分布，沿焦点长轴方向呈现出两边密度低、中间密度偏高的单峰分布。这说明焦点面上的 X 线量分布是不均匀的。

3. X 线管焦点的成像质量

X 线管焦点的成像质量受焦点尺寸、焦点的调制传递函数、焦点的极限分辨率和焦点的散焦值的影响。

第一，焦点尺寸。X 线管焦点不是一个理论上的几何点，再小也是一个面积。因此它在 X 线锥形照射的投影中必然会形成半影。焦点尺寸越大，半影也越大，影像的模糊程度也就越大。

第二，焦点的调制传递函数。一般来说，在同一空间频率（LP/mm）下，如果焦点的调制传递函数值大，则信息传递功能就好，成像质量就高；反之，焦点的 MTF 小，其成像质量就差。同时还必须指出，由于焦点面在宽轴与长轴方向上的线量分布不一致，呈双峰与单峰分布，因此两方向上的信息传递功能也就不一致。在相同空间频率下，单峰分布的调制传递函数值高于双峰分布。

第三，焦点的极限分辨率。所谓极限分辨率，指的是当信息传递为 0 时的空间分辨率数值，亦即影像完全模糊不能再分辨时（MTF=0）的分辨率。焦点尺寸越小，极限分辨率越高；焦点面上线量分布为单峰时的极限分辨率高于双峰分布；在相同条件下，影像放大率越高，极限分辨率越高。

第四，焦点的散焦值。在 X 线摄影实践中，有效焦点尺寸随着 X 线管负荷条件而变化，特别是当管电压较低时，它的尺寸随摄影选择 mA 的不同而有较大的变化，mA 增高，焦点尺寸增大，极限分辨率下降。人们把 X 线管焦点极限分辨率随其负荷条件而相对变化的量，称为散焦值。

（七）X线机准直器特性的检测

X线发生装置中准直器（Collimator）（又称缩光器）特性的检测是验收检测和稳定性检测中必须进行的一项工作。准直器特性的好坏直接影响着影像质量以及患者的辐射剂量，准直器除要安装牢固，有灯光可以调整照射野，能做中心定位外，准直器性能的检测还包括X线照射野与准直器光野一致性检测、照度的检测（包括照度比的检测）、总滤过的测量及漏射线的检测等。

1. 指示光野与照射野一致性检测

主要是为了验证指示灯光野与实际照射野周边和中心的一致性。

（1）检测器材

光野—照射野一致性检测板：25cm × 20cm 的铜板，厚度为2mm，在相互垂直的轴线上标有刻度线，并标有14cm × 18cm 的矩形区；暗盒：8' × 10'。

（2）检测方法

第一，将光野—照射野一致性检测板放在床面上，调节焦片距（SID）为100cm。关闭室内照明灯，打开指示灯，使准直器的十字交叉线与检测板上的十字线重合，四边与检测板的矩形区重合。如果不能重合，由检测板上的刻度记下各边的实际位置。

第二，放入暗盒，用合适的曝光条件（如70kV、10mAs）对检测板曝光，并冲洗胶片。

第三，在观片灯上观测实际照射野的大小（通过照片上的刻度线，而不是用尺子测量），并计算各边的实际照射野与指示光野的差值。

第四，沿照片上高密度区作对角线，两对角线交叉点为照射野的中心，测量出该中心与指示光野中心（十字交叉线）的直线距离，即为中心偏差。

（3）检测结果的评价。

照射野的中心和四边均要求与指示光野相差在2% 焦片距以内，相差过大则应做调整。

（4）检测中应注意的事项。

第一，照射野与指示光野的偏差大小与焦片距（SID）是紧密相关的，所以在评价时是以 SID 为依据，在测量时要记录实际焦片距。

第二，在没有光野—照射野一致性检测板时，也可采用简便的方法，如用大头针、硬币等密度高的物体对指示光野做标记。但要注意的是，曝光最好分两次，第一次按设定的照射野曝光，第二次要人为地扩大照射野曝光，这样就可避免照射野比指示光野小时在照片上看不到标记物的图像从而无法测量它们的偏差。

2. 指示光照度检测

验证 X 线发生装置准直器的指示光是否能达到规定的光照度要求。

（1）检测器材。照度计、剂量仪等。

（2）检测方法。① 调节焦片距为 100cm，照射野为 35cm×35cm。② 关闭室内照明灯，关上窗帘，打开指示光灯，对指示光野的 4 个象限的光照度分别进行测量，记录测量结果。③ 每个象限测量 3~5 次，求其平均值。

（3）测量结果的评价。当机房周围光线影响很小时，一般要求距离 X 线管焦点 100cm 处光照度大于 100Lx。

（4）检测中应注意的事项。测量时，准直器指示灯不能连续开灯时间过长，以防灯泡过热烧坏。每一象限的重复测量值应在 5% 以内变动，对超过 5% 的波动，应重新测量以确定其原因。

二、数字减影血管造影设备应用质量保证

近年来，数字减影血管造影设备（DSA）已得到较为广泛的应用。如何保证这些设备的正常运行，从而获得优质影像，已成为迫切需要解决的问题。对 DSA 的检测除了可以采用上述介绍的对常规 X 线机的检测方法外，还有其特定的检测。这些检测需要标准透视分辨率检测卡和剂量仪，还需要一套特别的模体和插件，包括 X 线衰减模体、空白插件、血管模拟插件、低对比线对插件、对比度线性插件和伪影检测插件等。

（一）空间分辨率

空间分辨率表征 DSA 系统对相邻高对比度物体或血管的分辨能力。空间分辨率可用调制传递函数（MTF）来描述，但 MTF 的测量非常复杂，通常采用以每毫米线对数（LP/mm）表征的标准条形模块的可见截止频率来描述。影响系统空间分辨率的因素很多，主要有影像增强器本身的性能参数、系统几何放大倍数、X 线管焦点尺寸和电视系统的性能与参数等。

检测方法：先把系统几何放大系数调整为 125°，用 15cm 厚的均匀模体模拟病人制作蒙片，然后把标准线对卡置于模体中，通过电视系统观察线对卡影像。由于受电视扫描线的影响，在平行、垂直以及和扫描线呈 45° 的三个方向上的分辨率是不同的，因此检测时应在此三个方向上分别确定分辨率；在经过减影和未经减影的情况下分别确定系统的分辨率。检测中所使用线对卡的最大分辨率应达到 5LP/mm。

（二）低对比度分辨率

人体血管直径不同，注射造影剂后不同直径血管中造影剂的浓度不同，即密度不同。由于 DSA 采用图像处理技术，对含有低浓度造影剂的血管也能较好地成像，所以相对于常规 X 线透视、摄影 X 线机来讲，DSA 系统的低对比度分辨能力有很大提高，因此这个参数是 DSA 质控检测中最重要的内容之一。系统的低对比度分辨能力主要受几何放大倍数、像素大小、X 线束质和 X 线辐射量等因素的影响。

检测方法：把空白插件插入 15cm 厚的均匀衰减模体中，使用临床常用几何条件，制作蒙片影像。保持成像条件不变（如 kV、mAs 等），在空白插件位置插入血管模拟插件或低对比线对插件，制作减影影像。改变模体厚度并重复以上操作，在显示器上观察减影影像，调节观察条件如窗宽和窗位等使影像最清晰。

（三）对比度与空间均匀度

（1）对比度均匀度。若被 X 线摄影的血管直径是一致的并且造影剂的浓度是均匀的，在减影图像中显示的血管直径及对比度都应当是均匀的，影响对比度均匀度下降的因素主要有 X 线辐射散射和视频图像中的杂波。

检测方法：使用阶梯状模体，分别插入空白插件和血管模拟插件获得蒙片和模拟血管的减影影像。检测中必须使用对数放大器，模拟血管应与模体的阶梯垂直，然后再加上骨模体，分别取得蒙片和血管的减影影像。

（2）空间均匀度。较好的空间一致性表示在增强器成像野内，系统的放大系数是一致的。由于影像增强器、电视系统及成像系统中光学系统的非线性会引起影像失真，导致空间均匀度变坏。空间均匀度在图像定量测量中非常重要。

检测方法：把空白插件和血管模拟插件先后插入均匀模体（非阶梯状模体），分别得到蒙片和血管减影影像。测量影像中心和边缘的血管尺寸，否则应对系统进行检修。

（四）对比度线性

DSA 系统的对数处理电路的优点之一是它能使影像的对比度与碘造影剂的厚度成正比，而不受 X 线剂量的影响。对比度线性依赖于数字减影系统中对数处理器调整正确与否、摄像部分的线性和 ADC（模拟数字转换）的线性。

检测方法：使用均匀模体和对比度线性插件来获得减影影像。在影像中测量 6 个含碘造影剂区域的平均像素值。在作图纸上以碘的质量厚度（mg/cm）为横坐标，以平均像素值为纵坐标作图，碘的质量厚度和平均像素值应呈线性关系。

（五）X 线辐射剂量

在 DSA 系统中，X 线辐射剂量直接影响图像质量。在保证图像质量的前提下，即保证影像增强器输入屏剂量的同时，要考虑到患者与工作人员接受 X 线剂量的水平，所以在数字减影系统工作中要进行影像增强器输入屏、患者、工作人员三方面 X 线辐射剂量的检测，使其达到相应的要求。辐射剂量的检测与常规 X 线透视机检测方法相同。

（六）伪影

处于正常工作状态的 DSA 系统，在背景中高对比度结构影像如骨、金属等应完全被减去，否则会产生伪影。伪影主要是由患者的运动、X 线管输出剂量的不稳定性、电视系统的不稳定性和影像增强器电源电压不稳定性等因素引起的。

检测方法：将伪影检测插件插入均匀模体中，对其进行减影成像，成像持续时间应大于临床常规应用时间。图像中应除噪声之外看不到任何结构，如在整个图像或部分图像中可看见小孔，那么说明系统工作不正常，应进行检修。

第二节　X 线 CT 的应用质量管理

一、X 线 CT 应用质量管理的参数

（一）空间分辨率

空间分辨率又称高对比度分辨率，是在高对比度情况下（$\triangle$ CT>100HU）区分相邻最小物体的能力，它是测量一幅图像质量的量化指标，通常以毫米（mm）或厘米（cm）为单位的线对数（LP/cm，LP/mm）表示，一个线对即为相邻的，并且宽度相等的一条黑线和一条白线组成。

空间分辨率反映成像系统各单元的解像力。其主要影响因素为：① 探测器的几何尺寸和间距大小。小的探测器孔径可提高分辨率。② 总的原始数据量，它取决于取样频率、扫描时间、每次取样时接收信号的探测器的数目等。因而采样频率越高，空间分辨率也越高。③ 重建卷积函数是利用矩阵的卷积功能将图像数据进行数字滤波，使图像产生变化。高频数据包含着小物体信息，因而适当选择卷积函数，使高频数据通过，可提高空间分辨率。④ 扫描矩阵和像素大小，以及重建矩阵的大小。

扫描矩阵越大，像素越小，空间分辨率越高。

空间分辨率通常采用两种方法来测量和表示，一是采用成对排列、黑白相间的分辨率测量模体，或由从大到小排列的圆孔测量模体的测量表示；二是采用调制传递函数（MTF）测量表示。

从球管焦点发出的 X 线束到达探测器，根据探测器的数量多少被分解成相对独立的射线束，因而空间分辨率的大小不仅与球管焦点有关，还与探测器孔径大小有关。当被检物体小于探测器孔径时，该物体不能被分辨。扫描野中心射线束的宽度称为有效射线束宽度，它决定了空间分辨率的大小，并与焦点尺寸、探测器孔径、一次投影射线束通过的路径、焦点至探测器距离和焦外辐射至探测器距离的比值五个系统参数密切相关。采样频率是指数据传送和读取的间隔。一般来说，采样频率越高空间分辨率越高，图像重建越精确[1]。

(二) 低对比度分辨率

低对比度分辨率又称密度分辨率它表示在低对比度情况下（△ CT<10HU）分辨物体微小差别的能力。密度分辨率常以百分数表示，如某 CT 设备的密度分辨率为 0.35%，3mm，<5rad，即表示对于病人接受的剂量小于 5rad，物质密度差大于 0.35% 时，CT 可分辨直径为 3mm 的物体。通常 X 线 CT 设备的密度分辨范围为 0.3% ~ 2%。

影响密度分辨率的主要因素有：① 通道分辨率，通道分辨率越高，密度分辨率越高。② 层厚，在射线剂量不变的情况下，减少层厚，则密度分辨率降低。③ 所检测的光子数，增加光子流（X 线剂量），可提高密度分辨率。④ 重建卷积函数，选择平滑滤波函数，可滤掉高频噪声，从而提高密度分辨率。密度分辨率也受像素噪声、物体大小、物体对比度和系统 MTF 的影响。与常规影像设备比较 CT 具有更高的密度分辨率。

(三) 噪声

噪声的定义为在一均匀物体扫描图像中各点之间 CT 值的上下波动，把这种现象用统计学上的标准偏差方式表示出来即为 CT 噪声。在实际使用中，通常是以一划定大小的兴趣区来表示，平均值和标准偏差在图像一侧显示。在质量较差的电视机屏上看到的重叠图像上，有规律分布的小颗粒状的现象即为噪声。

噪声分为随机噪声和统计噪声。

(1) 随机噪声。在 CT 成像中 X 线光子数是一个随机起伏的统计量，既使用在

---

[1] 徐原驰. 质量管理在 X 线投照技术中的应用 [J]. 中国医药导报，2009，6(03)：126-127.

电源非常稳定，一切条件都不变，表示 X 线强度的光子数（N）也随时间统计起伏，测量出的或理论计算出的 N 只是它们的平均值，其起伏范围的均方根值约为 N，但少数时间起伏范围可达 $2 \times N \sim 3 \times N$。

（2）统计噪声。统计噪声又称像素噪声，指服从统计分布的噪声。在 CT 扫描中，影响噪声的因素有：

第一，X 线量。X 线量由光子数量的多少决定。X 线剂量越高，噪声水平越低。在 CT 扫描中，可根据不同部位增加或减少扫描条件。如在软组织为主的肝脏，需要提高扫描剂量，以此分辨肝脏内微小病变的能力；而在肺或内耳扫描，可适当降低扫描条件，因这些部位本身就有较高的对比度，少量的噪声不会影响诊断。光子的数量通常还受管电压的影响，高的管电压可降低噪声，能改变密度分辨率，使图像细节显示更清楚。

第二，扫描的层厚。扫描层厚的大小可影响噪声的量和图像的空间分辨率，这是一对相互制约的因素，即增加扫描层厚，可降低噪声，空间分辨率亦相应下降；减小层厚，空间分辨率上升，但噪声也增加。层厚的大小直接决定了光子的数量。一般来说，大的层厚图像较细致，小的层厚则分辨率较高。

第三，扫描的算法。扫描的算法是供重建图像时选用，采用不同的算法可同时影响噪声和分辨率。采用边缘增强的算法，可使分辨率增加，但噪声也增加。而采用平滑的算法，使噪声降低，但分辨率也降低。在临床应用中，各个解剖部位都有相应高、中、低不同的算法，也出现不同的噪声水平，不能互相借用。噪声水平与图像重建选用的卷积核有关，不同卷积核其重建算法也就不同。如平滑滤波算法的噪声水平最低，高分辨率滤波由于带入大量的高频噪声，其噪声水平很高。另外，矩阵的大小，散射线和探测器性能也影响噪声水平。

（四）伪影

伪影是由于设备和病人所造成的，是 CT 图像中的干扰阴影，它的形状各异，并影响诊断。它可分为病人引起的伪影和 CT 设备造成的伪影。

1. 病人引起的伪影

病人引起的伪影包括运动伪影和金属伪影。运动伪影是在扫描取样时，病人自主或不自主的运动造成的。比如，呼吸、心跳、肠蠕动等均属不自主的运动，小儿、不合作的病人或严重外伤者也会发生不自主的运动。由于重建过程中对被扫体层中的各个体素是按静止状态来考虑的，若扫描过程中病人运动，那么在 0° 的投影轮廓和 180° 的投影轮廓不一致，常会产生音叉状的伪影。这种伪影的强烈程度决定于目标运动速度与扫描速度的相对值。

金属伪影是由体内的金属异物引起的放射状伪影，如颅内银夹可造成放射状的高密度的伪影，这是因为金属异物与周围组织密度相差太大，通过这些物体的投影会改变吸收值的测量。另外，病人的体内有密度结构和异物，如岩骨周围出现的线状低密度伪影，而岩骨蜂房附近出现的线状高度伪影。低密度物体，如气体，其周围会出现带状或线状高密度伪影。

克服这些伪影的有效方法是：① 做好扫描前的病人准备工作。② 缩短扫描时间，短的扫描时间可防止运动伪影的产生。③ 某些 CT 设备还采取重复采集数据的方式来模糊运动伪影。④ 选用适当的扫描线，如用瑞氏基线（RB 线）行颅底扫描可减少骨骼伪影。⑤ 用平滑过滤重建可减少伪影的影响。

2. 设备本身造成的伪影

由于 X 线管、高压发生器、图像显示系统、计算机故障、探测器的电压不稳等因素均可引起不同形式的伪影。

（1）射线束硬化伪影。由 X 线管发出的 X 线束是具有不同能量的连续的光谱，通过物体后光子能量的改变由该物质的衰减系数决定，而有效能量转移到高值一端的现象，称为"射线束硬化效应"。射线束硬化使 X 线光子吸收不均衡，相应地产生部分高信号。如果这种非线性衰减不能补偿，会产生条状或环状伪影。抑制的方法是在焦点侧采取预滤过，或扫描时尽可能避开骨性结构。

（2）部分容积效应性伪影。高原子序数或吸收系数大的物体部分投影于扫描平面而产生的伪影称为部分容积效应。伪影的形状可因物体的不同而不一样，一般在重建后横向面图像上可见条形、环形或大片干扰的伪影。部分容积效应最常见和典型的现象是在头颅横断面时颞部出现的条状伪影，又称为"Houndsfield"氏伪影，这同时也与射线硬化作用有关。该伪影可用薄层扫描而减弱。有些 CT 机采用特殊扫描技术来抑制伪影 .

（3）采样误差性伪影。在扇形束扫描方式中，两个物体或结构间距小于到达该物体的扫描束，无法由射线束分辨，则产生采样误差，出现物体结构重叠的模糊现象。改良的方法是采用局部放大扫描，或根据不同部位采用合适的重建算法（如高分辨率、标准、软组织）。

（4）扫描系统误差性伪影。由于环境和 CT 机系统本身等原因，对相同强度的入射线，探测器不可能始终输出同样的扫描信号。在扫描期间，系统本身对不同的测量数据，根据每天的校正测量数据能做及时的修正。若这种修正超出了范围，可能出现错误信号甚至无信号，导致图像中的环状伪影。系统误差预防方法是，每天开机或连续几小时不工作后，进行系统校正测量及定期进行系统维护。

（5）扫描野不一致性伪影。CT 扫描时，在射线路径剖面图上，中心部分的路径要短于边缘部分。若 CT 的图像处理计算机不能对此现象作校正补偿，则使射线束不均匀，出现环状模糊伪影。

此外，还有探测器之间响应不一致，D/A 转换器故障，探测器至中央计算机信号传递故障，球管老化，射线偏角辐射等都可引起伪影。

（六）层厚

CT 图像不同于解剖图，它是具有一定层厚的由计算机计算后重建的断层图像，层厚是指每一扫描层面组织的厚度，其厚薄主要取决于自 X 线管窗口放射的射线束的宽度和准直器的孔径的大小。

一般 CT 机可选用的层厚为 1mm、2mm、5mm、10mm 等。扫描时选择层厚应根据病变情况及实际需来决定，一般原则为层厚应小于病灶直径的一半，否则由于部分容积效应的影响使病变的影像失真或变形。

二、X 线 CT 应用质量管理参数的测量方法

（一）CT 影像低对比度分辨率的检测

1. 检测目的

低对比度分辨率是指当某一物体与其周围介质的 X 线吸收差异较小时，CT 装置对该物体的影像识别能力。一般认为对比度小于 1% 时为低对比度，即物体与周围介质的 CT 值差值在 10 以内。

利用性能检测模体可对 CT 装置的低对比度分辨率进行测定。

2. 检测器材

模体：美国 Victoreen 公司的 76-421 低对比度分辨率检测体，由特殊塑料制成直径为 200mm、厚度为 57mm 的圆盘，塑料材料的 CT 值与水的 CT 值相差小于 10。圆盘上有 11 组直径为 2.5 ~ 7.5mm 的圆孔，每组 5 个孔（7.5mm 和 6.5mm 两组为 4 个），各组之间孔径差 0.5mm。附近的低对比度 CT 分辨率插件可以提高 AAPM 设计的 CT 性能模体的多面性，它使得在低对比度水平下（标称值仅为 0.4%）执行系统分辨率的测量成为可能。插件和内注水的 CT 值在每一层面均可测得，且能给出每一设备在任意滤过水平，或管电压下精确的对比度。对比度范围从 0.25% ~ 0.45%。对于一次扫描来说，对比度的测量必须在 3mm 的总滤过下进行。系统对比度随 KVP 改变的关系如下：KVP 为 120 时，对比度为 0.5%；KVP 为 80 时，对比度为 1.0%。此插件由直径为 146mm、厚度为 25mm 的几乎相当于水的塑料圆盘组成，双侧由透明塑料保护。分辨目标是一系列直径为 2.5 ~ 7.5mm，以 0.5mm 为级差的注水圆孔。

对于每一个目标尺寸，圆孔间中心到中心的距离是圆孔直径的两倍，以确保有意义的分辨率检测。插件的 25mm 厚度，省去了准直问题，整体尺寸为 146mm 直径，32.5mm 厚度，净重 454 克。该模体可以装在 76-410 模体之中，内充满蒸馏水，并排尽空气。

或采用日本京都科学会社制作的 JCT 型 CT 模体（JISZ4923）。一个这种模体即可以评价噪声、空间分辨率、敏感度（低对比度分辨率）、吸收剂量、尺寸依赖性、对比度梯度、层厚、准直和线性等多个参数。

3. 检测方法

（1）模体的位置。将模体水平放置在诊视床上，长轴与床的长轴一致，由 CT 装置上的激光定位线调节床的高度，使模体中心与扫描架的中心一致，如果发生偏移，需再次进行位置设定。

（2）扫描部位的确定。作模体的定位像，确定低对比度分辨率检测部分所在的位置，并移动诊视床所需的位置。

（3）扫描。用头部扫描野（或小 FOV）和常规扫描条件及 10mm 层厚对模体扫描，可得到模体检测影像。在同一条件下进行 5 次检测扫描，取得 5 幅模体影像。

4. 检测结果评价

（1）CT 值变化范围的确定。CT 值的测量范围为 10 × 10 像素。如果 5 次扫描 CT 值测量变化 5% 以内，说明检测影像符合要求。如果超过 5%，则需进行重复检测。

（2）人工伪影的排除。通过窗宽、窗位的调整来确定是否存在人工伪影。如果发现有人工伪影存在，需进行 CT 设备的校准，而后再度进行检测。

（3）图像观察条件的确定。分别测出图像上塑料和水的 CT 值，塑料与水的 CT 值之差除以 CT 值标尺（通常为 1000），即为模体与水的对比度。以塑料材料的实测 CT 值定为窗位，调节窗宽使图像最为清晰。

（4）低对比度分辨率的确定。调整好窗宽、窗位后，在 CRT 上观察图像直到能识别最小孔径组，并且该组孔的数目没有增加，也没有减少（一般为 5 个），则该组孔的孔径即为测得的低对比度分辨率。

（5）检测中注意事项。低对比度分辨率与扫描条件有关，如 mAs、重建模式、层厚等，特别是 mAs。一般要求在常用的 mAs 下测量，或剂量不超每小时 50Gy 的最大 mAs 扫描条件下测量。

（二）CT 影像空间分辨率的检测

1. 检测目的

空间分辨率又称高对比度分辨率，是指某一物体与其周围介质的 X 线吸收差异较大时，CT 装置对该物体影像识别的能力。

利用性能检测模体可对 CT 装置的空间分辨率进行测定。

2. 检测器材模体

美国 Victoreen 公司 76-410 中的空间分辨率插件，及 76-411 体部空间分辨率环。空间分辨率插件是由丙烯树脂制成的直径为 190mm、厚度为 64mm 的圆柱体，在其中央部位含有 8 组孔径分别为 1.75mm、1.5mm、1.25mm、1.0mm、0.75mm、0.61mm、0.5mm、0.4mm 的孔，每组 5 个孔进行平行排列，孔间距等于孔径，孔中充满空气。体部环由有机玻璃制成外径为 310mm、内径为 216mm、厚度为 63mm 的圆柱环。圆环上装有两块相同的空间分辨率插件，相距 90mm。每块插件中含 7 组孔径分别为 2.0mm、1.75mm、1.5mm、1.25mm、1.0mm、0.75mm、0.6mm 的孔，孔间距等于孔径，每组 5 个孔平行排列，孔中充满空气。或采用日本京都科学会社制作的 JCT 型 CT 模体（JISZ4923）。

3. 检测方法

（1）模体的放置。将模体水平放置在诊视床上，长轴与床的长轴一致，由 CT 装置上的激光定位线调节床的高度，使模体中心与扫描的中心一致，从而获得一幅正确的检测影像。如果中心发生偏移，则需要再作位置设定。

（2）扫描部位的确定。作模体的定位像，确定空间分辨率检测部分所在的位置，并移动诊视床到所需的位置。

（3）头部扫描。用头部扫描野（或小 FOV）和常规扫描条件，10mm 层厚，以及用肺部高分辨率（HRCT）扫描条件（如 FOV15cm、层厚 2mm、高分辨别率重建滤过函数）分别进行扫描，每个条件均进行 5 次扫描。

（4）体部扫描。将体部环套在模体外位于空间分辨率插件的位置，用体部扫描条件重复上述扫描。

4. 检测结果评价

（1）CT 值变化范围的确定。CT 值的测定范围为 10×10 像素，如果 5 次扫描 CT 值测量变化在 5% 以内，说明检测影像符合要求。如果超过 5%，则需要进行重复检测。

（2）人工伪影的排除。通过窗宽、窗位的调整来确定是否存在人工伪影。如果发现有人工伪影，则需要进行 CT 设置的校准，而后再度进行检测。

（3）图像观察条件的确定。将窗宽调到最小或窗宽小于 10，调节窗位（减小）直到图像上各组 5 个孔均能清晰、独立地显示出来，则最小孔径组的孔径值即为测得的空间分辨率。用同样的方法对不同扫描条件所得到的图像进行观察分析。如果孔的图像较小可以通过几何放大（2~3 倍）进行观察。

（4）空间分辨率的确定。记录能识别的各种直径的圆孔数及扫描条件（管电压、mAs、FOV、层厚、重建函数、CT 值测量尺寸等），空间分辨率随着扫描条件的改变而改变。为此，需将检测噪声时的扫描条件作为所用设备的基本检测条件。

5. 检测中的注意事项

空间分辨率的另一种测量方法是 MTF 的测定。大部分 CT 装置的软件中带有 MTF 的测量功能。但一般不提倡采用，因为各 CT 生产厂家为了得到 MTF 曲线，在数学模体上做了修正，这样就不能客观真实地得到所需的 MTF。

（三）CT 影像噪声的检测

1. 检测目的

噪声是指均匀物质的影像中给定区域 CT 值，对其平均值的变异，通常用感兴趣区中均匀物质 CT 值的标准偏差表示。

对水模影像感兴趣区内的 CT 值的变动进行测定，并利用对比度标尺计算出噪声相对于水的线吸收系数的百分比。

2. 检测器材

模体：直径为 200mm 的水模，如 Victoreen 公司 76-410 中的无插件部分，里面充满蒸馏水，并排尽气泡。

3. 检测方法

（1）水模体的位置。取下诊视床前面的患者头托，利用模体支架使模体水平放置在床上，并使水模体部分伸出床外，以避免诊视床对测量的影响。通过激光定位线调节床的高度，使模体中心与扫描架的中心一致。

（2）扫描部位的确定。作模体的定位像，在图像上定出水模体的中心所在位置，并移动诊视床到所需的位置。

（3）扫描。用头部扫描野、10mm 层厚和常规头部扫描条件及临床所用的最高输出条件（最大 mAs）分别扫描水模。

（4）图像观察条件的确定。对同一测定部位进行 5 次扫描，如果前 3 次扫描其影像感兴趣区的测量值偏差在 5% 以内，则利用 3 次的平均值即可。如果偏差超过 5%，则需 5 次扫描的平均值。

（5）记录。记录所用扫描条件（如管电压、mAS、重建函数、FOV、层厚等）。

（五）CT 机高压特性

1. 检测目的

某种物质的 CT 值与物质及水对 X 线的线性衰减系数相关，而线性衰减系数又与 X 线能量有关。能量改变，则 CT 值相应地要发生改变。CT 机能量（或 KV）的准确性和稳定性对获得理想的扫描起着重要作用。

利用非介入式管电压测量仪，可检测 CT 扫描装置的管电压准确性和稳定性。

2. 检测器材

管电压仪：非介入式 CT 管电压测量仪（如 PMX- Ⅱ /CT、PMX- Ⅲ /CT），探头宽度小于 5mm，量程为 75～145kV，精度为 ±2%。

3. 检测方法

（1）将 CT 管电压仪水平地放在诊视床上，仪器的长轴与床的长轴一致。通过调整床位用 CT 机的激光定位线使管电压仪探头的中心与照射野的中心重合，固定床的位置。

（2）X 线管固定在管电压仪的正上方，保持床不移动，选择某一管电压的设定值，合适的 mAs 及 10mm 层厚的扫描条件曝光。

（3）同管电压设定值重复测量 3～5 次，改变管电压设定值，重复测量。

4. 检测结果评价

（1）管电压的偏差和重复性计算方法与普通 X 线发生装置的检测方法相同。

（2）一般要求 CT 管电压的偏差和重复性均小于 ±5%。超过此范围，会引起 CT 值较大的变动。

5. 检测中的注意事项

CT 机管电压测量的难点在于 X 线管和诊断床固定不动。如果不能实现定位曝光，则可以通过扫描定位图像的方法，在曝光过程中使探头经过照射野，但应尽量采用宽的照射野，也可通过横断层扫描，测量管电压波形，在波形上做统计分析，求出管电压。

（六）CT 扫描层厚检测

1. 检测目的

对 CT 机扫描层厚进行测量，验证其标称层厚的准确性。

2. 检测器材

模体：美国 Victoreen 公司 76-410 中的层厚测量插件。在直径为 200mm、高为 88mm 的圆柱体中，平行安装 3 个 0.5mm 厚的铝片，铝片与圆柱平面呈 45° 角，层厚测量插件套装在 76-410 的圆桶内，并充满蒸馏水。

3. 检测方法

（1）模体的位置。将模体水平放置在诊视床上，长轴与床的长轴一致。通过 CT 机上的激光定位线调节床的高度，使模体中心与扫描架的中心一致。

（2）扫描部位的确定。作模体的定位像，在图像上定出层测量插件中心所在位置，即将铝板的交叉点定为层面中心。

（3）扫描。用头部扫描野，正常扫描条件和选择某一层厚对模体进行扫描。改变层厚重复上述扫描，直到所有可选择的层厚都进行扫描。

4. 检测结果评价

（1）窗宽窗位的确定。铝片的峰值：窗宽调到最窄（或小于10），逐渐升高窗位，直到铝片像几乎全部消失，此时的窗位即为铝片像的峰值。

半峰高：测出铝片像周围介质（水）的 CT 值，则铝片像的峰值与水的 CT 值和的一半，即为半峰高。将求得的峰高定为窗位，窗宽调到最窄。

（2）层厚的测定。在上述确定的窗宽窗位下，测量铝片影像的宽度，即为铝片影像的灵敏度分布曲线的半高宽。测量的铝片像的宽度即为层厚值。用同样方法测出所有标称层厚扫描图像的实际层厚。如果铝片图像较小（薄层厚扫描），可通过几何放大（2～3 倍），再进行测量。

5. 检测中的注意事项

层厚的测量也可利用 CT 机软件的"CT 值分布曲线"功能，沿铝片图像的中心得到各像素的 CT 值，作图可得到灵敏度分布曲线，求出曲线的半高宽，即可得到测量的层厚。

（七）CT 影像均匀性的检测

1. 检测目的

通过均匀物质模体对 CT 图像均匀进行测量，了解线质硬化补偿的工作情况。

2. 检测器材

模体：直径为 200mm 的均匀水模。

3. 检测方法

（1）模体放置和扫描与噪声检测方法相同。

（2）通过模体中心，沿着模体的横、纵两个方向做出 CT 值分布曲线。

（3）进行模体中心、外侧、中心与外侧的中央共 3 处 CT 值的测定，或 ROI 取 100 像素左右。

4. 检测结果评价

（1）如果影像均匀性不佳，就会沿着模体影像的中心出现不对称的 CT 值分布曲线。

（2）一般要求中心与周边部分的 CT 值相差在 4HU 以内，或与基准值相比相差在 2HU 以内。

（3）线质硬化可导致影像的不均匀，但可通过硬滤过及软滤过补偿纠正。

5. 检测中的注意事项

测量时要用专用支架，使水模体探出床外位于空气中，以免因诊视床而引起的误差。

（八）CT 扫描辐射剂量检测

1. 检测目的

CT 扫描剂量大小可影响图像的噪声水平和密度分辨率，直接关系到 CT 的图像质量。从患者辐射防护考虑，应尽量降低 CT 扫描剂量。可利用电离室测量单层扫描时的剂量。

2. 检测器材

剂量仪：CT 专用长杆电离室，外径为 12.8mm，有效收集体积为 3.2ml，效空间长度为 100mm，剂量测量的读数装置可用 Solidose 系列剂量仪 PMX-Ⅲ型和4000M+ 等。

剂量模体由有机玻璃制成的圆柱体构成，头部剂量模体外径为 320mm，长为150mm。在它们的中心及两垂直的轴线上共有 5 个直径为 12.8mm 的孔，轴线上 4个孔的中心距边缘为 10mm，并有 5 根外径为 12.8mm 的圆柱棒插在孔中。

3. 检测方法

（1）检测设置。头部扫描剂量测量时，将头部剂量模体水平放在患者头托内，用激光定位线调节诊视床的高度，使模体中心与扫描架的中心一致，并使模体长轴中心与照射野中心一致。取出某一孔中的圆柱棒，插进 CT 电离室，并使电离室的中心与模体中心重合。

体部扫描剂量测量时，将体部剂量模体水平放在诊视床上，其余设置与头部扫描剂量测量相同。

（2）剂量测量。分别用头部和体部常用扫描条件对头部剂量模体和体部剂量模体进行扫描（层厚 10mm），记下剂量仪的读数。改变扫描条件（mAs），以及改变电离室在模体中孔的位置，重复扫描测量。注意每次测量时，模体及电离室的中心始终处在扫描时照射野中心的位置。

4. 检测结果评价

（1）剂量仪测量读数单位是 mGy·cm，它不是剂量单位，应将读数除以扫描层厚（cm）才是真正的扫描剂量（mGy）。同时还要对测量读数进行刻度因子的校正。

（2）一般要求单层扫描时的剂量不能超过 50mGy，或与基准值相差不能超过± 10%。剂量过高，患者剂量增大，同时对 X 线管的损耗也大，易使 X 线管老化。

剂量下降会影响图像质量，可能原因是 X 线管老化。

5. 检测中的注意事项

（1）由于 CT 机 X 线束的结构和 X 线管的运动方式与普通 X 线发生装置有明显不同，因此普通剂量学的量在 CT 扫描剂量上不适用。

（2）CT 电离室的有效测量长度为 100mm，长度不同带来的误差大约为 10%。

（九）螺旋

CT 扫描层面敏感度轮廓与有效层的检测

1. 检测目的

对螺旋 CT 扫描层面敏感度剖面（SSP）与有效层厚的测定方法进行阐述，并得到以下结果：①插值法的不同所引起的 SSP 形状的变化。②X 线束宽度和螺距的不同所引起的 SSP 形状的变化。③SSP 与有效层厚的关系。通过上述结果可了解螺旋CT 特殊的 SSP 形状和有效层厚。

2. 检测器材

螺旋 CT 敏感度剖面测量模体，可选用日本京都科学株式会社的 HT 型。

3. 检测方法

（1）模体形状。本实验所用层面敏感度剖面测定金属箔模体，其主要构造为：将金属箔与扫描层面平行配置。原理为：在数据采集范围内使金属箔与扫描床相对移动，从而利用 SSP 的变化来展示金属箔部 CT 值的变化。检测时，在圆筒状容器的中央用丙烯圆柱固定铝板，而后在其周围注满水。

（2）检测系统的组成方法。将插有金属箔模体的圆筒状容器置于框中央；首先进行正侧位定位像对容器及金属箔部进行轴向曲度，以及上下、左右方向的调整；用定位像确定含有金属箔模体的中心位置，并进行常规 CT 扫描，此时，金属应该位于成像区域中心；为了确定金属箔与扫描层面的倾斜度，在金属箔前后以 1mm 间隔进行常规 CT 扫描，此时 X 线束宽度应选用设备允许的最小值，根据影像判断是否出现倾斜角度；在此基础上选择金属箔最高 CT 值所在的扫描床位置为基准位置，定为"0"位置，同时在容器表面做记号；将模体水温保持在室温水平。

扫描条件与顺序：确定基本扫描条件与基本功参数，常规参数为管电压、管电流、扫描时间、滤过参数和扫描野 5 项；除上述基本参数外，还需要选择螺旋 CT 扫描参数，如 X 线束宽度、螺距和插值方法；将 X 线束宽度和螺距两项固定后，改变插值方法进行螺旋 CT 扫描；然后仅改变 X 线束宽度进行重复扫描；扫描时重建间隔控制在 1mm 内。

（4）测定点。对 CT 影像中金属箔部的 CT 值进行测定，测定范围在金属箔中央部约 100 像素（或与此等面积的圆），然后利用所得 CT 值作图。

（5）测定次数。上述扫描各重复进行 5 次测定，扫描方向固定。为了将人工伪影的影响平均化，进行每项测定时，应在扫描开始角度的参数调谐（使 X 线管在 0°、90°、180°、270° 附近位置开始扫描）进行完毕后开始实验。

数据统计及表现方法针对某一 X 线束宽度，使用不同螺距而得到的金属箔部 CT 值；使用不同插值算法所得到的测定结果，以横轴为扫描位置，纵轴为 CT 值作图，用曲线表示 SSP。进行半值幅度测定时，令 SSP 下端基线的高度为 0，SSP 峰值的高度为 100 进行测定。

5. 检测结果评价

（1）对螺旋 CT 曲线下端基线的开口程度进行观察，对峰值感度低下的比率进行评价，同时对插值算法不同时下基线的开口程度进行了评价。

（2）对螺旋 CT 的层面剖面曲线类型评价主要有三种：① 半峰高；②1/10 峰高；③9/10 面积。

（3）SSP 下端何种范围以内具有影像的显示能力（检测能力）。

（4）注意层面内中心部与周边部 SSP 形状的差别及有效层厚的不同，同时注意扫描起始位置的不同。

6. 检测中的注意事项

（1）进行螺旋 CT 扫描前，应事先求出常规 CT 的 SSP，此时所用的扫描条件除基本参数外，还需要选择与螺旋 CT 扫描时相同的 X 线束宽度，扫描范围确定在 X 线束宽度 2 倍以上的区域，扫描床移动间隔应在 1mm 以下。

（2）当金属箔部厚度较薄时，就会有下垂或部分变形等现象，导致人工伪影和 CT 值不均匀。

（3）不进行重复扫描，通过使用二次重建即可得到不同插值算法的 CT 影像。

（4）在扫描的开始与终止之间，应确保充分的扫描范围。

（5）注入模体的水可用脱气水，煮沸后的冷却水，0.1% 的照片用界面活性稀释液。

（6）金属箔法所得到的 SSP 为相对值。

（7）在同一层面内，因重建角度不同，可在周边部出现有效层厚的差异，可由扫描起始位置进行参数调谐。

（8）进行 SSP 测定时，可用中空圆筒夹住金属箔置于水中，或使用圆柱夹住金属箔。

第三节　核医学成像设备的应用质量管理

一、核医学成像设备

核科学技术和医学科学的不断进步与互相渗透和交融，使核医学得以迅速发展，现代医学的许多方面与其密切相关，放射性核素显像技术已成为现代四大医学影像技术之一，人体各重要脏器几乎都能用放射性核素显像。核医学成像设备有两种形式：γ照相机（γCamera，或 Ange Rcamera）或闪烁照相机（Scintillation Camera）成像和发射型计算机体层成像（ECT，Emission Computed Tomography），其中，ECT 又可以分为单光子发射型计算机体层（SPECT，Single Photon Emission Computed Tomography）和正电子发射型计算机体层（PET，Positron Emission Tomography）。到目前为止，单纯的 γ照相机成像已逐渐被淘汰，ECT 则正逐渐成为核医学成像的主流。ECT 又可分为 γ照相机扫描型和阵列探测器扫描型两种。

SPECT 是核医学成像的较普及的机型，能够完成较低能量核素的成像，其中最为世人瞩目的是"Tl 心肌灌注显像"、Ga 肿瘤显像、Tc 红细胞门电路心血池显像、Tc 多磷酸盐全身骨显像，以及用核素标记组成人体的简单化合物如葡萄糖、氨基酸等代谢物质，形成器官组织与标记物之间的代谢显像等。

PET 能够实现正电子湮灭过程中产生的两个方向相反的较高能量 γ射线的符合成像。PET 开创了在分子水平无创伤性研究人脑功能和心肌存活情况的先河，使核医学进入了分子核医学时代。核医学技术不仅为临床医学、基础医学和预防医学的研究开辟了新途径，而且对人类认识生命现象的本质，弄清疾病的病因和药物作用的原理，创立新医学、新药学都有重要的作用 [1]。

二、核医学成像设备应用质量管理参数

核医学成像设备的应用质量管理参数和其他医学影像设备的管理参数相似，反映核医学影像设备的技术性能。鉴于核医学成像设备目前有如下几种类型：γ照相机、SPECT 和 PET，因此本节中将分别对 γ照相机、SPECT 和 PET 的性能参数进行介绍。

（一）γ照相机的性能参数

γ照相机的性能参数分为固有参数和系统参数两种，其中固有参数是指 γ照

---

[1] 耿建华，陈英茂.核医学成像设备的质量控制标准及中国质量控制现状 [J]. 中华核医学与分子影像杂志，2015，35（01）：75-78.

相机自身的性能参数，测量中应除去准直器；系统参数是指 γ 照相机和准直器一起作为一个系统的性能参数。

（二）SPECT 的性能参数

在 γ 照相机的性能参数测量的基础上，SPECT 应进行测量的性能参数根据 IEC61675-2（1998）的相关文件规定，有如下几个方面：机械参数、系统灵敏度、散射，以及系统空间分辨率。

（1）机械参数。机械参数中主要包括旋转中心（COR，Center Of Rotate）。COR 指探头机械转动的中心，正常时应与图像矩阵的中心一致。旋转中心的偏移常会引起点源图像发散成环状伪影，大大降低空间分辨率，因此应定期进行校正。

（2）系统灵敏度。系统灵敏度可以分为层面灵敏度和体积灵敏度，层面灵敏度指在一个层面内有效探测入射 γ 射线的能力，体积灵敏度则是层面灵敏度的求和。表示方法与 γ 照相机相同。系统灵敏度常用归一化体积灵敏度表示，定义为：体积灵敏度除以轴向视野的长度或测量模体的长度（取其小者）。

系统灵敏度会受到探测器到位时间的影响，到位时间是指包含在断层成像时间内，但是不用于数据采集的时间。到位时间对灵敏度测量提供一个修正参数，系统灵敏度测量时应乘以这个参数。

（3）散射（scatter）。对初始 γ 射线的散射会引起放射源位置的错误信息，散射测量的目的是检测系统对散射辐射的灵敏度，用散射分数（SF，Scatter Fraction）表示。

（4）空间分辨率。SPECT 的空间分辨率指对获得的重建层面图像上的两个空间点的分辨能力。其表示方法与 γ 照相机相同。

（三）PET 的性能参数

1. 空间分辨率

系统空间分辨率表示系统分辨两个经图像重建的点的能力。系统空间分辨率通过在空气中采集点源或线源，然后使用尖锐的重建滤波器重建图像的方法进行测量。尽管这种方法并不反映一个物体成像时存在的组织散射和因有限的采集事件而要求的平滑重建滤波器的条件，但它能够提供各种 PET 的最佳状况的比较，指出最高能够达到的性能。

该测量目的是测定一个放射源重建图像的点扩散函数（PSF）的宽度，或一个放置在垂直于测量方向的伸延放射源重建图像的线扩散函数（LSF）的宽度，可以使用点源和线源。扩散函数的宽度由其半高宽（FWHM）表示。

有两种方法测量物体在轴向被分辨的程度。一是轴向分辨率，在一个固定点进行测量，仅适用于具有足够良好轴向采样（至少小于轴向剖面 FWHM 的 3 倍）的 PET 以产生有效的结果。二是轴向层面宽度（通常称为"层面厚度"），通过一个点源沿扫描轴向小间隔递增移动进行测量，该方法适用于各种 PET。

2. 散射

正电子湮灭发射的 γ 射线的散射导致错误的符合事件定位。设计和配置不同的 PET，对散射有不同的敏感度。散射分数测量指出 PET 散射符合的灵敏度。散射校正方法试图消除散射。在散射校正后重建图像的残留散射表示了消除散射的精度。在层面不同的轴向位置，残留散射不同。测量对于散射的相对系统灵敏度。对于整个断层仪，散射用散射分数表示；在每一层面中，用层面散射分数值表示。

3. 断层灵敏度

灵敏度定义为在忽略计数率丢失的放射源活度水平下，符合事件的探测率。一些断层装置的灵敏度随轴向位置变化，相对灵敏度剖面测量能定量测量这种非均匀性。定义两种测量步骤。第一种的目的是在任何探测器灵敏度变化校正之前，测量 PET 每一个图像平面的平均灵敏度。第二种是测定轴向灵敏度均匀性。测量在低计数率下进行，以略去随机和死时间校正。测量不涉及重建中的噪声散发，也不涉及来自重建算法的图像噪声影响。所以灵敏度测量不能预测重建图像噪声。

4. 计数率特性

计数丢失和随机率测量表征一台 PET 测量高活度源的精度和重复性。计数率特性测量在若干放射性活度水平、由于系统死时间和随机事件发生造成的事件丢失。PET 通常有能力补偿死时间丢失和随机时间，以便在各种不同的条件下，进行放射源活度分布的定量测量。这些校正的精度通过断层装置报告计数时的偏移反映出来，特别是在临床成像中遇到的高计数率。

5. 衰减校正

原理上 PET 具有一个有效的功能，用于对 FOV 内任意分布的衰减介质的校正，这就是对穿过 FOV 的湮灭辐射进行穿透测量。精度测量对于断层仪的定量能力测定是重要的。

该测量的目的是测量穿透衰减校正方法的精度。

第四节　超声设备的应用质量管理

一、超声工作频率

单位时间内超声波振动的次数称为超声频率。它并不等于探头的标称频率，但由于它们相差并不显著，习惯上都把探头标称频率称作超声仪器的工作频率。仪器工作频率的选择，主要考虑衰减和探测部位的不同，但也要考虑对横向分辨率的影响。频率越高，波长越短，则波束的方向性越好，使横向分辨率提高，但衰减也成比例地增加，必然使探测深度减小，信噪比也受到影响。不能无限制地提高工作频率，通常医用超声仪器的工作频率在 0.5 ~ 15MHz 范围内根据不同需要进行选择。

二、脉冲持续时间

脉冲持续时间指探头受电激励后产生超声振动时间的长短。它直接影响超声系统的纵向分辨率。当两个界面距离相隔很近时，如果发射脉冲持续时间长，则回波1的后沿将与回波2的前沿混在一起，以致无法分辨。脉冲持续时间长还影响对浅部位回波的分辨，这是因为主波的后沿将与回波的前沿混在了一起。希望当施加于探头的电激励脉冲结束后，探头产生超声振动(称为振铃)时间越短越好，最好是当激励脉冲一结束振荡即停止。激励脉冲宽度更直接影响发射脉冲持续时间，因此激励脉冲宽度要控制在一个较窄的范围，但激励脉冲宽度的缩小受到探测深度和系统接收通频带的限制。脉冲宽度越窄，则要求系统接收通频带越宽，这给接收系统的制作带来了困难。现代 B 超发射脉冲宽度小于 0.27s。

三、分辨率

能分辨最小病灶的能力，称为超声分辨率。分辨率分为纵向分辨率和横向分辨率。纵向分辨率表示在声束轴线方向上，对相邻回声图像的分辨能力。可以用两回声点之间的最小可辨距离来表示，其值越小，则纵向分辨率越高。纵向分辨率受多种因素的影响。首先，纵向分辨率与发射超声频率有关。声波的纵向分辨率极限为声波的半波长。纵向分辨率又与超声发射脉冲的持续时间有关，脉冲持续时间越短，纵向分辨率越高。就系统而言，纵向分辨率还在很大程度上受接收机增益的影响，并在一定程度上受被测介质特性(指被测体的色散吸收和运动情况)的影响，对于探头接收的同一回波，如果仪器的增益不同，势必使检波后获得视频脉冲的持续时间不同，增益大则脉冲持续时间长，当增益大到使放大器处于饱和状态时，这种影响将更加明显。事实上，由于窄脉冲所包含的频谱极为丰富，因此，当接收机的频带宽度有限时，势必使输出脉冲的前后沿产生失真，且频带宽度越窄，失真越明显。失真的存在表现在输出波形前后沿不陡峭，因此，使回波在荧光屏上显示的分辨率下降[①]。

横向分辨率表示在垂直于声束轴线的平面上，对相邻回声图像的分辨能力，也可以用此平面上两回声点之间的最小可辨距离来表示，其值越小，则横向分辨率越高。影响横向分辨率的因素更多，但最主要的因素是超声束（探头）的大小、超声频率、离探头的距离以及系统内的动态范围。为了提高横向分辨率，目前采用声聚焦的方法，以缩小声束的有效尺寸。

横向分辨率还受显示器件性能的限制，显示器件的扫描线宽度，将是系统横向分辨率的上限。这是因为声束分辨脏器的能力最终靠显示器件来表现，因此，在一定的探测宽度内，增加扫描线数，也就提高了系统的横向分辨率。但扫描线的密度受声速的限制，若要求探测一定的深度，又要保证诊断图像帧频的需要，扫描的线数就将受到一定的限制。同时当扫描线密度过高时，光栅将变得不可分辨。扫描线密度还受显像管像素直径的限制。

四、探测深度

探测深度指仪器发射的超声波束穿透被测介质并清晰显示出回声图像所达到的最远距离。仪器的探测深度一方面取决于接收系统的灵敏度，灵敏度越高，远距离的微小回波亦能得到显示，探测深度就大。另一方面，受被测介质对声波的吸收，反射、散射和折射等因素的影响，通常工作频率高，介质对声波的衰减大，探测深度就会减小。还受发射功率的影响，发射功率强，相同的被测界面反射回波强，远距离的微小声阻抗差也能产生较强反射，从而使更远距离的病灶也能被探测到。

要提高仪器的探测深度，可以降低工作频率或加大发射功率，但它们都受其他许多因素的限制。最有效而又可行的办法是提高接收机的灵敏度，这就要求仪器一方面要有足够大的增益，同时又要具有极小的噪声，否则，接收到的远距离小信号被噪声所淹没，还是不能提高探测深度。

五、灰阶级

灰阶级是表示图像显示器调辉显示能力的一个参数，灰阶级有16、32、64、128和256等级之分，级数越高，表示显示器调辉能力越强。仪器的灰阶级高，其显示回声图的层次感强，图像的清晰度就高。这是因为超声显像仪是将回声振幅的高

① 毕素栋．医学超声影像诊断设备的进展 [J]．医疗卫生装备，2005(04)：44-46.

低转变为不同程度的亮度像素进行显示的，回声幅度高的在屏上以白色（或黑色）显示，幅度低的以黑色（或白色）显示，回声幅度在白色和黑色电平之间的，则以不同灰度进行显示。通常将黑色和白色之间的灰度区等分为 16、32 或 64 个灰阶级，并对黑色和白色电平之间的相应电平回声转换成对应的灰度显示。

实际上回声的动态范围与显示器所具有的动态范围是不相同的，回声的动态范围大（约 100dB），显示器的动态范围小（约 20dB），因此，为了防止有用信息的丢失，必须对回声的动态范围进行压缩，并将动态范围内的分贝（dB）数分成等级显示出来，这种处理称作灰阶处理，又称窗口技术。经处理后的信号将压缩那些无用的灰度级信息，而保留并扩展那些具有诊断意义的微小灰度差别，使图像质量得到改善。

六、动态范围

动态范围指保证回声既不被噪声淹没也不饱和的前提下，允许仪器接收回声信号幅度的变化范围。一般仪器在 40～60dB，也有些仪器的动态范围可调。动态范围大，所显示图像的层次丰富，图像清晰。但动态范围受显像管特性的限制，通常不可能做得很大。影响动态范围的主要因素有探头、放大器以及垂直线性等。

七、聚焦方式

聚焦方式指对探头发射和接收波束采用何种方法聚焦，其有声学聚焦、电子聚焦和多点动态聚焦等。

声学聚焦是利用声透镜、声反射镜等方法实现对波束的聚焦，电子聚焦指应用电子相控阵技术，对多振元探头发射激励脉冲进行相位控制的方法实现对波束的聚焦。一次发射对应有一个焦点。多点动态聚焦也是电子聚焦的一种，与电子聚焦不同之处是，多点动态聚焦的焦点不是固定的，而是通过改变发射激励脉冲的相位延时量，使在波束同一轴线方向上实现多点（2～4 点）聚焦发射，并通过数字扫描变换器对几次不同焦点发射所获得的回波信息分段（几次发射则分几段，每一段都是对应发射的焦域段）取样，最后将几次取样的信息合成为一行信息，由于合成信息是几次取焦点区域信息的合成。所以，所显示图像的清晰度和分辨率都较一点聚焦所获图像更佳。

对于线阵探头，通常在短轴方向采用声学聚焦，而在长轴方向采用电子聚焦或多点动态电子聚焦。

八、时间增益控制

时间增益控制是由于超声在人体内传播过程中，介质对声波的反射、折射和吸收作用。超声强度将随探测深度的增加而逐渐减弱，致使处于不同深度的相同密度界面反射回波强弱不等，从而不能真实反映界面的情况。必须对来自不同深度（不同时间到达）的回声给予不同的增益补偿，即使接收机的近场增益适当小，远场增益适当大，通常称此种控制手段为时间增益控制，也可称为灵敏度时间控制。

一般超声仪器结出的时间增益控制参数为：

近区增益：−80～−10dB

远区增益：0～5dB

它所代表的含义为在声场近区，接收机增益可在某设定增益基础上，衰减80～10dB，而在远区，接收机增益可以控制增大5dB。有些仪器的该项参数可以由操作者通过仪器面板上的电位器，对相应的不同深度段增益自行进行修正。

九、扫描方式

扫描方式指仪器所发射的超声波束对被测介质进行探测的方法。其分手动扫描、高速机械线性和扇形、高速电子线性和扇形（相控阵）扫描等。扫描方式不同，仪器所配用的探头和电路构成亦不同，因此，仪器的成本和价格也不同。采用何种扫描方式的超声仪器，取决于被检脏器的需要，比如，对腹部脏器的探查，可以使用手动的或者高速机械或电子线扫B超仪，而对心脏的探查，由于受声窗的限制，仅适合使用高速机械或电子扇形扫描B超仪。

十、探头规格

探头规格一般指探头的工作频率、尺寸、形状等参数，还有是否可配合穿刺等特殊要求。探头标称工作频率通常在15MHz范围以内，可根据不同需要选定。探头尺寸和形状的选定应根据被测介质声窗大小和部位来考虑。现代超声仪器通常都配有多种频率和形状的探头，以适用于不同探查的需要。

十一、显示方式与显示范图

超声诊断仪图像显示有A型、M型、B型等，超声诊断仪可以有其中一种或几种显示功能，比如，有B单帧（在屏上仅显示一幅B型图像）显示，B双帧（在屏上可同时显示一幅冻结B型图像和一幅实时B型图像）显示、B/M显示（在屏上既显示B型实时图像，又显示M型实时图像）、A/B显示（在屏的上方显示B型实时图像，在下方同时显示选定方向上的A型图像）等。显示方式参数还指示仪器是否具有实时显示和冻结功能。显示范围指的是屏上光栅的最大尺寸，它并不一定等于仪器的探测深度。

十二、电子放大与倍率

电子放大于倍率指对图像的扩大功能。有利于对图像局部范围的观察。放大倍率可以有多种，当选用倍率为 ×2 时，被放大后的图像在屏上所占的尺寸增大了。但其代表的被测介质的实际范围是不变的。由于波束扫描的间隔不因电子放大而改变（采样密度不变），被放大后的图像的分辨率并没有获得改善，反而因线密度减少使图像变得粗糙，通常需要进行插值处理，即在相邻两条扫描线之间，插入一条或几条扫描线，并按某种规律在相邻像素之间充填一点或几点假像素，以改善放大后的图像质量。

十三、注释功能

注释功能指对超图像进行注释所具有的功能。它包括设备参数的显示和对图像所作的标记。注释功能的强弱往往标示一部仪器的档次水平。注释功能有的是由仪器自行控制的，比如，有关探头频率的显示、图像处理值（R 校正值等）的自动显示、接收机总增益、近程增益和远程增益值的显示等。当操作者设定采用某种频率的探头或控制接收机增益为某值时，仪器将自行控制在屏上某固定位置显示出当前数值。有的注释功能则需要操作者进行相应操作才能在屏上插入，比如，被检者编号（ID），可由操作者由键盘选择 27 个字母输入，检查时间的年、月、日、时、分、秒，被检者的体位标志、病灶注释、探头标志等，都必须由操作者控制插入。

十四、测量功能

测量功能指仪器对被探查脏器进行定量分析所具有的各种测量功能。有距离测量，脏器或病灶面积、周长的测量，M 方式运动速度和心功能参数的测量，对妊娠周期的测量等。

除距离和速度的测量之外，其他测量通常必须在图像冻结的状态下进行。

十五、记录方式

记录方式指对探查获得的超声图像进行保存的方法。图像的记录有多种方式，对图像进行数字化处理存入计算机，用波拉一步照像机拍照，采用直印照相纸曝光处理，采用视频录像机进行磁带录像或者进行电视摄像等。一般 B 型超声诊断仪都配有相应的输出信号接口，可由用户确定选用 1~2 种记录方式。

以上所讨论的诸多参数，对于评定或选购一台超声仪器是必须了解和比较的。在仪器选购时，由于使用场合和要求上的差异，还应有所侧重。

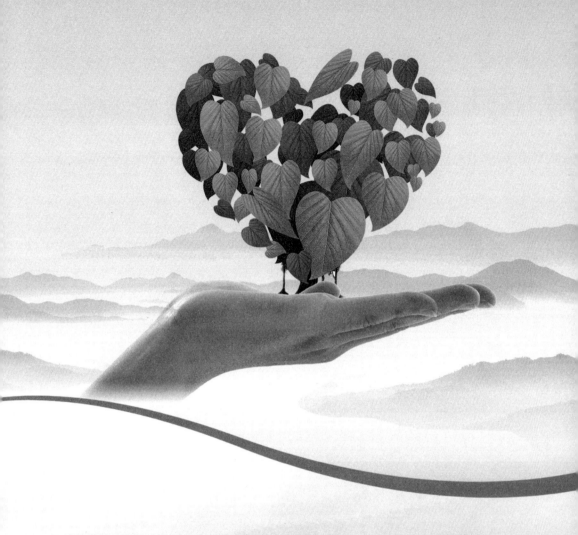

第二篇

医学检验设备管理研究

第六章 医学检验设备的作用与进展

第一节 医学检验设备的认知

医学检验是临床医疗决策的重要依据，各种检验项目都离不开检验设备。随着医学技术的发展，临床血液学分析技术、临床化学分析技术、临床免疫学和临床微生物学鉴定技术的不断更新，医学检验技术和医学检验设备（简称检验设备）已发生了划时代的巨变。

一、检验医学与检验设备

检验医学（Laboratory Medicine，LM）又称医学检验诊断学，是以化学病理学、细胞病理学和分子病理学作为学科的基础理论核心，以生物分析化学技术、分子生物学技术、免疫学技术、细胞学技术、遗传学技术、计算机自动化和生物信息技术等作为学科的发展支撑，是反映病因、病理进展中病损与抗损害机制，反映临床疗效、病情转归的一门应用型学科。检验医学通过现代实验技术与临床医学、生物医学工程的交互渗透，已经发展到基础理论完备、检测手段先进、仪器设备配套、操作管理规范的技术成熟阶段，由专门人才和专用仪器组成的实验室是现代医疗体系最重要的诊断环节。检验医学的目标与任务是，通过现代检验手段，为疾病防控、诊疗、病程监测及预后判断提供及时、准确的实验数据。检验医学是现代实验室科学技术与临床深层次上的结合与应用，是一门多学科交叉、相互渗透的新兴学科，目前正朝着高理论、高科技、高水平的方向发展[①]。

医学检验设备（Medical Laboratory Instruments，MLI）集物理、化学、生物、电子、计算机等技术为一体，是对各类临床样本进行检测的专用医学设备。医学检验设备作为检验医学的技术核心与设备支撑，是现代医学仪器的重要分支，已经广泛应用于各医疗机构，与医用电子诊断设备、大型影像设备等共同构成现代医疗不可或缺的诊疗体系。

---

① 轩乾坤，羽晓瑜，朱云霞，等．医学检验实验室设备管理内审结果分析与改进 [J]．临床检验杂志，2020，38(02)：154-156.

检验设备按照其作用、规模和技术发展水平，可以概括为三个阶段。

(一) 早期阶段——医学实验室的雏形

1827 年，英国生物学家布赖特（Bright）使用一个盛装尿液的锡铅合金汤勺在火上烧煮，通过检测尿液中的蛋白成分，帮助诊断肾脏疾病，这就是早期用生化实验的方法来辅助临床诊断。自从列文·虎克使用自制的显微镜观察到微生物和细胞以后，临床医师也开始借助于实验室检查技术来诊断疾病。1887 年，通过显微镜和原始的细胞计数板，能对血液中的细胞进行计数。在这一时期，最重要的检验设备是显微镜，除了可以检查血液，还能检查尿液和粪便，逐步建立了以血、尿、便"三大常规"为主的实验室技术。到了 19 世纪末，临床上普遍使用显微镜，通过涂片染色的方法观察各种细菌的形态特点，并开展了细菌培养，形成医学实验室的早期雏形。

(二) 萌芽阶段——医学检验的普及与推广

早期检验技术比较简单，当时主要是由临床医师自己来完成实验室工作。后来，由于检查项目的复杂性、多样性以及工作量的增加，临床医师难以独立完成全部的实验室操作，因此，需要助手协助实验室工作。随着检验技术人员的扩大，1912 年在英国利物浦成立了世界上第一个"病理学与细菌学助手协会"，医院实验室的技术工作逐步成为一个独立的职业。但是，在很长的一段时间，实验室技术人员的工作性质仍是辅助性的，需要在临床医师的指导下开展工作。就是在这一时期，相关院校陆续开设了训练实验室技术人员的课程，逐步形成有专门人才培养、操作规范并上升成基本检验理论的学科萌芽。

(三) 现代科技阶段——现代检验设备的普遍使用

第二次世界大战后，随着科学技术和现代医学的发展，检验医学也取得了长足的进步，各种自动化分析仪器开始进入医学实验室。20 世纪 50 年代中期，SMAC 化学分析仪开始在临床应用，各种类型的自动化分析仪相继问世，逐步取代目测比色计和分光光度计。

高效、先进的检验设备的大量应用，使实验室从原来的手工作坊模式，逐步发展成为具有良好组织形式和工作条件的专业医学实验室。在医学实验室，原有人员需要适应学科的发展和更高的用人要求，一些临床医师转行开始专职从事实验室的工作，接受过生物、生化、微生物等专业训练的毕业生也陆续进入检验医学领域，随着人才培养模式、学科体系的日趋完善，检验医学逐渐发展成为一个独立的学科。

现代检验技术和仪器极大地推动了检验医学的发展，到了20世纪80年代国际上用医学实验室科学取代医学技术学。从而将医院实验室从单纯的技术层面提升到科学层面，进而使用更为确切的名称——实验室医学。

二、医学检验设备的特点和分类

(一)医学检验设备的特点

医学检验是以离体的血液、体液、分泌物、排泄物和脱落细胞等为标本，通过试剂、设备、仪器、技术等进行检测，并对检测的过程进行全面的质量控制，最终得出可靠的检测结果，为临床疾病诊断、疾病研究、药物分析、治疗指导、科学研究和人群保健康复提供客观依据的现代化实验室仪器。其品种繁多，发展很快，多是集光、机、电于一体的仪器，使用部件复杂多样。尤其是随着仪器自动化、智能化程度的不断提高，仪器功能的不断增强，各种自动检测、自动控制功能的增加，临床检验设备的设计更加精密、结构更加紧凑复杂。一般来说，临床检验设备具有以下特点。

1. 自动化程度高

检验设备在同一检测系统中可同时具备包括标本自动识别、自动接受、自动离心、自动放血、自动检测；结果自动记录、自动分析、自动报告；随后标本自动拆卸、仪器自动清洗等功能。

2. 多技术领域且结构复杂

临床检验设备涉及光学、机械、电子、计算机、材料、传感器、生物化学、放射等多技术领域，是多学科技术相互渗透和结合的产物。高新技术的发展和应用，使得临床检验设备基本实现光机电算一体化和智能化。电子技术、计算机技术和光电器件的不断发展和功能的完善，更多的新技术、新器件的推广应用，使得临床检验设备的结构变得更加复杂。

3. 仪器功能多、方法先进

在同一仪器中，可以采用生物学法、生物化学法、免疫学法、干化学技术和超声分析法等方法进行标本检测，可同时开展多个项目检查，可同时报告多项参数；临床检验设备始终跟踪各相关学科的前沿。电子技术的发展、计算机的应用、新材料及新器件的应用、新的检验分析方法等都在医学检验设备中体现出来。

4. 检测精度高

临床检验设备用于测量某些组织、细胞的存在、组成、结构及特性并给出定性或定量的分析结果，所以要求精度非常高，目前临床检验的仪器对所测项目基本都可达到任意测试的要求。

5. 对使用环境要求严格

检验设备的自动化、智能化、高精度、高分辨率，以及其中某些关键器件的特殊性质，决定了检验设备对使用环境条件要求很严格。

6. 应用新技术

目前普遍采用可靠性技术、传感技术、系统集成技术、CAT（计算机辅助检测技术）、DSP（数字信号处理技术）、智能控制技术及人机友好界面技术等。

(二) 临床检验设备的分类

临床检验界对临床检验设备的分类争议较大，有主张以检验设备的工作原理为主对临床检验设备进行分类的，如按力学式检验、电化学式检验、光谱分析检验、波谱分析检验等进行分类；也有主张以临床检验的方法为主对临床检验设备进行分类的，如按目视检查、理学检查、化学检查、显微镜检查、自动化技术检查等进行分类。随着现代技术在检验设备中的广泛应用，临床检验的方法和手段也发生了划时代的变化，因此，临床检验设备的确切分类的难度越来越大。依据临床检验中的使用习惯，将所介绍的各种临床检验设备，大体分为以下几类。

(1) 临床检验常规仪器包括显微镜、血细胞分析仪、血液凝固分析仪、血沉分析仪、血小板聚集仪、血液流变分析仪；尿液分析仪、尿沉渣分析仪；自动生化分析仪；电解质分析仪、血气分析仪；自动血培养仪、微生物快速检测仪；酶免疫分析仪、发光免疫分析仪、微量蛋白比浊仪、磁分离酶联免疫测定仪等。

(2) 分离分析检验设备包括离心机、色谱仪器、电泳仪器。

(3) 光谱分析检验设备包括紫外—可见分光光度计、荧光分析仪、原子吸收光谱仪、原子发射光谱仪、荧光光谱仪。

(4) 分子诊断检验设备包括流式细胞仪、实时荧光定量 PCR 仪、全自动 DNA 测序仪和蛋白质自动测序仪等。

(5) 细菌培养与生物安全相关仪器包括培养箱、生物安全柜、净化台等。

(6) 其他临床检验设备包括即时检验设备和自动化流水线。

目前，在临床检验中还常常联合使用不同类别的检验设备，称为多机组合联用，以达到最佳的检验效果。

第二节　检验设备在检验医学中的作用

一、仪器是完成实验室工作的主要工具

人体是一个复杂的有机体，含有成千上万种物质。临床检验诊断的目的是通过仪器和各种方法，分离、分析在某一特定疾病时，体内特别是体液中出现的某些指标量或质的异常，帮助临床诊断、治疗和预防疾病，是医学中不可或缺的一个重要分支。学术界也把实验室工作称为"实验诊断学"。

近年来，随着基础医学和临床医学的发展，分子生物学、流式细胞术、免疫学、蛋 A 组学、生物芯片等新理论、新技术不断涌现，推动了检验医学的发展。计算机技术、生物传感技术、信息技术、自动化的结合使新技术和新方法常常以新型仪器的形式出现在实验室。仪器是实验室完成检测的主要工具。比如，PCR（聚合酶链反应）是一种检测基因的方法，PCR 仪亦是根据 PCR 原理设计的仪器，使手工单个DNA 测定可用于多样本同时扩增和测定。计算机又使操作简易、统一、快速。以后进一步发展出现了荧光 PCR 法，随即诞生了可定性或定量测定基因片段的荧光 PCR仪。一般来说，是先出现需要检测的项目，然后发明了检测项目的多种方法，确定检测这一项目的最佳方法，当这一方法为公众认可后，才出现新的仪器，使方法标准化、快速化或称计算机化，操作更简易。

在一个现代化的实验室，从管理层到每一位员工的日常工作就是通过各种各样的仪器完成的。工作人员的技术水平，精湛与否体现在是否熟练地应用和操作仪器。目前医学实验室常用的仪器主要有形态学分析的显微镜包括普通光学显微镜、相差显微镜和具有图像获取和处理功能的图像分析系统以及电子显微镜；血细胞分析仪包括三分类和五分类血细胞分析仪；各种血栓与止血功能检验设备如凝血仪、血小板聚集仪、血流变检测仪；尿液分析仪包括尿干化学和尿沉渣分析仪，生化分析仪包括干式生化分析仪和大型生化分析仪；免疫分析仪包括半自动的酶标读数仪和洗板机、全自动酶标仪、各种化学发光和荧光免疫分析仪；微生物培养和鉴定仪以及药敏分析仪，流式细胞仪，PCR 扩增仪、实时荧光定量 PCR 仪、DNA 测序仪、核酸杂交仪，血气和电解质分析仪，免疫浊度分析仪包括散射比浊和透射比浊仪，电泳分析仪，色谱和质谱分析仪包括色谱仪、气相色谱仪、高效液相色谱仪和色谱—质谱联用仪和原子光谱仪等，连接样本前处理和复检、储存等后处理以及生化免疫分析仪的自动化流水线，连接血细胞分析仪、自动推染片机甚至细胞图像分析系统的血液分析流水线，更有全自动采血系统和样本传送系统实现了采血管准备、标签粘贴、样本传送至实验室甚至自动化流水线的全自动化。这些仪器和自动化流水线

逐渐走进医学实验室，已经成为临床检验不可或缺的工具，为实验诊断、健康监测和医疗保健提供及时、快速和越来越全面的诊断参考依据。

实验室工作人员，首要的是了解测定某一物质的项目和方法，包括原理、基本操作步骤、影响结果的干扰因素、参考值范围、结果的解释。然后还必须了解选择什么仪器来测定这一项目，仪器参数设置，操作步骤，仪器的维护保养，故障的处理。只有了解熟悉了上述诸点，才能成为一个合格的实验室工作者。临床检验设备学讲述的内容是检验工作人员基本知识的重要组成部分。

二、选择合适的项目和仪器是实验室重要工作

实验室工作主要目的是帮助临床诊断疾病，每一种疾病往往需要多个项目，而每一项目又有多种检测方法[①]。

实验工作的基本流程往往是这样的，首先由医生和实验室工作人员协商开展项目，由实验室决定用什么方法和仪器来测定这一项目。然后建立检测方法学指标，确定参考范围或 cut off 值，建立标准化操作规程。比如，诊断急性心肌损伤就有多个项目：天冬氨酸氨基转移酶，乳酸脱氢酶及其同工酶 1，肌酸激酶及其 MB 型同工酶，心肌肌钙蛋 l 或 T 和肌红蛋白等，在确定项目时，要考虑到病人的实际需要和经济负担，每一个病人不可能做全部项目。其选择原则为：① 了解每一项目的特性，包括敏感性、特异性、出现时间、窗口期长短等；② 参考相关资料进行比较，如有国家标准更好；③ 现有的仪器是否适合该项测试；④ 试剂及消耗品价格；⑤ 临床需求。根据上述原则，一般应首选肌钙蛋白 T 或肌钙蛋白 I，为了观察有无再梗死可增加 CK、CK—MB，如早发急性心肌损伤（<6 小时）加做 Mb 或 hscTn（高敏肌钙蛋白）。

在条件较差，无法做肌钙蛋白的实验室也可用 CK、CK—MB、LDH 代替 cTn 确保病人不漏诊，不误诊，得到及时诊断。

三、选择合适仪器是实验室水平和质量的保证

分析仪器的发展体现了光学、精密机械、微电子、计算机技术等许多先进技术的进步，是防病治病、提高人民健康水平的重要工具。

仪器的选择是实验室工作人员的职责，更是管理层的重要工作。仪器选择首先要收集多方面资料，以便了解仪器的原理和适合检测的项目、仪器的特性、准确性、精密度、故障率、运行速度、机器价格、培训情况，试剂是专用还是通用、仪器类

---

① 潘凌鸿. 关于医学检验实验室建设和管理的探讨 [J]. 现代养生，2019(12)：243-244.

型和型号。在检测时，要确定仪器室间质评比对结果良好，室内质控在控。

仪器的选择，并不是实验室经常进行的工作，但是十分重要，拥有一台性能良好的仪器将能保证实验室工作顺利，故障率低，结果正确，很好地完成实验室工作任务。

第三节　医学检验设备的进展与趋势

医学实验室技术逐渐改变了传统的检验方法，新的检验技术为疾病的诊断分析提供了更为快捷、更为精确的方法。医学实验室仪器的设计更加注重人性化、低成本和利于环保。目前，全球的医学检验设备产品在技术上正朝向数字化、网络化、微型化方向发展，提出了检验设备的发展方向——自动化、智能化、标准化、个性化以及小型便携化。

一、临床检验设备的进展

17 世纪末，荷兰人吕文虎克（Antony van Leeuwenhook）在诊断中创造了显微镜。随后，人们相继应用显微镜观察到血液中的红细胞和白细胞，开始改变仅限于用感官直觉（色、嗅、味等）观察尿液的方式，一些只凭人们感官操纵的检验设备不断出现。随着第一次产业革命的到来，机械指针式检验设备和检验控制装置开始问世。

20 世纪初，电子管的发明及电子学的蓬勃发展，促进了近代医学科学和自动化理论与实践的飞速发展。临床上要求检验科提供的支持诊断、鉴别诊断和准确诊断的依据不断增多，要求也不断提高。这些都为近代临床检验设备的发展奠定了基础。随着晶体管的发明，数字化技术进展迅速，各种模拟——数字转换技术日趋成熟。从 20 世纪 50 年代到 60 年代中期，一大批数字式检验设备开始应用于临床检验。例如，生化分析仪就从单通道连续流动式发展到多通道连续流动式自动分析仪。在这个阶段，虽然电子计算机的发明在科学技术领域引起了轰动，但计算机技术并未对临床检验设备产生革命性的影响。这是因为当时的计算机还是一种技术复杂、价格昂贵的设备，只有少数专业人员才能掌握和操纵。计算机很难在临床检验设备中获得普遍应用，仅有少数需要浩繁数据处理的大型精密检验设备如质谱仪、波谱仪、声谱仪等才尝试使用计算机技术 [1]。

---

① 李晓颜. 临床检验设备规范化管理流程探讨 [J]. 中国社区医师，2020，36(27)：185-186.

20世纪70年代，随着大规模集成电路制造技术的发展，发明了微处理器芯片。随后，美国开始制售配微型计算机的检验、分析仪器产品。从1975年起，微处理器和微型计算机在各种检验、分析仪器中的应用以平均每年35%的速度递增。到20世纪90年代，由计算机系统控制的多通道的自动化分析仪，随机任选式、大型的、微机化的全自动生化分析仪等已在中等规模以上的医院普及应用。

全实验室自动化又称全程自动化，是指将医学实验室相互有关或互不相关的自动化仪器串联起来，构成流水线作业的组合，形成大规模的全检测过程的自动化。在运行时，一份样品自临床科室运送至实验室后，首先由条形码识别器加以识别、分类，自动混匀、开盖或离心分出血清，再分配至不同的自动化分析系统（如生化系统、免疫系统）进行测试、打印及储存结果。试验完毕后分析系统处于待命状态，医学实验室信息系统采集系统中各个部分的临床检验数据并核实检验结果，为临床诊断和治疗提供准确的能息，将LIS连接到实验室信息系统上。测定标本刚刚通过流水线时，所有检验信息可立刻为整个医院所共享。

全实验室自动化于20世纪80年代首见于日本。当时日本Dr.Sasaki建立了世界第一个组合式实验室，采用标本传送系统和自动化控制技术，检验人员只需将标本放入传送带，分析仪器便可根据设计好的程序工作，检验人员不再接触标本，自动取样、自动报告，减少了操作人员感染疾病的概率，节省了劳动力。如Aeroset型全自动生化仪每年可完成150万次检验，检验59个项目，每小时可完成2000次检测，此后日本其他实验室也相继发展了自己的全实验室自动化系统。日本国立医学院70%以上的医院配备了不同规模的自动化系统。由于装备全自动检验系统所需费用较高，限制了在中小医院和经济欠发达地区的发展。20世纪80年代末和90年代初美国和欧洲也相继建立了自己的全实验室自动化系统。全实验室自动化除了有各系统的自动检验设备外，还要有样品运送、分离、条形码处理、分配等前处理的自动化，即样品前处理系统。

进入21世纪，临床检验设备技术更新快、高科技含量增长迅猛，正向自动化、智能化、一机多能化方向发展。发展更新主要表现在：基于微电子技术和计算机技术的应用实现检验设备的自动化；通过计算机控制器和数字模型进行数据采集、运算、统计、分析、处理，大大提高了检验设备的数据处理能力，数字图像处理系统实现了检验设备数字图像处理功能的发展；检验设备的联用技术向检测速度超高速化、分析试样超微量化、检验设备超小型化的方向发展。大多临床检验设备已具备超微量分析的能力，检测全程由计算机控制，其智能化、自动化、一机多能化程度更高，许多仪器都集大型机的处理能力和小型机的应变能力于一身。如生化分析仪器的光路系统技术更先进，可使波长范围更宽、稳定性更高，操作系统的数据分析和处理能力更强，更方便实现网络化；免疫分析仪器的特异性和灵敏度更高；等等。

近几十年来，医学、生理学、生物化学等学科研究的深入使生物体信息量不断增加，极大地促进了临床医生对检测项目的需求，而生物样品中诸如激素等微量至痕量组分对临床疾病诊断具有重要作用，为发展快速灵敏的检验设备产生了巨大的推动力。荧光偏振、化学发光、分子标记、生物传感、生物芯片等高新技术的出现与应用，不仅使临床检验的仪器设备不断向灵敏度更高、需要的样品用量更少、分析速度更快、操作更便捷的方向发展，而且使检验设备的更新周期大为缩短。临床检验设备的"模块化"和"全实验室自动化"的实现，打破了传统的临床检验的技术分工模式，使得一份样品可以自动满足所有血液、生化、免疫等不同检测项目的要求。而临床检验设备的小型化、操作简便化更使得检验人员、临床医护人员，甚至病人自己或其亲属可以在病人床边或病人家中完成某些通常需要在专门实验室才能完成的检验项目的检测。

二、临床检验设备的发展趋势

目前，全球的医学检验设备产品在技术上正朝向数字化、网络化、微型化方向发展。提出了检验设备的发展方向——标准化、自动化、信息化、人性化和临床化以及小型便携化。分子生物学技术、流式细胞技术、标记免疫技术、生物质谱技术、生物传感技术、信息技术等一系列的新技术已经运用到仪器的研发中，成为核心技术和前导技术，影响着检验设备发展的方向。

（1）由计算机技术和通信技术相结合而发展的计算机网络，已广泛应用到临床检验实验室中，形成了多用户共享、高精度、高速度、多功能、高可靠性的检验设备。

（2）利用物理学的新效应和高新技术及其成就，开发新型检验设备；利用高灵敏度、高稳定性、强抗干扰能力的传感器技术和纳米检测技术，研制高精度、高分辨率的检验设备。

（3）模块式设计形成一个高质量、多功能的检验系统，实现了一机多用。一台仪器可测定常规、特殊生化、药物治疗、滥用药物、特种蛋白、免疫等多种项目，还可以方便地增减各种可选部件及外部设备，扩展其功能。随着临床检验项目的增多，新理论的研究、应用及新技术的引进，各种检验设备的组合联机已大量涌现。模块式接入系统使用更方便灵活、经济实用。不同模块联机组合实行自动进样、自动切换、自动分析处理复杂数据。这些技术的革新都将大大降低检验成本，提高临床检验的质量监控水平。

（4）高智能化的临床检验设备。原先借助人工操作实现的标本送入、条形码输入、完成检测、数据存储输出、连接网络等工作过程，现在完全由计算机控制的机械系统和数据处理分析系统准确无误地自动完成，速度更快，效率更高。仪器能定期自动校检，原先借助人工操作实现的标本送入、条形码输入、完成检测、数据存储输出、连接网络等工作过程，检测完成后分析结果及时存储，便于查询，避免了差错，缩短了出报告的时间。自诊断、自控、自调、自行判断决策等高智能功能，使检验设备的操作使用更加方便、快捷，并向全能型、全自动化和先进的"人—机"对话方向迅速发展。

（5）自动化水平更高。检验设备的自动化反映了检验设备前进的步伐，这里的自动化包括从分析前到分析后的全过程。一些目前还没有完全实现自动化的检测单元也将逐步实现自动化，比如，免疫学单元和微生物学单元。各种全自动细菌培养系统、全自动菌落分析仪、病毒免疫荧光分析仪等将会在各级医院检验科普及。分子生物学技术所需要的如 PCR 仪、DNA 测序仪、生物质谱仪、流式细胞仪这些高科技的自动化仪器也会逐步普及。各种新型检验设备竞相涌现，它们的共同特点是具有先进的检测系统和强大的数据处理功能，其功能及性能日趋完善，检测速度更快、准确度更高、重复性更好、交叉污染和消耗也更低。

（6）仪器更个性化。以需求为导向的生产同样是未来检验医学设备的发展趋势，实现设备的个性化发展迫在眉睫。今后发展的重点在于核心装备与关键技术的选择，针对市场需求重点发展常规仪器，适量发展先进仪器。

（7）即时检验设备的临床应用。随着微电子技术和电极技术的进一步发展和人们生活节奏的加快，方便快捷的疾病诊断和治疗、家庭医疗与保健将越来越重要。因而功能强、集成度高、体积小、可靠性高、价格低、使用方便的即时检验设备将得到快速发展，其小型便携、功能全面，方便床旁检测和现场实时监测，病人甚至可以自己进行简单的测试，对于及早诊断、疗程监控都有实际意义，即时检验设备已形成在医疗设备领域快速发展的趋势，日益受到各国科技界的普遍重视。随着微型化技术的发展，纳米技术的创新应用，微型检验设备不但能进入人体各管腔，而且可能进入细胞内应用。在未来的世界医疗器械发展中，微型检验设备的开发应用将有着巨大的市场潜力和长远的生命力。例如，小型血糖仪已经广泛应用，不仅门诊检验必备，很多有糖尿病病人的家庭也备有，以便随时监测血糖水平。各种更小型便携的生化分析仪、心电图仪、B 超、血气分析仪、电解质分析仪、血凝仪及其他急诊项目检验设备等将逐步应用于临床，也将为各社区医疗保健工作、急诊、出诊带来方便。

（8）多功能、多参数、智能化和尖端化检验设备的不断涌现，又推动检验医学不断发展，进入新水平。例如，多分类的血细胞分析仪的应用，把临床检验血液学提高到了一个全新的水平；连续高速化、组合化、超微量化、智能化和尖端化的全自动生化分析仪推动临床生物化学检验不断朝着分子水平迈进。

（9）注重环保。检验人员在工作过程中极易受到病菌感染，使用真空采血针和装备自动化检验设备可以减少污染，提高功效。检验使用的化学试剂易污染水源，采用干试剂检测，能够减少对水的污染。瑞士 AVI 公司生产的生化分析仪可将反复使用的反应杯子自动冲洗干燥，还可将废液分成高危液和稀释液，便于分类排放，有利于环保。医疗服务市场的竞争，加剧了医学检验设备设备的更新换代，生产商也不断地寻求新的商机。在医疗仪器市场竞争中，只有追求新技术才能不断地占领市场制高点。自动化、高智能、新设计组合、低成本、低污染仍然是临床检验设备发展的方向。

21 世纪是生物科学高速发展的时代，随着生命奥妙的不断被揭示，医学检验将由"过去时"走向"将来时"，即由疾病发生后的检验印证变成前瞻性的检验诊断，还将在个体化治疗和药效评价上发挥重要的作用，由动变被为主动，为临床诊断提供更为准确的依据。在全球化背景下的中国检验医学正在与国际接轨，不断迈上新的台阶。

医学检验设备学是在人们认识疾病、明确诊断、观察疗效、推测预后和不断提高人类生存质量的过程中，为适应临床需求逐步发展起来的一门新兴学科。科学技术的快速发展，促进了临床检验设备的不断更新与进展，智能化、自动化、多功能集成化是检验设备更新的重要趋势，随着人类基因组序列草图的绘制成功，人类的遗传密码的破译，还将促进临床检验新理论、新技术和新仪器的不断涌现。

第七章　医学检验设备

第一节　医用显微镜

显微镜（microscope）即利用光学或电子光学原理，把肉眼所不能分辨的观察样品放大成像，以显示其细微形态结构信息的科学仪器。显微镜是临床检验中最基本、最必需的仪器。显微镜的应用是人类进入原子时代的标志，是人类研究物质微观结构的有力工具。

一、显微镜的发展

1590 年在荷兰的米德尔堡，汉斯（Hans）和扎卡里亚斯·詹森（Zacharias Janssen）共同组装了世界上第一台复合显微镜，即在一只管子的两端各装上一个镜片，其中一个镜片靠近被观察的物体（物镜），另一个靠近眼睛（目镜）。这个简陋的装置即是现代显微镜的雏形。其后数百年来，在机械、电子和光学结构等方面不断创新和发展，制造出各类医学显微镜。

显微镜的发展大致可分为三代：第一代为光学显微镜，现在的光学显微镜可把物体放大 1500 倍，分辨的最小极限可达 0.2 ^{i} m；第二代为电子显微镜，其将电子流作为一种新的光源，对物体的放大及分辨本领比光学显微镜高得多；第三代为扫描隧道显微镜，可将物像放大数亿倍以上，从而使人们第一次直观地"看到了"原子、分子，被人们称为"看得见原子"的显微镜，其发明使人们的观察视野进入纳米层次[1]。

为了增强显微镜的功能，利用光学的一些特殊机制及专门制作的器件可使普通光学显微镜原本看不到或看不清的微小物体也能够很好地被观测到，从而形成特种类型显微镜系列，如暗场显微镜、荧光显微镜、紫外光显微镜、偏光显微镜、相衬及干涉显微镜、近场显微镜等，它们在生物和医学科学研究中均有广泛应用。目前临床检验中最常用的仍然是普通光学显微镜和电子显微镜。

---

[1] 王成辉，张鹏，陈文霞. 医用光学生物显微镜的修理与调整 [J]. 中国医疗设备，2011，26(07)：125+95.

二、显微镜的分类

显微镜主要是由物镜和目镜组成，物镜的焦距很短，目镜的焦距很长。物镜的作用是得到物体放大实像，目镜的作用是将物镜所成的实像作为物体进一步放大为虚像。显微镜中通过聚光镜照亮标本，再通过物镜成像，经过目镜放大，最后通过眼睛的晶状体投影到视网膜。显微镜按工作原理和它的组成结构可分为光学显微镜和电子显微镜。

（一）光学显微镜

光学显微镜的成像原理是以光为介质，利用可见光照射在物体的表面，造成了局部散射或反射来形成不同的对比，然后再对被物体调制了的信息进行解调便可得物体的空间信息。光学显微镜又分为传统的远场光学显微镜和近场光学显微镜。

传统的远场光学显微镜的分辨能力一直局限于它的波长 λ 或孔径 $n\sin\theta$ 参数的大小，而近场光学显微镜的工作方式是将小于波长的超分辨极限的精细结构和起伏的信息从近场区的电磁场获取，然后再将含该信息的隐失场变换为可进行能量输送的传播场，使放在远处的探测场和成像器件可以接受到隐含在隐失场中的超分信息，从而进行测量。

它的工作原理是，当发生光衍射现象时，利用光的可逆性，即光的传播方向反转时，光将沿入射的途径逆向传播。故用含有超分辨信息的隐失波照射具有小于波长的精细结构或空间起伏的物体，如光栅、小孔，则这些光栅或小孔可把隐失波转换成含有超分辨信息的传导播，为远处探测器所接受。故它的核心部件是近场探测的小孔装置，常用的探针有小孔探针、无空探针、等离子激元探针。

近场显微镜的特点是样品照明和样品收集这两者必须至少有一个是工作在近场，近场显微镜采取的是网络状扫描成像的方法。常用的近场显微镜有扫描隧道显微镜和原子力显微镜。

（二）电子显微镜

电子显微镜的成像原理是根据电子光学原理，以电子束为介质，用电子束和电子透镜代替传统的光束和光学透镜。电子显微镜利用电磁场偏折、聚焦电子及电子与物质作用所产生散射之原理来研究物质构造及细微结构的精密仪器。由于波动理论的发现使人们改变了传统观念光的波长不可变，从而产生了电子显微镜，使得显微镜的解析度和放大倍数得到了数量级的飞跃。电子显微镜的构造与光学显微镜的原理相似，由三部分组成：聚光镜、物镜和投影镜（目镜）。电子显微镜按结构和用途可分为透射式电子显微镜、扫描式电子显微镜（反射式电子显微镜和发射式电子显微镜等）和（扫描透式）显微镜。

三、显微镜在医学的应用

在医学实验室，显微镜是常用的检验和研究工具，根据其结构和用途的不同，有不同的分类。按原理不同分为光学显微镜和电子显微镜。光学显微镜（简称光镜）以光学放大倍数或合像光路的区别分为生物显微镜和体视显微镜，医用显微镜以前者为主。生物显微镜按其构型和物镜的朝向而分为正置显微镜和倒置显微镜；按其作为基本用途或专门用途可分为普通显微镜和特种显微镜，组合式显微镜即是将多项特种显微观察技术汇集于一体、便于科学实验的特种显微镜；在GB/T2985-2008表述中，生物显微镜分为：① 普及显微镜适用于一般明场观察；② 实验室显微镜兼有明场、暗场、相差和荧光显微术和显微摄影术；③ 研究用显微镜除能够实现实验室显微镜功能外，还具有偏光、微分干涉显微术和激光共聚焦显微镜。常见的电子显微镜（简称电镜）主要有透射电镜和扫描电镜两大类。

第二节　常用电泳分析仪器

一、电泳概述

1809年俄国物理学家佩希（PeHce）首先发现了电泳现象，但直到1937年瑞典的提塞留斯（Tiselius）利用u形管建立了分离蛋白质的移界电泳法，成功地将血清蛋白质分离成5种主要成分（清蛋白、a1、a2、â、ã - 球蛋白），才开创了电泳技术的新纪元。20世纪50年代后，滤纸电泳和聚丙烯酰胺凝胶电泳在生物学研究中普遍使用，20世纪80年代后，许多自动化电泳仪器相继被医学实验室所采用，电泳技术已成为基础医学和临床医学研究的重要工具之一。目前，电泳技术广泛用于蛋白质、多肽、氨基酸、核苷酸、酶等成分的分离和鉴定，还可用于细胞与病毒的研究。

临床常用的电泳分析方法主要有醋酸纤维素薄膜电泳、凝胶电泳、等电聚焦电泳、双向凝胶电泳和毛细管电泳等。特别是毛细管电泳技术，以其高效、快速、灵敏、应用范围广、所需样品少和自动化程度高等特点，正逐渐被广大医学实验室所接受，在医学检验领域的应用也日趋广泛和深入。

实现电泳的方式和方法多种多样，但基本原理是相同的。依据电荷守恒定律，在一个与外界没有电荷交换的系统中，无论进行怎样的物理过程，系统内正、负电荷量的代数和保持不变。物质分子在正常情况下不显示带电性（所带正、负电荷量相等），在一定的物理作用或化学反应等特定条件下，某些物质分子会成为带电的离子（或粒子）。在同一电场中，不同带电粒子因所带电荷不同或虽所带电荷相同但荷质比不同，经电泳一段时间后，由于移动速度不同而相互分离，分开的距离与外加电场的电压及电泳时间成正比。

二、电泳的主要分离模式与常用方法

(一)电泳的主要分离模式

按电泳的原理来分有三种电泳分离模式，即移动界面电泳、区带电泳和稳态电泳。

1. 移动界面电泳

移动界面电泳是指带电分子的移动速率通过观察界面的移动来测定的电泳。将被分离的离子（如阴离子）混合物置于电泳槽的一端（如负极），在电泳开始前，样品与载体电解质有清晰的界面。电泳开始后，带电粒子向另一极（正极）移动，泳动速度最快的离子走在最前面，其他离子依电泳速度快慢顺序排列，形成不同的区带。只有第一个区带的界面是清晰的，达到完全分离，其中含有电泳速度最快的离子，其他大部分区带重叠。该方法已被带支持介质的区带电泳所取代。

2. 区带电泳

区带电泳是临床检验领域中应用最广泛的技术，有重要的临床意义。在一定的支持物上，于均一的载体电解质中，将样品加在中部位置，在电场作用下，样品中带正电荷或负电荷的离子分别向负极或正极以不同速度移动，分离成一个个彼此隔开的区带。区带电泳因所用支持体的种类、粒度大小和电泳方式等不同，其临床应用的价值也各有差异。固体支持介质可分为两类：一类是滤纸、醋酸纤维素薄膜、硅胶、矾土、纤维素等；另一类是淀粉、琼脂糖和聚丙烯酰胺凝胶。第一类支持介质现已被第二类支持介质所替代。

3. 稳态电泳

稳态电泳（或称置换电泳）是带电颗粒在电场作用下电迁移一段时间后达到一个稳定状态的电泳，此后，电泳条带的宽度不再随时间的变化而变化，如等电聚焦和等速电泳。

(二)常用的电泳方法

1. 纸电泳

纸电泳是指用滤纸作为支持载体的电泳方法，是最早使用的区带电泳。由于其操作简单方便，得以广泛应用于各领域，如分离、确定某些蛋白质（糖蛋白、脂蛋白）。尤其是在分离氨基酸的混合物时，PE 是一种很有价值的分析技术。自 1957 年，Kohn 将醋酸纤维素薄膜用作电泳支持物以来，PE 已被醋酸纤维素薄膜电泳所取代。

2. 醋酸纤维素薄膜电泳

利用纤维素的羟基乙酰化形成纤维素醋酸酯，用该物质制成醋酸纤维素薄膜。这种薄膜对蛋白质样品吸附性小，能几乎完全消除纸电泳中出现的"拖尾"现象，又因为膜的亲水性较弱，所容纳的缓冲液也少，电泳时经过膜的预处理、加样、电泳、染色、脱色与透明即可得到满意的分离效果。电泳对电流的大部分由样品传导，因此分离速度快，电泳时间短，样品用量少，5 ì g 的蛋白质即可得到满意的分离效果。特别适合于病理情况下微量异常蛋白的检测。

3. 凝胶电泳

凝胶电泳是由区带电泳中派生出的一种用凝胶物质作为支持物进行电泳的方式。普通的凝胶电泳在板上进行，以凝胶作为介质。常用的凝胶有交联聚丙烯酰胺凝胶、琼脂糖凝胶等，这种介质具有多孔性，有类似于分子筛的作用，流经凝胶的物质可按照分子的大小逐一分离。

凝胶电泳中的琼脂糖凝胶电泳（常用于临床生化检验中乳酸脱氢酶（LDH）、肌酸激酶（CK）等同工酶的检测和聚丙烯酰胺凝胶电泳（可用于蛋白质、核酸等分子大小不同的物质的分离、定性和定量分析。还可结合去垢剂十二烷基硫酸钠，测定蛋白质亚基的相对分子质量），是普通电泳中应用最多的两种形式。特别是十二烷基硫酸钠—聚丙烯酰胺电泳（SDS—PAGE），由于电泳时各种蛋白质棒状分子表现出相等的电荷密度，纯粹按分子大小由凝胶的分子筛效应进行分离，被广泛用来测定蛋白质的相对分子质量。

4. 等电聚焦电泳

等电聚焦电泳（Isoelectric Focusing Electrophoresis，IFE）是 20 世纪 60 年代中期问世的一种利用有 pH 梯度的介质，分离等电点不同的蛋白质的电泳技术。将两性电解质加入盛有 pH 梯度缓冲液的电泳槽中，当其处在低于其本身等电点的环境中则带正电荷向负极移动；若其处在高于其本身等电点的环境中，则带负电荷向正极移动。当泳动到其自身特有的等电点时，其净电荷为零，泳动速度下降到零，具有不同等电点的物质最后聚焦在各自等电点位置，形成一个个清晰的区带，分辨率极高（可达 0.01pH 单位），特别适合于分离相对分子质量相近而等电点不同的蛋白质组分。

对于与蛋白质类似的两性电解质分子而言，其荷电状况视介质的 pH 值而异。不同的蛋白质等电点不同，如果分子处于 pH 值和等电点一致的溶液中，泳动就停止。如果溶液内的 pH 值是位置的函数，或者说有一个 pH 值的位置梯度，则在一个稳定连续的线性 pH 梯度的溶液（两性载体电解质）中进行分离，每一种被分离的两性物质都移向与它的等电点相一致的 pH 值位置并不再移动（称为聚焦）。由于在等电点的 pH 值位置，两性物质的净电荷（正负抵消）为零，因而又称等电聚焦。

等电聚焦电泳的特点：① 具有浓缩效应，样品分离产生稳定而不扩散的狭区带，对于一步分离、纯化和鉴别蛋白质很有用；② 使用两性载体电解质，在电极之间形成稳定、连续、线性的 pH 梯度；③ 由于"聚焦效应"，即使很小的样品也能获得清晰、鲜明的区带界面；④ 电泳速度快、分辨率高；⑤ 加入样品的位置可任意选择；⑥ 可用于测定蛋白质类物质的等电点和分离相对分子质量相近而等电点不同的蛋白质组分；⑦ 适用于中、大相对分子质量（如蛋白质、肽类、同工酶等）生物组分的分离分析。

5. 等速电泳

等速电泳是电泳中唯一的分离组分与电解质一起向前移动、同时进行分离的"移动界面"的电泳方法，其在毛细管中的电渗流为零。它采用两种不同浓度的电解质，一种为前导电解质，充满整个毛细管柱；另一种为尾随电解质，置于一端的电泳槽中。前导电解质的迁移率高于任何样品组分，尾随电解质则低于任何样品组分，被分离的组分按其不同的迁移率夹在中间，在强电场的作用下，各被分离组分在前导电解质与尾随电解质之间的空隙中移动，实现分离。一旦分离完毕，达到平衡，各区带都以与前导电解质中离子相同的速度向前移动，此时若有任何两个区带脱节，其间电阻抗趋于无穷大，在恒流源的作用下电场强度迅速增加，迫使后一区带迅速赶上，保持恒定。

等速电泳特点：一是所有谱带以同一速度移动；二是区带锐化，即在平衡状态下，若有离子改变速度扩散进入相邻区带，由于它的速度和这一区带上主体组分离子的速度不同，迫使它立即返回自己的区带，因此，界面清晰，显示出很高的分离能力；三是区带浓缩，即组分区带的浓度由前导缓冲液决定，一旦前导缓冲液浓度确定，各区带内的离子浓度即为定值。

6. 免疫电泳

免疫电泳是电泳分析与沉淀反应的结合产物，由格雷伯（Graber）和威利安（Willians）于 1953 年首创，将凝胶扩散置于直流电场中进行。该技术有两大优点：一是加快了沉淀反应的速度；二是将某些蛋白组分根据其带电荷的不同而将其分开，再与抗体起反应，从而使此方法更为微量化、多样化。其应用范围正在日益扩大。

免疫电泳是琼脂平板电泳和双相免疫扩散两种方法的结合。将抗原样品在琼脂平板上先进行电泳，使其中的各种成分因电泳迁移率的不同而彼此分开，然后加入抗体作双相免疫扩散，把已分离的各抗原成分与抗体在琼脂中扩散而相遇，在二者比例适当的地方，形成肉眼可见的沉淀弧。

免疫电泳用于抗原和抗体的相对应性研究；可测定样品的各成分以及它们的电泳迁移率；可根据蛋白质的电泳迁移率、免疫特性及其他特性，确定该复合物中含有某种蛋白质：鉴定抗原或抗体的纯度。

7. 双向凝胶电泳

双向凝胶电泳（two-dimensional electrophoresis, 2-DE）技术又称二维凝胶电泳技术，是由奥法雷尔（O'Farrell）于1975年建立的，用于混合蛋白质组分的分析技术，是目前唯一的能够连续地在一块胶上分离数千种蛋白质的方法，广泛应用于生物学研究的各个领域。其原理是将高分辨率的等电聚集电泳和SDS—PAGE电泳联合组成双向凝胶电泳。

第一向采用等电聚集电泳。蛋白质是由20种不同氨基酸按不同比例通过肽键的连接构成的，蛋白质的一些氨基酸侧链在一定的pH值的溶液中是可解离的，从而带有一定的电荷。蛋白质所带的静电荷（构成蛋白质的所有氨基酸残基所带正、负电荷的总和），在低pH值条件下，静电荷为正；而在高pH值条件下，其静电荷为负。若在某-pH值的溶液中，蛋白质的静电荷为零，则此pH值称为该蛋白质的等电点（pI），等电点取决于其氨基酸组成。当把蛋白质加入含有pH梯度的载体时，如果蛋白质所在位置的pH值与其等电点不同，则该蛋白质会带一定量的正电荷或负电荷，在外加强电场的作用下，蛋白分子就会分别向正极（或负极）泳动，直到pH值与其等电点相等的位置，蛋白质不再泳动，而浓缩成狭窄的区带。等电聚焦电泳就是依照该原理，根据复杂的蛋白质成分中各个蛋白质的pI的不同，将蛋白质进行分离的。

第二向采用SDS—PAGE电泳。蛋白质的电泳迁移率取决于各种蛋白质所带的静电荷、相对分子质量的大小以及形状的不同。SDS是一种阴离子去污剂，可以断裂分子内和分子间的氢键，使蛋白质分子去折叠，从而破坏其分子的二级和三级结构；巯基乙醇和二硫苏糖等强还原剂，能使半胱氨酸残基之间的二硫键断裂。在蛋白质样品和凝胶中加入SDS和强还原剂后，蛋白质分子被解聚成多肽链，与SDS结合成SDS—蛋白质复合物，由于SDS上带有的大量负电荷远远超过了天然蛋白质分子原有的电荷，因而消除了不同种类的蛋白质分子间原有的电荷差异，又因为形成的复合物在水溶液中的形状呈椭圆棒状，进一步消除了蛋白质形状对其电泳迁移率的影响。SDS—PAGE电泳就是按蛋白质相对分子质量的大小使其在垂直方向进行分离的。蛋白质样品经过双向凝胶电泳两次分离后，其结果不再是条带状，而呈现为斑点状，在一个方向上是按照pI的大小排列，在与之垂直的另一个方向上是按照相对分子质量的大小排列，细胞提取液的二维电泳可以分辨出 1000～2000 个蛋白质，可以分辨出 5000～10000 个斑点，这与细胞中可能存在的蛋白质数量接近。IFE/SDS—PAGE 双向凝胶电泳对蛋白质的分离是极为精细的。特别适合于分离细菌或细胞中复杂的蛋白质组分。

第三节 血液检测仪

临床中常用血细胞分析仪、血液凝固分析仪、血液黏度计、血小板聚集仪、自动血沉分析仪等仪器对血液标本的相关指标进行检验，实现对血细胞数量与形态、血液流动和变形、止血与凝血功能等的检查与分析。

一、血细胞分析仪

血细胞分析仪是医学检验中最常用的分析仪器之一，其主要功能为对血液中不同类型的细胞进行计数、白细胞分类计数、血红蛋白（hemoglobin，HGB）含量测定等，并根据检测数据得出相应的细胞形态参数。

(一)基本检测原理

1.电阻抗法检测原理

悬浮于电解质溶液中的血细胞相对于等渗的电解质溶液为非导电颗粒。当体积不同的血细胞通过微孔检测器的计数小孔时，在小孔内外电极之间的恒流电路上，电阻值瞬间增大，产生一个电压脉冲信号。脉冲的数量与细胞的数量成正比，脉冲的幅度与细胞的体积成正比。脉冲信号经放大、阈值调节、甄别、整形后，送入计数系统进行处理，得出被测细胞的体积及数量等信息，对红细胞和血小板根据体积进行区分并分别计数，并可在一定的条件下对白细胞计数和按照体积大小进行分群。这就是电阻抗法检测原理，又称库尔特原理，它是三分群血液分析仪的核心技术，也是现代五分类血细胞分析仪联合检测技术中的重要分析手段[1]。

由电阻抗法检测原理，悬液中的血细胞在一定时间内流过一个用红宝石做成的微孔，微孔直径 100um，厚 70um。细胞依据体积不同而产生大小不同的脉冲信号，仪器在进行分类计数的同时还可以提供细胞体积分布图。以体积（fL）为横坐标，细

---

[1] 项莹.分析全自动血细胞分析仪在血常规检验中的价值[J].中国医疗器械信息，2021，27(01)：104-105.

胞的相对数量为纵坐标，把细胞在一个个很小的体积范围（一般小于2fL，称为通道）内的数量分布情况表达出来，称为细胞体积分布直方图。例如，正常血小板的体积在2～30fL范围内，设置64个通道，每个通道对应一定的微小体积范围，悬液中的血小板通过计数小孔时产生信号经处理得出其体积，累计于相应通道中。检测完毕，仪器可自动绘制能显示某一特定细胞群的细胞体积分布直方图，也可提示异常图形及相应部位报警，脉冲信号直方图表达细胞或颗粒体积大小的异质性。正常人的血细胞直方图在不同类型的血细胞分析仪上有特定的曲线，掌握正常血细胞直方图的特征可以发现异常情况，并按规则对血液标本进行复检。

2. 联合检测型血细胞分析仪工作原理

20世纪80年代以来，开发出了联合检测型技术，形成了"五分类"血细胞分析仪检测原理。联合检测技术均以流式细胞技术为基础，使标本悬液中的细胞在鞘流液包裹下，单个成束排列通过联合检测器被分析，一方面最大限度地降低了细胞间的重叠，另一方面联合使用多项技术同时分析一个细胞，综合分析测量数据，可获得更准确、精密的结果。

（1）VCS分析技术

VCS是体积（volume）、传导性（conductivity）和光散射（scatter）的组合缩写。这个技术的特点是在溶解红细胞时保持白细胞不变或者"接近原态"，对正常白细胞和幼稚细胞进行精确分析。细胞体积的分析仍采用电阻抗原理，无论细胞在检测通道光路上的方向如何，均能被准确测量出体积大小。传导性分析采用高频电磁探针原理测量细胞内部结构间的差异，高频电流可以穿透细胞，从而收集细胞内部构成、细胞核和细胞质的比例以及细胞内质粒的大小和密度等信息，将大小相近的细胞区别开来，如区分直径均在9～12μm的嗜碱性粒细胞和淋巴细胞。光散射检测器内的氦—氖激光器发出一椭圆形的单色激光束，垂直照射计数池通道，在不同角度（10°～70°）对每个流经的细胞进行扫描分析，测定其散射光强度，探测细胞内核分叶状况和胞质中的颗粒情况，提供有关细胞颗粒性的信息，可以区分出颗粒特性不同的细胞群体从而提供细胞结构、形态的光散射信息。由于细胞内粗颗粒对光的散射能力较细颗粒更强，故光散射分析对细胞颗粒的构型和颗粒质量具有很好的区别性能。

运用流体动力聚焦技术，使血细胞在鞘流液中以单个细胞排列，逐个进入石英材质的流动检测池中，同时接受VCS三重技术的检测。仪器将分析每个细胞在V、C、S三种检测技术上的测量结果，因为不同类别的细胞会在体积、表面特征、内部结构等方面呈现明显的不同。根据体积（Y轴）、传导性（Z轴）和光散射（X轴）的参数特征，细胞被定义到三维散点图中相应的位置。散点图上所有单个细胞的位置就形成了相应细胞的群落，经统计处理，得出白细胞分类计数的结果。仪器不仅仅做出对正常白细胞的五项分类结果，给出典型的散点图型，还可以提示许多异常细胞区域的报警。

（2）多角度偏振光散射分析技术

仪器结合双鞘液技术，以氦—氖激光照射单个排列的细胞，收集多角度激光和偏振光散射强度信号，经综合分析实现白细胞的分类计数。这种技术是在单一检测器通道中完成的，高度保证了取样后细胞分析条件的一致性，并大大提高了分析效率。全血标本中红细胞和血小板的计数仍采用电阻抗原理进行。

全血标本与鞘液混合稀释后，细胞悬液经流体动力聚焦作用与鞘液快速、依次通过流式细胞检测窗，被垂直入射的激光照射并检测。散射光强度从以下四个方面表现：①0°（1°~3°）前向角散射光强度反映细胞大小，同时检测细胞数量；②10°（7°~11°）小角度散射光强度反映细胞结构以及核质的复杂性；③90°（70°~110°）垂直角度散射光强度反映细胞内部颗粒及核分叶的状况；④90°D（70°~110°）垂直角度的消偏振光散射强度，基于嗜酸性粒细胞可将垂直角度的偏振光消偏振的特性，将其从中性粒细胞及其他细胞中区分出来。数据经电脑软件处理，绘制散点图和直方图，完成白细胞的分类计数。

（3）光散射与细胞化学联合检测技术

应用激光散射与过氧化物酶染色技术进行白细胞计数和分类计数。这种方法不再仅依赖于细胞体积、形态的特征进行分类和计数，而是深入细胞质内检测酶的生理活性，利用细胞内真正发生的细胞化学反应来染色并鉴别不同的白细胞类型。

这类仪器一般有五个测量通道：过氧化物酶检测（白细胞分类）通道；嗜碱性粒细胞／分叶核检测通道；红细胞／血小板检测通道；血红蛋白测量通道；网织红细胞检测通道。

（4）电阻抗、射频和细胞化学联合检测技术

利用电阻抗、射频和细胞化学联合检测技术，通过四个不同的测量通道对白细胞、幼稚细胞进行分类和计数。这类仪器共有四个不同的检测系统，将标本用特殊细胞染色技术处理后，再应用细胞大小和核内颗粒的密度技术对白细胞进行分类和计数。

第一，淋巴、单核、粒细胞（中性粒细胞、嗜酸性粒细胞、嗜碱性粒细胞）检测系统采用电阻抗与射频联合检测方式。使用作用较温和的溶血剂，使其对白细胞核及细胞形态影响不大。在小孔检测器内外电极上有直流和高频两个发射器，由于直流电不能达到细胞质及核质，而高频电能透入胞内测量核大小和颗粒多少，因此这两种不同的脉冲信号的个数及高低综合反映了细胞数量、大小和核内颗粒密度。以

细胞大小为横坐标，核内颗粒的密度为纵坐标，将被检测细胞定位于二维散点图上。由于淋巴细胞、单核细胞及粒细胞的大小、细胞质含量、核形态与密度均有较大差异，故可通过扫描得出其比例。

第二，嗜酸性粒细胞检测系统利用电阻抗原理计数。血液经分血器分血后与专用溶血剂混合，特异的溶血剂使嗜酸性粒细胞以外的所有细胞均溶解或萎缩，随后含完整嗜酸性粒细胞的液体经电阻抗电路计数。

第三，嗜碱性粒细胞系统检测原理与嗜酸性粒细胞相同，只是其溶血剂只能保留血液中的嗜碱性粒细胞。

第四，幼稚细胞检测系统由于幼稚细胞膜上的脂质较成熟细胞少，在细胞悬液中加入硫化氨基酸后，由于脂质占位不同，结合在幼稚细胞膜上的硫化氨基酸较成熟细胞多，加入溶血剂后，硫化氨基酸保护幼稚细胞形态不受破坏，而成熟细胞溶解，然后通过电阻抗法计数幼稚细胞。

(5) 双鞘流技术和细胞化学染色法联合检测技术

双鞘流是专利技术，而测定本身是通过电阻抗技术和光学分析技术联合实现的。本方法将细胞化学方法和物理方法有机地结合在一起，由于采用了两个鞘流连续检测技术，提高了分析的精度和抗干扰能力，使白细胞的分类计数更为真实可信。

双鞘流系统中的流式通道有两个检测装置，60 ì m 鞘流孔用于细胞体积的测定，42 ì m 的光窗测定吸收比率用于分析细胞内容物。标本被鞘流稀释液作用，排列在流式通道的中央，细胞经第一束鞘流液后通过电阻抗微孔测定细胞真实体积，然后通过第二束鞘流引导到达光窗进行光散射和光吸收测定，分析细胞内部结构，最终将细胞测定信息在散点图相应的位置上表现出来。双鞘流技术有效避免了多个细胞同时通过检测器而造成的计数误差，防止气泡和静电对细胞分类的影响，大大提高了白细胞分类的准确度，并可识别巨大未成熟细胞和异型淋巴细胞。

仪器通过多个通道来完成白细胞的五项分类。结合专利酶促细胞化学全面染色技术，可对单核细胞的初级颗粒、嗜酸性粒细胞和中性粒细胞的特异颗粒进行不同程度的染色，同时对细胞的脂质组分(细胞膜、核膜、颗粒膜)进行染色。分析中还采用了360°样品旋转混匀技术、直线切割阀分血技术、多通道样品分配系统技术、多波长光学分析技术、时间检测装置、白细胞平衡检测技术等多项专利。

红细胞和血小板仍然采用电阻抗原理测定，血红蛋白采用比色法分析。

3. 血红蛋白测定原理

血红蛋白含量的测定在各型仪器中的检测原理相同，都采用光电比色法。在已稀释的血液标本中加入溶血剂，使红细胞溶解并释放出血红蛋白，血红蛋白与溶血剂中的有关成分结合形成血红蛋白衍生物，进入测试系统。在特定的波长

（530～550nm）下比色，测得的吸光度值与血红蛋白含量成正比，经仪器数据处理报告标本中血红蛋白浓度。

4. 网织红细胞检测原理

网织红细胞计数是反映骨髓造血功能的重要指标。网织红细胞是晚幼红细胞脱核后到完全成熟红细胞之间的过渡细胞，因其胞质中残存嗜碱性物质——RNA，在活体状态下可被染成蓝色细颗粒或网状物而得名。20世纪90年代初，出现了网织红细胞分析仪，多采用激光流式细胞分析技术与细胞化学荧光染色联合技术，替代人工目测法，在临床中取得了良好的效果。在流式细胞仪的测量中，一般用一些特殊的荧光染料与网织红细胞中的 RNA 结合发出特定颜色的荧光，荧光强度与细胞内 RNA 的含量成正比。经数据处理系统综合分析检测数据，报告网织红细胞计数及精确指示网织红细胞占成熟红细胞的百分率。

（二）血细胞分析仪的结构与工作流程

1. 仪器结构

各种类型血细胞分析仪的工作原理和功能不同，结构也不尽相同。一般主要由机械系统、电子系统、血细胞检测系统、血红蛋白测定系统及计算机控制系统等以不同形式组合构成。

（1）机械系统

机械系统包括机械装置和真空泵。如全自动血细胞分析仪，其机械装置一般含进样针、分血器、稀释器、混匀器及定量装置，用于标本的定量吸取、稀释、传送、混匀，以及将样品移入各种参数的检测区，兼有清洗液路和排除废液的功能。

（2）电子系统

电子系统由主电源、电子元器件、温控装置、各类电路控制系统（如自动真空泵电子控制系统）、自动监控、显示和报警系统等组成。

（3）血细胞检测系统

临床上常用的血细胞分析仪，主要使用电阻抗检测系统和流式光散射检测系统两大类。

第一，电阻抗检测系统由检测器、放大器、甄别器、阈值调节器、检测计数器和自动补偿装置组成，用于红细胞、血小板的计数，以及在"二分群""三分群"类的分析仪中，担任白细胞的分群计数功能。

正确的检测是血细胞逐个通过检测器的小孔，一个细胞只产生一个脉冲信号。但在实际检测过程中，两个或多个细胞重叠而同时进入孔径感受区内，仅产生一个高或宽脉冲信号，引起一个或多个脉冲丢失，计数产生偏差。这种脉冲减少现象称为复合通道丢失或重叠丢失。现代血细胞分析仪都设置自动补偿装置，在分析中自动校正复合通道丢失，保障分析质量。

第二，流式光散射检测系统由激光光源、检测区域装置、检测器、放大器、甄别器、阈值调节器、检测计数器和自动补偿装置组成。这类检测系统主要应用于"五分类"或"五分类＋网织红细胞"等较高档次的仪器中。

(4) 血红蛋白测定系统

血红蛋白测定系统由光源 (一般为 546nm 波长的 LED 灯)、透镜、滤光片、流动比色池和光电传感器组成。

(5) 计算机控制系统

计算机控制系统是仪器的大脑，其主要功能包括接收信号、检测系统参数、产生控制信号、接收按键信号、运算功能、存储功能、驱动 LCD 显示屏、驱动键盘和打印机等。

2. 血细胞分析仪的工作流程

血细胞分析仪通常有多个检测通道对血液细胞成分进行分析。各系统和通道之间有机配合，将检测信号送至数据处理单元进行综合分析，报告相关检验结果。各种型号的血细胞分析仪工作流程相似。

(三) 血凝仪的维护保养与常见故障排除

检测前的充分准备和日常规范的维护保养是血凝仪正常运行、延长使用寿命的基本保障。仪器应专人管理专人使用，严格按照说明书做好定期的维护保养，发现问题及时处理，记录仪器使用、维护、检修和更换零配件的详细情况，掌握仪器的工作状态，对减少仪器的故障、保持良好的工作状态、获取准确可靠的分析数据有重要意义。

1. 半自动血凝仪

(1) 常规维护保养

这类仪器多数采用凝固法或磁珠法检测相关指标。

第一，仪器和加珠器 (磁珠法) 必须远离电磁场的干扰。最好使用一次性测试杯和去磁小钢珠。使用稳压器提供电源，避免阳光直射和震动，避免仪器受潮和腐蚀。

第二，为避免生物危险，使用一次性手套，定期用湿润的吸水纸清洁仪器表面和试剂位，用湿润的棉花清洁预温槽、加样器，用漂白液 (1∶10 的 5% 次氯酸钠溶液) 清洁测量孔，如果血浆 (试剂、质控物和定标液、缓冲液) 污染了仪器，也需用漂白液进行擦拭，然后用清水洗净并干燥。

第三，在尝试将零部件从机器上拆下之前，应先关机，然后将插头从电源插座上拔下。某些调整不得不在机壳打开和开机状态下进行时，只有等到厂商授权的人员才可以继续操作。必须严格遵守基本安全规则。

（2）常见故障排除

在使用过程中发现仪器未报警，但所有标本 FIB 测量结果均偏低、其他结果正常时，常见的原因有：① 试剂问题；② 凝固法仪器光源或光电检测器老化；磁珠法驱动线圈和感应线圈异常；③ 样品探针、试剂探针堵塞；④ 混匀装置失效，马达电源线可能脱落或者磁铁松脱、失去磁性等。

当仪器测量温度不稳定时，排除电路因素，可考虑为温度传感器故障。检测不到加样器，可能和加样器与主板接口损坏、加样器故障、对应主板故障等有关。

2. 全自动血凝仪

（1）常规维护保养

每日维护：① 开机前检查水、电是否正常，试剂是否足够，检查样品探针、试剂探针搅拌器、清洗针有无裂纹、折断和弯曲，打开系统面板，检查泵、水路系统是否漏水；② 清洗样品探针、试剂探针，防止针管堵塞，清空垃圾箱，清空废液，清洗使用过的反应管。

每周保养：每周向液压管内灌注冲洗液，对管路系统进行一次彻底的清洗；清洗纯水滤芯；清洗试剂冷藏位和测试杯槽；清洗洗针池等。

每月保养：指示灯校准；清洁机械运动部件和传动滑轨，并加润滑油。

每年保养：清洁洗液瓶内部；清洁负压器里的灰尘；清洁空气过滤网；更换光源灯等。

（2）常见故障排除

开机后仪器持续报警显示真空泵一直工作不停，可能原因：管路堵塞及结合部位、洗涤瓶或废液瓶气密性差；负压泵密封垫圈或压缩泵中正压泵膜磨损或管路堵塞。

样品探针、试剂探针无法正常工作，可能原因：标本的质和量没有达到要求；血浆量不够或者有凝固物或漂浮物，需进行标本的调整或探针清堵的处理；步进马达的皮带、齿轮有些微磨损，或者滑轨积尘等；探针被撞歪，需及时修正。

仪器报警测试杯阻塞，可能原因：测试杯被卡住（取出即可）；测试杯感应器异常；测试杯中液体太多，超过警戒线。

出现抓手错误，可能原因：使用过的测试杯没有移出或废物箱满，需手工移走；检查并调整抓手的机械位置；抓手上混匀马达电源线是否脱落或接触不良。

(四) 血凝仪的临床应用

全自动血凝仪可以进行凝血、抗凝和纤维蛋白溶解系统功能和临床用药的监测等多个项目的分析。

(1) 凝血常规检测，如凝血酶原时间、活化部分凝血活酶时间、凝血酶时间测定；单个凝血因子含量或活性的测定，如纤维蛋白原及凝血因子 II、V、VII、X、VIII、IX、XI、XII。

(2) 抗凝可进行抗凝血酶 III、蛋白 C、蛋白 S、抗活化蛋白 C、狼疮抗凝物质等测定。

(3) 纤维蛋白溶解可测定纤溶酶原、a_2-抗纤溶酶、纤维蛋白降解产物、D-二聚体等。

(4) 临床用药的监测在临床上应用普通肝素、低分子肝素及口服抗凝剂如华法林时，可用血凝仪进行监测，以保证用药安全。

三、血液流变学分析仪

血液流变分析仪器（Hemorheology Analyzer，HA）是在血液流变学的理论基础上发展起来的一种对全血、血浆或血细胞流变特性进行分析的检验设备，主要有血液黏度计、红细胞变形测定仪、血沉分析仪、血小板聚集仪和红细胞电泳仪。1900年，科普利（Copley）首次提出血液流变学的概念，随后出现了最早的毛细管式的血液黏度计。1961年，威尔斯（Wells）等人研制出锥板旋转式血液黏度计，极大地推动了血液流变学的发展。1975年，贝西（Bessis）等发明的激光衍射测定仪，实现了红细胞变形性的研究。目前国产的血液黏度计在各级医院中广泛使用，成为临床医学和科研工作中不可或缺的重要分析仪器。

(一) 血液黏度计

血液黏度（blood viscosity）是衡量血液流动性的重要指标，也是血液流变学研究的核心，其高与低能反映血液循环的优与劣，或血液供应的多少。黏度越大，流动性越小，反之越大。其大小主要由血细胞比容、红细胞聚集性、红细胞变形性、红细胞表面电荷、血浆黏度、纤维蛋白原（FIB）含量及 WBC、PLT 流动性等内因决定，还与测量条件如温度、pH、渗透压、标本存放时间、抗凝剂、检测方法和仪器性能等因素有关。

血液黏度计按自动化程度分为半自动型和全自动型，按工作原理分为毛细管式黏度计和旋转式黏度计。

1. 血液黏度计的基本工作原理

(1) 毛细管式黏度计

毛细管式黏度计，即一定体积的液体，在恒定的压力驱动下，流过一定管径的毛细管所需的时间与其黏度成正比。临床中通过测定一定体积的血浆和等体积蒸馏水流过相同毛细管所需的时间之比值，计算血浆比黏度（ratio of viscosity）。

血液、唾液等含有悬浮物等分散颗粒的流体，在一定的温度下其黏度值随切变率而变化。血流在毛细管中流动，距轴心不同半径处切变率不同，故管中各处黏度也就不同。毛细管式黏度计测量全血黏度，所得结果只是某种意义上的平均，得不出在某一特定切变率下的黏度，必然对测量结果产生较大的误差。这种仪器数据处理时都会在电路或计算方面进行校正。

(2) 旋转式黏度计

旋转式黏度计以牛顿的黏滞定律为基础，分为锥板式和筒—简式两种。前者是目前国产黏度计中应用最多的，由一个圆板和一个同轴圆锥组成，待测血样放在圆锥和圆板间隙内，一般固定圆板，圆锥旋转，通过测量液体加在圆锥上的扭力矩换算成血样的黏度。测定时被测血样可在预先设定的切变率下，做单纯的定向流动，克服了毛细管式黏度计在测量全血样品时呈现的非线性流层，及前进或退缩中流体与空气界面因表面张力所引起的弯月面对测定精度的影响。锥板式黏度计有较宽的切变率范围，符合 ICSH 要求，而且能提供不同角速度下的切变率。

锥板旋转式黏度计适合全血黏度的测定，准确度高，重复性好，是研究全血凝固过程、黏弹性及红细胞变形性、聚集性等指标的理想仪器。

2. 血液黏度计的结构与功能

半自动和全自动血液黏度计在结构上的差异，主要表现在样品前处理、自动清洗功能的自动化程度、数据处理的能力、标准液校准程序以及分析测试速度不同等方面。全自动仪器配置的样品盘，在 CPU 的控制和步进电机的驱动下，配合标本探针协调动作，自动完成标本的分配任务。标本探针具有吞吐混匀能力，将沉淀的血细胞与血浆混匀，确保全血黏度的准确测定。标本探针每次完成采样任务后，自动移到冲洗站位置进行针管腔内外壁的清洗。半自动仪器没有上述的结构与功能，操作人员在机外人工混匀全血样品，再将待测样品通过采样针吸入仪器进行测定。

(1) 毛细管式黏度计

仪器基本结构包括长型毛细管、贮液池、恒温控制器、计时器等部件。由于黏度与温度呈负相关，测量时对温度的要求很高，所以测量毛细管和贮液池都安装在恒温控制器中。仪器通过泵将被测样品吸入贮液池中，再通过泵对血样施以已知的切变压力，分成高切、中切和低切，使待测血样流过毛细管，同时由光电检测器测量流过的时间，计算出实测时间对应被测血样在高、中、低切变率下分别对应的黏度值。仪器结构简单、价格低廉、操作简便、分析速度快，但检测的指标少。

（2）锥板旋转式黏度计

锥板旋转式黏度计由样本传感器系统、转速控制与调节系统、力矩测量系统和恒温系统组成。锥板旋转式黏度计的核心是铝合金锥板，配低惯性调速驱动电机，由控制电路提供不同的驱动电压，测量系统一般为高精度光栅装置，是目前较先进的切变率测量传感器，可以实现全部检测过程的实时测量，描绘的黏度一切变率曲线更加真实可靠，还可以求出测量范围内多点切变率下的血液黏度值。恒温系统多采用半导体恒温元件。

低惯性调速电机带动与支撑轴连接的一定几何学常数的圆锥旋转，在圆锥与锥板之间加入被测液体标本，圆锥旋转时对被测液体施加一个受控应力。在液体中各流层的切变率是一致的，因此对应于确定的转速就能测得确定的切变率。仪器能在确定的切变率下测量各种液体黏度，可以做出血样的黏度随切变率变化的曲线。该方法不仅适用于牛顿流体，更适用于非牛顿流体的测量。

3. 血液黏度计的性能指标与评价

以锥板旋转式黏度计为例，列举仪器的性能指标，为选购和评价仪器提供参考。为保证测量的准确度和正常的工作状态，建议至少每隔半年应对下述指标进行一次检验。

（1）检测指标

检测指标主要有全血高切黏度（200s-1）、全血中切黏度（50s-1）、全血低切黏度（1s-1）；血浆黏度、血沉、压积；红细胞聚集性、红细胞变形指数和刚性指数；血红蛋白及红细胞电泳时间等。

（2）准确度

以国家标准物质中心提供的标准黏度液进行鉴定。评价时，分析在切变率为 $1 \sim 200$s-1 范围内低黏度液（约 2mPa·s-1）和高黏度液（约 20mPa·s-1）的黏度测量值，取 5 次以上测量平均值，要求 RE ≤ 3%。

（3）重复性

取同一血样，比容为 $0.40 \sim 0.45$，按仪器操作规程测量 11 次，取后 10 次测量值计算 CV 值。在高切变率时，血液表观黏度的 CV<3%，在低切变率时，血液表观黏度的 CV<5%。

（4）分辨率

考查黏度计所能识别的血液表观黏度的最小变化量，一般以红细胞比容的变化来反映仪器的分辨率。取比容在 $0.40 \sim 0.45$ 范围内的正常人全血，以其血浆调节比容的变化。在高切变率（200s-1）下，仪器应能反映出比容相差 0.02 时的血液表观黏度的变化。在低切变率（5s-1）以下时，仪器应能反映出比容相差 0.01 时的血液表观黏度的变化。上述测量取各测定值 5 次以上的平均值。

（5）灵敏度和量程

检测切变应力的灵敏度和量程是血液黏度计的关键指标。测力传感器应具有 10mPa 灵敏度才能测定 1s-1 的血液黏度，对于一个恒定切变应力的黏度计，这一控制范围应在 100～1000mPa。

血液黏度的测定应包括较宽的切变率范围，理想工作范围应包括 1～200s-1 的切变率。

（6）温控范围

温度的变化会使血液黏度及相关检测指标发生变化，因此测量温度应精确控制在特定范围之内。

4. 维护保养与常见故障排除

仪器应在额定的电源功率和电压下进行工作。注意防尘、防磁、防潮、防腐蚀。确认主机接地线连接有效、可靠。特别注意仪器放置水平和稳固，否则仪器性能不稳定，读数波动大。

每日维护保养：开机前，检查清洗液是否充足，清洗液池和管路。关机前，清洗液池和管路 8～10 次，之后轻轻地取出定心罩、切血板，用棉签或柔软的纸巾擦拭切血液池及切血锥板表面，擦拭完毕放回锥板，依次盖上定心罩、防尘罩盖，清空废液桶。使用中性清洗液小心、轻柔清洗，注意不得将清洗液或标本加入锥板轴孔内，以防止其损伤和磨损。不得使用次氯酸钠等消毒液、化学腐蚀剂及酒精清洗仪器部件。

每月做一次仪器水平调整，确保仪器性能良好。每隔半年应对仪器的性能指标进行检验和标定。经常检查蠕动泵和泵管，必要时更换泵管。

当仪器提示"不能吸样或排样"或"清洗无力"时，应打开主机机壳，查看蠕动泵泵管是否老化、破损或漏水，或者检查电磁阀的工作状况。若仪器温度不上升，显示为室温，有可能是加热器损坏，需更换。出现"标本无结果或结果很低"时，一般是由于切血液池内的抽液孔堵塞，废液溢出，造成检测部件污损，失去作用。当全血黏度测定值过高时，可考虑切血池内有血凝块，或定心罩内的轴尖弯曲或损坏。仪器维修后，须进行定标、样本测试、质控工作，确认仪器处于正常的工作状态。及时整理维修数据，做好记录。

5. 血液黏度计的临床应用

血液流变学检测在阐明某些疾病的病因和发病机制上有一定的参考意义。研究表明：根据血液流变学变化可以预测某些疾病发生的可能性；血液流变学参数可作为某些疾病诊断的辅助指标；观察药物治疗前后血液流变学的变化，对于评价药物的疗效、探索新的治疗方法提供了新的途径。

已报道的血液流变学相关的疾病包括以下几种：血管性疾病，如高血压、脑卒中、冠心病（如心绞痛、急性心肌梗死）、周围血管病（如下肢深静脉血栓、脉管炎、眼视网膜血管病等）；代谢性疾病如糖尿病、高脂蛋白血症、高纤维蛋白血症、高球蛋白血症；血液病如原发性和继发性红细胞增多症、原发性和继发性血小板增多症、白血病、多发性骨髓瘤；其他疾病如休克、脏器衰竭、器官移植、慢性肝炎、肺心病、抑郁性精神病等。

（二）自动血沉分析仪

红细胞沉降率（Erythrocyte Sedimentation Rate，ESR）简称血沉，是指在规定条件下，离体抗凝全血中红细胞自然下沉的速率。虽然其特异性较差，但与血液流变学中许多指标之间存在着相关性，常作为红细胞聚集、红细胞表面电荷及红细胞电泳的通用指标。自动血沉分析仪是一种专门分析红细胞沉降率及相关指标的自动化仪器。其操作简便，在临床中对许多疾病的动态观察与疗效评价有参考价值。

1921 年，韦斯特格伦（Westergren）等人建立了以血细胞沉降距离报告血沉结果的魏氏法。分析时将抗凝血置于特制的刻度血沉管中，在室温下垂直立于血沉架上，1h 后读取上层血浆的高度，即为红细胞沉降率。魏氏法存在费时、费力、影响因素多、操作过程难以标准化等缺点。临床和实验室标准协会（美国）以魏氏法为基础，分别于 1993 年和 2000 年制定了新的操作规程，对血沉管的规格、抗凝剂的使用和标本的要求等做出了严格的规定，建立了血沉测定的标准方法。20 世纪 80 年代以来应用于医学实验室的血沉分析仪，实现了红细胞沉降的动态结果分析，已在各级医院中广泛使用。

1. 自动血沉分析仪的检测原理

目前所有自动血沉分析仪的基本原理和方法都是以魏氏法为基础，采用红外线探测技术、激光扫描技术或光电比浊技术等进行检测的。

红细胞密度略大于血浆，在离体抗凝血中能克服血浆阻力而下沉。动态的红细胞下沉分为三个阶段。

（1）红细胞缗钱样聚集期，约 10min。

（2）红细胞快速沉降期，聚集逐渐减弱，红细胞以恒定的速度下降，约 40min。

（3）红细胞堆积期，此时红细胞缓慢下沉，逐步向试管底部聚集，约 10min。

红细胞聚集后下沉过程中血浆浊度改变，在血沉管的上部留下一段透明的血浆。

在红外线障碍探测分析中，仪器利用一对红外发送和接收管（TX—RX）上下移动来测定红细胞和透明血浆的分界面，在一定时间（一般为60min，快速分析可缩短至30min及以下）内可测出红细胞的动态沉降变化情况，绘制血浆高度一时间的红细胞沉降曲线（H—T线），观察红细胞沉降速率。红细胞在自身血浆中的沉降曲线呈S形。

20世纪90年代开发的快速自动血沉分析仪，血沉管呈18°倾斜放置并随转盘转动，促使红细胞加速沉降。采用光电检测技术，以激光为光源，动态检测样本中红细胞聚集和沉降过程，自动记录红细胞沉降值，换算为标准魏氏法结果。

2. 自动血沉分析仪的结构

自动血沉分析仪由光源、血沉管、检测系统、数据处理系统四个部分组成。

（1）光源红外发射二极管或激光光源。

（2）血沉管透明的硬质玻璃管或塑料管。

（3）检测系统一般采用光电二极管进行光电转换，将透过的红外光或激光强度转换为电信号。

（4）数据处理系统由放大电路、数据采集和处理软件、显示和打印系统组成。

3. 自动血沉分析仪的性能特点

（1）自动血沉分析仪的最大特点是能动态地反映红细胞沉降的全过程。一般可以报告30min或60min的血沉结果和Katz指数，高端的仪器还可选择报告红细胞沉降曲线、红细胞最大沉降速度终末时间 T_{max}、红细胞最大沉降速度 V_{max} 等有意义的指标。

（2）自动温度补偿功能。可对室温18~30℃的检测结果根据血沉校正表修正到18℃时的数值，避免室温过高血沉加快、室温过低血沉减慢对测试结果的影响。

（3）标本全过程封闭。避免了标本对操作者和环境的污染，缩短了标本处理和检测时间。

（4）检测范围：$0 \sim 140mm \cdot h^{-1}$（魏氏法结果）；相对于魏氏法结果的线性相关系数 $r \geq 0.98$。

（5）检测重复性：CV<3%。

测定结果应与标准方法（魏氏法）比较，制定参考值区间。

4. 自动血沉分析仪的维护保养

自动血沉分析仪的体积小、结构简单，安装和使用必须严格按照说明书的要求进行操作。为保证仪器性能稳定、延长使用寿命，应注意进行常规的维护保养。

红细胞在单位时间内下沉的速度不仅与血浆蛋白的量和质、血浆中脂类的量和质、红细胞的大小和数量、是否呈缗钱状聚集有关，而且与血沉管的内径、清洁度、放置倾斜度、室温高低等因素有关。因此血沉管的质量控制非常重要，要求管长为

（300±1.5）mm，管内径为2.55mm。管内径均匀误差<5%，横轴与竖轴差<0.1mm，外径为（5.5±0.5）mm，管壁刻度误差为（200±0.35）mm，最小分度值为1mm，误差<0.2mm。

每天开机前，注意检查是否有液体浸入仪器内部，或者不明液体从仪器内部渗出，出现类似情况，操作者应停止使用，查明原因，并清除液体。每次测试完毕，关机断电。用棉签蘸5%次氯酸钠溶液对血沉管孔位周围进行清洁消毒。

仪器最敏感的部件是内部的红外线发射管和接收管，注意保持测试孔的清洁和干燥，不要用水或潮湿的布清洗仪器，因为水或者尘埃进入测试孔中会对仪器造成很大的危害。当设备不使用时，请用防尘罩盖好仪器。任何灰尘都可用普通的吸尘器清除。

长时间不使用该仪器进行标本测试，需每3～5天开机一次，对仪器进行预热、保养。

5. 自动血沉分析仪的临床应用

血沉分析是一种非特异性试验，不能单独作为疾病的诊断指标，但对疾病的鉴别诊断和动态观察具有一定的参考意义。

（1）生理性血沉增快

12岁以下儿童、50岁老人及月经期妇女血沉略增快，此时可能与疾病无关。妇女妊娠3个月以上血沉逐渐加快，直至分娩后3周才恢复正常，这可能与妊娠贫血及纤维蛋白原含量增加、胎盘剥离、产伤等有关。老年人也可因血浆纤维蛋白原含量逐渐增加而血沉增快。

（2）病理性血沉增快

第一，感染性疾病如急性细菌性炎症、变态反应性结缔组织炎症、风湿热活动期、组织严重破坏、恶性肿瘤、高球蛋白和异常球蛋白血症等时血沉增快；慢性炎症如结核病变活动期，血沉明显增快。

第二，急性心肌梗死和肺梗死常于发病2～3天后血沉增快，可持续1～3周不等，而心绞痛血沉正常。

第三，贫血血红蛋白含量低于90g/L时，血沉可轻度增快，并随贫血加重而增快明显，但不呈正比。

第四，高胆固醇血症糖尿病、肾病综合征、黏液性水肿和动脉粥样硬化等或原发性家庭性高胆固醇血症时血沉均可增快。

（3）血沉减慢

意义较小，可因红细胞数量明显增多及纤维蛋白原含量严重减低所致。见于真性红细胞增多症、低纤维蛋白原血症、充血性心力衰竭、红细胞形态异常等。

（三）血小板聚集仪

血小板是骨髓巨核细胞成熟后，胞质剥落下来的"碎片"，无核但有酶和生物学活性，具有黏附、聚集、释放、促凝、血块收缩和维持血管内皮完整性等生理功能。活化的血小板黏附在一起，相互作用成团，形成血小板聚集（platelet Aggre gation，PAg）。聚集功能是血小板最主要的生理功能之一，在生理性止血和病理性血栓形成过程中起着至关重要的作用。血小板聚集试验（Platelet Aggre gation Test，PAgT）结果是评价血小板功能的重要指标，对于出血性疾病和早期血栓形成的风险评估、相关疾病的病理机制以及协助临床选择正确的治疗方案等具有重要的指导意义。

1. 血小板聚集仪的基本工作原理

目前临床上常用的血小板聚集仪主要采用比浊法和电阻抗法。

（1）透射比浊法原理

将富血小板血浆（Platelet Rich Plasma，PRP）置于比色管中，加入诱聚剂后，用涂硅的小磁粒进行搅拌，血小板逐渐聚集，血浆浊度降低，透光度增加。当血小板完全聚集后，透光度最大并趋于恒定。以 PRP 的聚集率和透光度为0，乏血小板血浆（Platelet Poor Plasma，PPP）所测得的聚集率和透光度为100%，用血小板聚集仪进行自动测定、记录、描绘血小板聚集的动态曲线。测定时将平行的单色光透过待测样品，照射到与光源成180°角的光电转换器后转变为电信号。信号数据处理系统记录并绘制透射光强度随时间变化的曲线，观察血小板聚集的全过程，反映血小板聚集的速度、程度和解聚等方面的参数和信息。

（2）散射比浊法原理

散射法采用检测通道光源与光探测器成90°角，当向 PRP 标本中加入诱聚剂后，血小板发生聚集，PRP 样品逐渐变得澄清，同时样品的散射光强度增加。仪器检测并记录信号的变化，描绘散射光强度—时间变化的聚集曲线。

散射比浊法的灵敏度比透射比浊法更高，可以测定2~100个血小板形成的小凝集块，也可以测定100个以上的血小板形成的大凝集块。

（3）电阻抗法原理

电阻抗法血小板聚集仪可用于全血或 PRP 中血小板聚集功能的检测。在血小板聚集反应体系中加入一对铂电极并通微电流，全血中的血小板在诱聚剂的作用下发生聚集反应，聚集块可覆盖在铂电极表面，引起铂电极微小电流或电阻抗的变化，以观察体外血小板聚集变化。这种变化与血小板聚集程度成正相关，仪器记录插入血液样品中的铂电极间电阻抗变化，信号经放大和计算机数据处理，绘制成血小板聚集曲线。

电阻抗法对样品的要求较低，脂血和溶血等标本因素对测定无影响。全血标本无须离心、血样制备简便迅速、用血量少，比较客观地反映了血小板在体内生理环境下的功能状态。但是电阻抗法对小聚块的形成不敏感，每次测定完毕需要充分清洗电极，同时连接电极的电线需小心安放，不能弯曲。由于对仪器的维护保养要求较高，电阻抗法很难满足临床的需要，应用受到限制。

2. 血小板聚集仪的结构与功能

以临床上主要采用的散射比浊法原理为例，说明血小板聚集仪的基本结构和功能。其结构中一般包括光学系统、反应系统、检测系统、光电转换和信号放大系统、数据处理系统五大部分。

（1）光学系统

光学系统的光源波长一般为 660nm。检测血小板分泌、释放等其他功能时，血小板聚集仪的光源波长有 660nm 和 405nm 两种，如利用发色底物法检测血小板分泌功能时用 405nm 测定。

（2）反应系统

反应系统主要包括样品槽、恒温系统和磁力搅拌系统三部分。多通道型仪器的样品槽数量与型号有关。恒温系统的功能是维持样品槽温度恒定在 37℃处，以模拟人体内的生理反应条件。磁力搅拌系统含磁力搅拌器和磁珠，磁力搅拌器位于样品槽的底部，工作时使样品杯中的磁珠运动，保证血小板聚集反应的充分进行。

（3）检测系统

透射比浊型仪器的光源与光电检测装置成 180°，散射比浊型仪器的光源与光电检测装置成 90°。检测系统对血小板聚集反应过程中的透射光或散射光强度进行连续的检测。

（4）光电转换和信号放大系统

光电转换装置将透射光或散射光强度转换为电信号，微弱的电信号经放大系统放大后，传输至计算机处理系统进行数据处理。

（5）数据处理系统

计算机接收放大后的电信号，在软件系统下进行数据分析和处理，最终得到血小板聚集反应的相关检测结果，将其直接打印或者传至实验室信息系统。

3. 血小板聚集仪的性能特点

（1）不同诱聚剂可产生不同类型的血小板聚集曲线。常用的诱聚剂有二磷酸腺苷、胶原、凝血酶、肾上腺素、花生四烯酸、瑞斯托霉素等。

（2）检测通道：多通道型仪器一般为二或四通道，通道一致性（CV）≤3%，误差（CV）≤5%。

（3）样品用量：200～500 ì L。

（4）温度控制：一般为（37±0.2）℃。

（5）标本采集：塑料采血管或硅化的玻璃管。

（6）搅拌速度：1000～1200r/min。

4. 血小板聚集仪的维护保养

仪器的工作条件：仪器工作台面应平稳无振动。仪器应避免阳光直晒，远离强热物体，防止受潮、腐蚀，远离强电磁场干扰。工作环境温度应在10～30℃，湿度45%～80%。工作电源电压（220±22）V，频率（50±1）Hz。应使用稳压电源，不与大功率电器共线并用，确保接地，避免干扰。使用过程中仪器应保持清洁，特别是测试孔内的清洁，使用后一定要擦拭干净。血小板聚集仪每年至少定标1～2次。定标包括光学系统的定标和恒温装置的校准。

5. 血小板聚集仪的临床应用

血小板聚集功能检测是出血性疾病诊断的常用试验，可对血栓性疾病和出血性疾病的诊断与治疗进行初步评估。同时，血小板聚集功能检测可对抑制血小板聚集药物的临床效果进行初步评估。

（1）血小板聚集功能增高

常见于高凝状态和（或）血栓前状态和血栓性疾病，如心肌梗死、心绞痛、糖尿病、脑血管病变、妊娠高血压综合征、静脉血栓形成、肺梗死、口服避孕药、晚期妊娠、高脂血症、抗原—抗体复合物反应、人工心脏和瓣膜移植术等。

（2）血小板聚集功能减低

血小板聚集功能减低常见于获得性血小板功能减低，如尿毒症、肝硬化、骨髓增生异常综合征、原发性血小板减少性紫癜、急性白血病、服用抗血小板药物、低（无）纤维蛋白原血症等。还见于遗传性血小板功能缺陷，不同的血小板功能缺陷病对各种诱导剂的反应不同，如巨大血小板综合征、二磷酸腺苷、胶原和花生四烯酸诱导的血小板聚集正常，但瑞斯托霉素诱导的血小板不聚集。

第四节　分子诊断检验设备

一、基因测序仪

基因是控制性状的基本遗传单位，在医学上对某种遗传疾病的研究等离不开对DNA或RNA的序列进行测定。基因测序也成为生物学研究的重要手段。

(一) 基因测序仪的发展历史

DNA 测序技术成熟于 20 世纪 70 年代中后期，到目前为止有三个阶段测序技术。

(1) 第一代测序技术。1975 年桑格 (Sanger) 和库尔森 (Coulson) 发明了 "Plus And Minus"(俗称 "加减法") 测定 DNA 序列；1977 年马克萨姆 (Maxam) 与吉尔伯特 (Gilbeet) 发明了化学降解法测序；1977 年桑格引入 ddNTP (双脱氧核苷三磷酸)，发明了著名的双脱氧链终止法。双脱氧链终止法有效控制了化学降解法中化学毒素和放射性核素的危害，在随后的 20 多年得到很好的应用。自此，人类获得了窥探生命遗传差异本质的能力，并以此为开端步入基因组学时代。

(2) 第二代测序技术。随着人类基因组计划的完成，人们开始进入后基因组时代。科学家逐步测出多种生物的序列，传统的测序技术已经无法满足高通量和高效率的大规模基因组测序，第二代 DNA 测序技术就诞生了。第二代测序技术主要指应用焦磷酸测序原理的 454 测序技术、应用合成测序原理的 Solexa Genome Analyzer 测序平台及使用连接技术的 Solid 测序平台。第二代测序技术大大降低了测序成本的同时，还大幅提高了测序速度，并且保持了高准确性，以前完成一个人类基因组的测序需要 3 年时间，而使用第二代测序技术则仅仅需要 1 周，但在序列读长方面比起第一代测序技术则要短很多。第二代测序技术很好地应用于单核苷酸多态性 (Single Nucleotide Poly-mophism，SNP) 的研究，对探索人类的遗传及基因病有极大的意义。

(3) 第三代测序技术。在遗传学中，成千上万的基因组需要分析，高通量的第二代技术还是面临成本高、效率低、准确度不是很高等的难题，第三代测序技术已经开始崭露头角。第三代测序技术主要有 SMRT 和纳米孔单分子测序技术。与前两代相比，它们最大的特点就是单分子测序，测序过程无须进行 PCR 扩增[①]。

(二) 基因测序仪的技术原理

1. Sanrger 双脱氧链终止法原理

核酸模板在核酸聚合酶、引物、四种单脱氧碱基存在条件下复制或转录时，如果在四管反应系统中分别按比例引入四种双脱氧碱基，只要双脱氧碱基掺入链端，该链就停止延长，链端掺入单脱氧碱基的片段可继续延长。如此每管反应体系中便合成以共同引物为 5'端，以双脱氧碱基为 3'端的一系列长度不等的核酸片段。反应终止后，分四个泳道进行电泳。以分离长短不一的核酸片段 (长度相邻者仅差一

---

① 李琼. 分子诊断学技术在检验医学中的应用及挑战 [J]. 中国继续医学教育，2018，10 (34)：61-62.

个碱基），根据片段 3'端的双脱氧碱基，使可依次阅读合成片段的碱基排列顺序。

2. Max—am—Gilbret DNA 化学降解法原理

将一个 DNA 片段的 5'端磷酸基做放射性标记，再分别采用不同的化学方法修饰和裂解特定碱基，从而产生一系列长度不一，而 5'端被标记的 DNA 片段，这些以特定碱基结尾的片段群通过凝胶电泳分离，再经放射线自显影，确定各片段末端碱基，从而得出目的 DNA 的碱基序列。Max—am—Gilbret DNA 化学降解测序法不需要进行酶催化反应，因此不会产生由于酶催化反应而带来的误差；对未经克隆的 DNA 片段可以直接侧序；化学降解测序法特别适用于测定含有如 5-甲基腺嘌呤 A 或者 C，C 含量较高的 DNA 片段，以及短链的寡核苷酸片段的序列。

3. 单分子测序原理

单分子测序 1989 年被捷特（J.H.Jett）等提出来，其原理是利用合成测序理论，将样本 DNA 数以百万的单链分子绑定在该仪器特有的、没有背景荧光的玻璃表面，通过加入荧光标记的核苷酸（一次加入 4 种核苷酸的 1 种）和聚合酶到单分子阵列中，核苷酸会结合到 DNA 分子上特异性结合的位点上。用激光激发结合在 DNA 分子上的荧光标记的核苷酸，使标记物发出荧光，相机以 15 毫秒速度快速扫描整个阵列，检测特异性结合到 DNA 片段上的荧光碱基。在此之后，结合的核苷酸对会被移动除去，然后退过重复加入标记的核苷酸来重复这一过程。

（三）基因测序仪的应用和展望

DNA 序列分析技术从简单装置进行手工测序到全自动 DNA 序列分析发展十分迅速，目前的自动分析系统与原来的分析技术相比，具有速度快、准确性高、操作简单、分析片段长等特点。

目前核酸序列分析已广泛应用在临床遗传病、传染性疾病和肿瘤的基因诊断，以及农业、畜牧业的动植物育种，法医鉴定等领域，尤其在人类基因组计划中的应用，它为人类破译全部基因密码发挥极其重要的作用，其应用前景是非常光明和难以估量的。

根据目前全自动 DNA 测序仪的现状，预料今后此类仪器的发展趋势将是在功能上更强，速度更快，可靠性更高，尤其重要的是一次分析可得到更长的序列，一次可分析更多的样品。在外形上将向小型化发展。在软件上将配备分析处理能力更强、功能更全的软件，并可能在序列分析、基因库对比和实时通信方面有所突破。

二、蛋白质自动测序仪

蛋白质是生命功能的行使者，蛋白质是由各种氨基酸按一定顺序以肽键相连而形成的肽链结构。蛋白质测序仪的实质是执行 Edman 化学降解反应和游离氨基酸的分离与鉴定过程的一种全自动化仪器。

(一) 蛋白质自动测序仪的工作原理

蛋白质自动测序仪主要检测蛋白质的一级结构，即肽链中的氨基酸序列，其原理沿用 Edman 降解法。在弱碱条件下，多肽链 N 末端 NH_2 与异硫氰酸苯酯反应，生成苯异硫甲氨酰肽（PTC- 多肽）。这一反应在 45～48℃进行约 15min 并用过量的试剂使有机反应完全。在无水强酸如三氟醋酸的作用下，可使靠近 PTC 基的氨基酸环化，肽链断裂形成噻唑啉酮苯胺衍生物和一个失去末端氨基酸的剩余多肽。剩余多肽链可以进行下一次以及后续的降解循环。如此不断循环，可依次使多肽链的氨基酸逐一降解，形成噻唑啉酮苯胺衍生物，再经水溶酸处理转化为稳定的乙内酰苯硫脲氨基酸。

上述降解循环的偶联和环化发生在测序仪的反应器（筒）中，转化则在转化器进行。转化后的乙内酰苯硫脲氨基酸经自动进样器注入高效液相色谱仪进行在线检测。根据 PTH 氨基酸在色谱分离系统中的保留时间确定每一种氨基酸。

(二) 蛋白质自动测序仪的结构及各部分的功能

蛋白质自动测序仪主要包括测序反应系统、氨基酸分析系统和信息软件处理系统。

1. 测序反应系统

测序反应系统具有 4 个微管，每周能测序 20 个或更多的蛋白质。其主要部件为反应器。由计算机系统自动调节控制降解反应的温度、时间、液体流量等参数，无须人工干预。蛋白质或多肽在这里被水解为单个氨基酸残基。

2. 氨基酸分析系统

氨基酸分析系统由十分精致的高效液相色谱毛细管层析柱组成，层桥是整个测序过程的最关键步骤。层析要求十分严格，液体分配速度、温度、电流、电压都能影响层析结果。所以仪器配有稳压、稳流、自动分配流速装置。氨基酸通过这一系统会留下各自的特征吸收峰。

3. 信息软件处理系统

测序软件是根据氨基酸的层析峰来鉴定为何种氨基酸的。依据测序的实际需要，软件功能不断升级，且越来越简单、快速、准确。计算机系统同 DNA 测序系统一样直观、易于操作，它提供测序需要的运行参数。时间、温度、电压和其他的循环状况，并可实现跳跃步骤、暂停步骤。

此外，还有蛋白质或多肽的纯化处理配件及整个测序必备的试剂和溶液。

(三) 蛋白质自动测序仪的主要应用

1. 新蛋白质的鉴定

在凝胶电泳中出现的未知条带可以利用蛋白质测序仪来测定其序列，为研究蛋白质的功能提供线索，因为一些表面上不相关的蛋白质在特定区域有时具有明显的同源性。

2. 分子克隆探针的设计

分子克隆探针设计是蛋白质序列信息的基本用途之一。用蛋白质序列信息设计PCR引物和寡核苷酸探针，可以利用这些探针进行 cDNA 文库或基因组文库的筛选。

3. 抗原的人工多肽合成

在当前的细胞生物学、遗传学、分子生物学、免疫学及其他生命科学的研究过程中，合成多肽已成为一个必不可少的工具。由合成多肽免疫产生的抗体常用来证实和纯化新发现的蛋白质。此外，合成的多肽类似物能够揭示蛋白质重要结构特征和提示蛋白质的功能特性。

第五节 微生物检验设备

临床微生物学检测的主要任务是探讨病原微生物与感染性疾病的关系，确定微生物的病原体，监测传染病的出现，为感染性疾病的诊断和治疗提供依据。

一、自动血培养仪

当微生物侵入正常人的血液迅速繁殖超出机体免疫系统清除这些微生物的能力时，可引起菌血症或败血症，此时血培养检查的快速和准确性对疾病的诊断和治疗具有极其重要的意义。特别是在感染初期或抗生素治疗后，大部分病人血流中的细菌数量少。同时与菌血症或败血症有关的细菌种类多，范围广，其毒力、致病性和耐药性各异，所以提高血培养阳性率，及时、准确地做出病原学诊断显得尤为重要。传统的血培养方法费时、费力、阳性率又不高。20 世纪 70 年代以后，出现了许多半自动和自动化的血培养检测和分析系统，随着新技术的不断应用，目前临床已普遍采用第三代血培养仪，即连续监测血培养系统（Continuous Monitoring Blood Culture System，CMBCS）。它采用更加敏感的荧光技术或显色技术检测血液中细菌的生长，具有自动、连续、封闭监测的特点和快速、灵敏、安全的优势，大大提高了阳性检出率，在临床感染性疾病的诊断中发挥了重要作用，已广泛应用于大中型医院的临床检验和微生物实验室[①]。

（一）自动血培养仪的工作原理和分类

1. 自动血培养仪的工作原理

自动血培养仪的工作原理主要是通过自动监测培养基（液）中的混浊度、pH 值、代谢终产物 CO_2 的浓度、荧光标记底物或代谢产物等的变化，定性地检测微生物的存在。根据自动血培养仪所采用的检测基础和原理的不同，可将自动血培养仪分为如下三类。

（1）以培养基导电性和电压为基础进行检测

血培养基中因含有不同的电解质而具有一定导电性。微生物在生长代谢的过程中可产生质子、电子和各种带电荷的原子团。

（2）以测定压力的原理进行检测

有些细菌在生长过程中，常有消耗气体或产生气体的现象，如很多需氧菌在胰酶消化大豆肉汤中生长时，由于消耗培养瓶中的氧气而表现为吸收气体，使瓶中的压力下降。而厌氧菌生长时最初均无吸收气体现象，仅表现为产生气体（主要为 CO_2），而使瓶中压力增加，因此可通过培养瓶内压力的改变检测微生物的生长情况。

（3）以光电原理进行检测

目前国内外应用最广泛的自动血培养仪多采用光电原理进行检测。由于微生物在代谢过程中会产生终代谢产物 CO_2，可渗透到培养瓶底部的感应器中，经水饱和后发生化学反应，释放游离氢离子，引起培养基 pH 值改变，感应器中预置的 pH 指示剂颜色也随之改变，培养液的颜色由原来的墨绿色变成金黄色（阳性）。仪器通过连续检测反射光的强度变化绘制生长曲线图，由微机分析判断阴性或阳性。或者是微生物在生长过程中的代谢产物之一 CO_2 激活培养瓶底部的荧光感应物质而发出荧光，荧光信号变化与 CO_2 浓度变化成比例，仪器内置的探测器探测到该荧光强度的改变（根据反应后荧光释放或猝灭的结果分为荧光增强法和荧光减弱法），信号传输到数据处理系统，经计算机进行一系列的处理，并根据荧光强度的变化量，分析微生物生长的情况，最终判断阴性或阳性结果。探测过程由一个置于检测组件内部的光反射检测计进行连续监测。

---

① 陈文哲. 自动血培养仪及其临床应用 [J]. 内蒙古医学杂志，2002（01）：70-71.

2. 自动血培养仪的分类

根据检测手段的不同，目前常用的自动血培养系统可分成以下四种类型。

（1）BioArgos 系统

BioArgos 系统利用红外分光计检测 CO_2 产生。系统由标本装载、检测、孵育和计算机四个部分组成。操作时，将已接种标本的血培养瓶放入标本装载区，然后由机械臂自动将培养瓶移入检测区。由红外分光光度计对培养瓶进行初次扫描，获得初始读数。血培养瓶被振荡 12s 后再移入孵育区进行培养，红外分光计连续监测培养瓶内 CO_2 的产生情况，通过 CO_2 水平的变化来判断有无微生物生长。

（2）BacT/Alert 系统

BacT/Alert 系统利用比色法原理进行检测。当把培养瓶放入检测单元的孔位后，发光二极管（LED）发射一束红光至瓶底的感应器，孔内的光电检测器每 10min 采集一次反射光并将光信号转换和放大，再传送至电脑系统进行判断。电脑软件产生一条基于 CO_2 和其他溶解培养基内的代谢产物生长曲线，通过复杂的数学运算（加速度、速率法、起始阈值法）分析判断阴性或阳性，对标本及时快速报警，BacT/Alert 微生物检测系统会比较 CO_2 及其他代谢产物的初始水平和由微生物生长引起的 CO_2 及其他代谢产物的生成速率，而不是用是否超过基值来检测，这样大大减少假阳性的产生。

培养瓶就在仪器内孵育，而且瓶子在不停地上下振荡，能促使微生物快速生长。系统可动态观察微生物的生长情况，当培养瓶内有 CO_2 产生时，瓶内感应器的颜色会由浅灰色变为浅黄色，即使是微小的颜色变化也可被检测到，同时计算机荧屏上会显示其号码的标本瓶为阳性，还可给出声音报警。

（3）BACTEC 系统

BACTEC 系统采用荧光增强法，连续检测培养瓶中 CO_2 的浓度变化。微生物在代谢过程中利用培养基内的养分，释放出 CO_2，改变感应器中的 pH 值，从而激活荧光物质发出荧光，荧光信号的强弱与 CO_2 的浓度成正比。仪器每隔 10min 将检测到的荧光信号经处理转变为各种参数，并绘制生物的生长曲线，最终判断阴性或阳性。

这个技术的特点是敏感性强，报告时间快，12～24h 就能培养出 90% 的阳性结果。

（4）Vital 系统

Vital 系统采用均质荧光技术检测荧光衰减来判断有无细菌生长。在液体血培养瓶内含有发出荧光分子的物质，在孵育时，微生物生长代谢过程中产生的 H^+ 和其他带电荷的原子团，使荧光分子改变自身结构转变为无荧光的化合物，其荧光发生衰减，即荧光强度随着细菌的生长而降低。仪器每隔15min读取一次荧光读数，通过光电比色计检测荧光衰减程度，并设有自动报警系统，可及时判断有无微生物生长。

由于该技术是在血培养瓶内添加了荧光分子，使其直接与标本中的微生物接触，另外该培养液中含有嘌呤、嘧啶、维生素及氨基酸等生长因子，确保了苛养菌的生长，从而可以快速检测培养瓶中微生物的生长变化。

（二）自动血培养仪的基本结构与功能

自动血培养仪的仪器型号较多，外观也各不相同，但工作原理相似的同类仪器其结构也基本相同。自动血培养仪主要由培养系统、检测系统和数据管理系统组成，培养系统由主机、计算机及其外围设备、配套试剂与器材三部分组成，包括培养基、恒温装置和振荡培养装置。以目前临床应用较为广泛的第三代自动血培养仪为例对其基本结构及其功能进行简介。

1. BacT/Alert 自动血培养系统

（1）培养瓶与真空采血器

培养瓶为一次性无菌培养瓶，瓶内为负压，便于标本采集时依靠负压作用将血液直接引入培养瓶。真空采血器为一次性无菌塑料管，两端连无菌针头。

（2）培养系统

培养系统包括：主电源开关；显示屏（显示培养瓶和系统信息，包括一个触摸屏便于操作者输入和选择参数）；条形码阅读器（用于装入或卸去培养瓶时扫描条形码确认培养瓶）；键盘（提供另一种输入方式，作为触摸屏或条形码阅读器输入失败时使用）；压缩驱动器（允许将系统资料制成压缩资料磁盘）；内部温度监测器（监测培养仪内部温度，预设温度为35~37℃）；孵育箱（每个孵育箱由标有A、B、C和D的抽屉组成，每个抽屉拥有3个架子，可容纳60个培养瓶）；瓶位（装载并监测BacT/Alert培养瓶）；指示灯（主灯、抽屉指示灯、单元指示灯）以及各种所需接口。

（3）检测系统

自动监测和判断培养结果，采取增菌和监测两个环节同时进行，具有连续孵育功能，培养时间短，无须人工操作，提供温度失控报警。

（4）数据管理系统

数据管理系统主要由主机、监视器、键盘、条形码阅读器及打印机等组成，主要功能是收集并分析来自BacT/Alert血培养仪的数据，并将病人和培养瓶的资料存入数据库。

2. BACTEC9000 系列自动血培养系统

BACTEC9000系列全自动血培养仪由主机和联机电脑两部分组成。主机外部有电源开关、指示灯及显示器；内有 A、B、C 三个孵育架，每个孵育架共有 40 个瓶位，每个瓶位均有红、绿二色指示灯指示瓶位状况，瓶位底部有检测器检测荧光信号变化。主机门内贴有条形码面板。由两个培养系统 (70mL 血培养瓶肉汤和 20mL 儿童血培养瓶肉汤) 组成，具有快速、高效、易观察，并具有可初步鉴定病原菌的特点。

配套使用的培养瓶内提供微生物生长的各种营养物质，采用荧光增强原理，设定瓶位探测器检测与计算 (时间间隔为每 10min 一次)，并可根据运算结果提供生长曲线。根据可检测标本数量的不同分为 9050、9120 和 9240 三种型号，分别可检测50、120 和 240 个标本。

(1) 培养瓶 BACTEC9000 系统提供 8 种专用封闭式培养瓶。

(2) 培养系统仪器的基本组成由转动体、键盘、条形码阅读器、液晶显示屏、计算机及外部接口等组成。用以装载并监测血培养瓶；确认培养瓶的信息；区分标本等。

(3) 数据管理系统获取、整理、处理及分析来自培养系统的数据信息，以及将病人相关信息和培养瓶资料存入数据库，并进行管理。

(三) 自动血培养仪的性能特点

随着自动血培养仪的不断发展，其自动化及智能化越来越高，功能也更加强大，目前其具有以下性能特点：

(1) 培养基营养丰富。针对不同微生物对营养和气体环境的要求不同，病人的年龄和体质差异较大及培养前是否使用抗生素三大因素，自动血培养仪不仅提供不同细菌繁殖所必需的营养成分，而且瓶内空间还充有合理的混合气体，无须外接气体。最大限度地检出所有阳性标本，降低假阴性率。

(2) 以连续、恒温、振荡方式培养，细菌易于生长。

(3) 培养瓶多采用不易碎材料制成并采用双条形码技术，既可提高使用的安全性，又可直接通过条形码阅读器查询到病人标本的生长曲线和检测结果。

(4) 采用封闭式非侵入性的瓶外监测方式，避免标本间的交叉感染，且无放射性污染。

(5) 自动连续监测。可缩短检测时间，保证阳性标本检测的快速、准确。

(6) 阳性结果报告及时，并经打印显示或报警提示。85% 以上的阳性标本能在48h 内被检出。

(7) 培养瓶可随时放入培养系统，并进行追踪检测。

(8) 数据处理功能较强。数据管理系统随时监测感应器的读数，依据数据的变化来判定标本的阳性或阴性，并可进行流行病学的统计分析。

(9) 设有内部质控系统，保证仪器的正常运转。

(10) 检测范围广泛。不仅可进行血液标本的检测，也可以用于临床上所有无菌体液，如骨髓、胸腔积液、腹腔积液、脑脊液、关节液、穿刺液、心包积液等的细菌培养检测。

(四) 自动血培养仪的维护保养及常见故障排除

自动血液培养仪系统软件内含故障诊断功能，当出现故障时仪器将自动报警，在报警提示界面提示相应的报警代码，此时操作者应给予及时处理。

1. 维护保养

自动血培养仪是精密仪器，应保持实验环境的干燥和洁净、适宜的温度和湿度；计算机主机要保证良好散热；应选用不间断电源（UPS），保证输出电压正常稳定，并防止突然断电及通电对电子设备的损害。硬盘上的重要数据应定期备份保护。主机部分的维护和保养按照厂家要求进行。每年由厂家进行一次全面保养及检测。

2. 常见故障排除

(1) 温度异常（过高或过低）

可能原因：仪器门长时间打开或打开的次数太多；仪器工作环境的温度太高或太低；仪器的空气过滤器堵塞（太脏）。如果仪器的温度计和温度显示器均指示温度过高或过低，则仪器的加热元件、鼓风机及其电源可能有故障；如果温度计和温度显示器不一致，则电阻温度探测器（RTD）探头可能有故障。

排除方法：缩短开门次数和时间；清洁空气过滤器；检查或更换相应部件。

(2) 瓶孔被污染

可能原因：培养仪瓶孔内的培养瓶破裂或泄漏。

排除方法：按仪器要求及时进行清洁和消毒处理。

(3) 数据管理系统与培养系统失去信息联系或不工作，数据检测失败的可能原因：数据管理系统与培养系统链接出了问题导致信息交流不畅；系统软件或硬件出错。

排除方法：用户应作数据备份；必要时重新安装系统软件，或者重新培养。

(4) 仪器对测试中的培养瓶出现异常反应（仪器无法检测到一个已输入该检测位置的培养瓶，这时系统将这些培养瓶归为"匿名瓶"）

可能原因：培养瓶已扫描但安放不当；没有遵守操作规程，未扫描条形码。

排除方法：用户扫描该瓶条形码，以解决故障；通过强制结束该检测孔培养协议解决故障。如果这一孔内的培养瓶已经被非法卸出，则可以不管这一信息；如果孔内还有培养瓶，则卸出此瓶，装入另一孔内，然后对前孔做质控；必要时联系厂商工程师。

（5）马达转速异常（太快或太慢或不转）

可能原因：有异物进入机箱内；培养瓶安放不当，卡住仪器运动部件；转子皮带松动或脱落；仪器的马达或马达驱动电路有故障。

排除方法：检查并排除异物；检查培养瓶和转子皮带；检查、维修马达或马达驱动电路。

（6）质控瓶失效报警

可能原因：质控瓶压盖脱落；质控瓶移位；质控瓶底面被污染或荧光探测器镜头被污染，故障表现为转子图标的某一圈会有封掉。

排除方法：检查质控瓶压盖及位置；用无水酒精清洁并用洗耳球吹干质控瓶底面或荧光探测器镜头，再观察30min，因为污染引起的报警将自动解除；也可通过互换质控瓶位置的方法来判断故障原因，如质控瓶失效则必须更换。

（五）血培养仪的进展

从20世纪70年代至今，血培养技术的发展经历了观察指标从肉眼到放射性标记再到非放射性标记；操作从手工到半自动再到全自动；结果判断从终点检测到连续判读、能记录细菌生长曲线、一旦出现阳性结果可随时报告等几个阶段。至今已有三代血培养系统问世及使用，且性能还在不断地得到改进和完善。

随着生命科学和数码信息技术的飞速发展，将会研制生产出更加符合临床需要的血培养系统：其检出阳性准确率更高；同一台仪器能检出的微生物种类更广泛，如同时检出需氧菌、苛氧菌、厌氧菌、分枝杆菌和真菌等；灵敏度更高；污染率、假阳性率和假阴性率应降至最低；自动化和计算机的智能化程度更强，包括条形码识别功能、专家系统和便于网络化的数据分析和储存系统；体积更小，仅需极微量的血液样品即可检出所有的微生物，同时仪器和设备的单位体积也要大大减少；检验周期更短，工作效率更高；成本更低，对病人收费降低，结果报告更快；使血培养检查更容易被病人接受。

二、微生物自动鉴定及药敏分析系统

微生物自动鉴定及药敏分析系统在临床微生物实验室中的应用，为微生物检验工作者对病原微生物的快速诊断和药敏试验提供了有力工具。微生物自动鉴定及药敏分析系统的功能主要包括微生物鉴定、抗菌药物敏感性试验及最低抑菌浓度的测定等。

(一) 微生物自动鉴定及药敏分析系统工作原理

1. 鉴定原理

微生物数码鉴定法的基本原理是指通过数学的编码技术将细菌的生化反应模式转换成数字模式,给每种细菌的反应模式赋予一组码,建立数据库或编成检索本,通过对未知菌进行有关生化试验并将生化反应结果转换成数字 (编码),查阅检索本或数据库,得到细菌名称。其实质就是计算并比较数据库内每个细菌条目对系统中每个生化反应出现的频率总和,是由光电技术、电脑技术和细菌八进位制数码鉴定相结合的鉴定过程。

微生物自动鉴定系统的鉴定卡通常包括常规革兰氏阳 (阴) 性板和快速荧光革兰氏阳 (阴) 性板两种。常规革兰氏阳 (阴) 性板对各项生化反应结果 (阴性或阳性) 的判定是根据比浊法或比色法的原理,系统以各孔的反应值作为判断依据,组成数码并与数据库中已知分类单位相比较,获得最大相似度的系统鉴定值。随着电脑技术的进步,这一过程已变得非常容易。快速荧光革兰氏阳 (阴) 性板则根据荧光法原理,通过检测荧光底物的水解、荧光底物被利用后的 pH 值变化、特殊代谢产物的生成和某些代谢产物的生成率来进行菌种鉴定。

2. 抗生素敏感性试验的检测原理

自动化抗生素敏感性试验使用药敏测试板 (卡) 进行测试,其实质是微量肉汤稀释试验。药敏试验分析系统的基本原理是将抗生素微量稀释在条孔或条板中,加入菌悬液孵育后放入仪器或在仪器中直接孵育,仪器每隔一定时间自动测定细菌生长的浊度,或测定培养基中荧光指示剂的强度或荧光底物的水解,观察细菌的生长情况,得出待检菌在各浓度药物孔中的生长斜率,经回归分析得到最低抑菌浓度 MIC 值,并根据美国国家临床与实验室标准化委员会 (NCCLS) 标准得到相应敏感度:敏感 "S (sensitive)"、中度敏感 "MS (middle—sensitive)" 和耐药 "R (resistance)"。

药敏测试板分为常规测试板和快速荧光测试板两种,前者的检测原理为比浊法,如 Vitek 系统,在含有抗生素的培养基中,浊度的增加提示细菌生长,根据判断标准解释敏感或耐药;后者为荧光法,如 Sensititre 系统,在每一反应孔内加入荧光底物,若细菌生长,表面特异酶系统水解荧光底物,激发荧光,反之无荧光。以最低药物浓度仍无荧光产生的浓度为最低抑菌浓度。

(二) 微生物自动鉴定及药敏分析系统的基本结构与功能

1. 测试卡 (板)

各种微生物自动鉴定及药敏分析系统均配有测试卡或测试板,它是系统的工作基础。各种不同的测试卡（板）具有不同的功能，最基本的测试卡（板）包括革兰氏阳性菌鉴定卡（板）、革兰氏阴性菌鉴定卡（板）、革兰氏阳性菌药敏试验卡（板）和革兰氏阴性菌药敏试验卡（板）。各测试卡（板）上都附有条形码，上机前经条形码扫描器扫描后可被系统识别，以防标本混淆。

2. 菌液接种器

绝大多数微生物自动鉴定及药敏分析系统都配有自动接种器，可分为真空接种器和活塞接种器两种，常用真空接种器。通常菌液接种器分为上、下两部分，上部分为封口器并有切割作用，下部分为真空充液接种装置。仪器一般都配有标准麦氏浓度比浊仪，操作时只需将稀释好的菌液放入比浊仪中确定浓度即可。

3. 培养和监测系统

测试卡（板）接种菌液后即可放入孵箱/读数器中进行培养和监测。一般在测试卡（板）放入孵箱后，监测系统要对测试板进行一次初次扫描，并将各孔的检测数据自动储存起来作为以后读板结果的对照。监测系统每隔一定时间对每孔的透光度或荧光强度的变化进行检测。快速荧光测定系统可直接对荧光测试板各孔中荧光信号进行测定，并转换成电信号，数据管理系统将这些电信号转换成数码，与专家系统内的信息相比较，推断出菌种的类型及药敏结果。常规测试板则直接检测电信号，从干涉滤光片过滤的光通过光导纤维导入测试板上的各个测试孔，光敏二极管测定通过每个测试孔的光量，产生相应的电信号，最后经数据管理系统推断出菌种的类型及药敏结果。

4. 数据管理系统

数据管理系统始终保持与孵箱、读数器、打印机的联络，控制孵箱温度、自动定时读数，负责数据的转换及分析处理。当反应完成时，计算机自动打印报告，并可进行菌种发生率、菌种分离率、抗生素耐药率等流行病学统计。有些仪器配有专家系统，可根据药敏试验的结果提示有何种耐药机制的存在，对药敏试验的结果进行"解释性"判读。

（三）微生物自动鉴定及药敏分析系统的性能特点

（1）自动化程度较高。可自动加样、联机孵育、定时扫描、读数、分析、打印报告等。

（2）应用范围广。其包括需氧菌、厌氧菌、真菌鉴定及细菌药物敏感试验、最低抑菌浓度（MIC）测定。采用微量肉汤对倍稀释法和专利的氧化还原指示剂，精确检测细菌真正的 MIC，为临床选用敏感抗生素及用药剂量提供参考。

（3）检测速度快。快速荧光测试板的鉴定时间一般为 2~4h，绝大多数细菌的鉴定可在 4~6h 内得出结果。常规测试板的鉴定时间一般为 18h 左右。

(4) 系统具有较大的细菌资料库，鉴定细菌种类可达 100~700 种不等，有 25~50 多孔生化反应用于鉴定试验，可进行数十种甚至 100 多种不同抗生素的敏感性测试。并可进行产超广谱 Beta 内酰胺酶（ESBL）、耐万古霉素肠球菌（VRE）、庆大霉素高耐株（HLGR）、链霉素高耐株（HLAR）、耐甲氧西林葡萄球菌（MRSA）及产 Beta 内酰胺酶革兰氏阳性菌（BL）分析。

(5) 使用一次性测试卡（板），可避免由于洗刷不洁而造成的人为误差。测试卡（板）的抗生素组合种类较多，便于临床实际应用选择。

(6) 数据处理软件功能强大，可根据用户需要，自动对完成的鉴定样本及药敏试验做出统计和组成多种统计学报告，可随时调出统计学报告，为医院感染的控制及流行病学调查提供科学的依据。

(7) 软件和测试卡（板）可不断升级更新，检测功能和数据统计功能不断增强，使设备功能不易老化。

(8) 设有内部质控系统，可对仪器自动维护保养，保证仪器的正常运转。

(四) 微生物自动鉴定及药敏分析系统的维护保养

(1) 严格按操作手册规定进行开、关机及各种操作，防止因程序错误造成设备损伤和信息丢失。

(2) 定期清洁比浊仪、真空接种器、封口器、读数器及各种传感器，避免由于灰尘而影响判断的正确性。

(3) 定期对比浊仪进行校正；用美国微生物菌株保藏中心（ATCC）标准菌株检测各种测试卡，并做好质控记录。

(4) 建立仪器使用以及故障和维修记录，详细记录每次使用情况和故障的时间、内容、性质、原因和解决办法。

(5) 定期由工程师做全面保养，排除故障隐患。

(五) 常见的微生物自动鉴定及药敏分析系统

1. VITEK 系统

VITEK 系统由计算机主机、孵育箱/读取器、接种器/封口机、打印机等组成。对细菌的鉴定以每种细菌的微量生化反应为基础，不同种类的 VITEK 测试卡（检测卡）含有多种的生化反应孔，每张卡上有 30 项生化反应。将手工分离的待检菌的纯菌落制成符合一定浊度要求的菌悬液。经接种器将菌悬液注入测试卡内，封口后放入读数器/恒温培养箱中。监测测试卡各生化反应孔中的生长变化情况，由计算机控制的读数器按光学扫描原理，每隔1h进行光扫描，测定各生化反应孔底物中指示剂的显色（或浊度反应），并读数一次，然后把读数信息输入电脑储存并进行分析，再和预定的阈值进行比较，来判断反应的结果。将所得的生物数码与菌种数据库标准菌的生物模型相比较，得到相似系统鉴定值。显示器自动报告结果并打印。

该系统可鉴定405种细菌。其中革兰氏阳性菌鉴定卡可鉴定凝固酶阳性和阴性的葡萄球菌、肠球菌、草绿色和溶血性链球菌、棒状杆菌属以及李斯特氏菌属和丹毒丝菌等51种；革兰氏阴性菌鉴定卡可鉴定肠杆菌科、弧菌科和非发酵菌等116种；非发酵菌卡（NFC）可鉴定不动杆菌、气单胞菌、产碱杆菌、假单胞菌、弧菌等42种；酵母菌卡（YBC）可鉴定假丝酵母（念珠菌）、隐球菌、地霉、丝孢酵母、红酵母等34种；厌氧菌卡（ANI）可鉴定放线菌、拟杆菌、梭杆菌、乳杆菌、真杆菌、梭菌、消化链球菌等94种；芽孢杆菌卡（BAC）可鉴定芽孢杆菌等21种；奈瑟氏菌嗜血杆菌卡（NHI）可鉴定奈瑟氏菌、嗜血杆菌、金氏菌、摩拉氏菌、布兰汉氏菌等47种。药敏卡可以进行70多种药物的敏感试验，每种卡有50多种药物组合。根据细菌耐药规律而设定的专家系统，可帮助校正结果。对于专家系统提示不可能的或极少见的耐药表型应予以充分重视，需采用确认试验重新鉴定。如对万古霉素耐药的金黄色葡萄球菌，对亚胺培南耐药的肠杆菌，对青霉素耐药的â溶血性链球菌等。

2. Micro Scan Walk/Away 系统

MicroScan Walk/Away 系统由主机、真空加样器、孵育箱 / 读取器、计算机、打印机等组成。系统除采用传统比色分析法外，同时采用敏感度极高的快速荧光测定技术来检测细菌胞外酶。测试板放入孵育箱后，在20min ~ 3h 内（由测试板的型号决定）系统对测试板进行一次初读，初读结果将作为以后读板结果的对照。测试板经适当的孵育后，有些测试孔需添加试剂，有些检测系统会自动添加，并延长孵育的时间，一般为5 ~ 30min。通过荧光法测定的测试板不需添加试剂，孵育完成后，可立即读板并将各孔的检测数据自动储存起来。

系统鉴定板有普通板和快速板两种，普通板获得结果需要16 ~ 18h，快速板测定只需2 ~ 3.5h。系统采用8进制计算法分别将28个生化反应转换成8位生物数码。该系统有8种鉴定反应板，可鉴定包括革兰氏阴性菌、革兰氏阳性菌、厌氧菌、酵母菌、嗜血杆菌和奈瑟菌等在内的近800种细菌。药敏试验为直接法，可以不依赖细菌鉴定的结果而直接得到 MIC 的结果，这样当细菌暂时未鉴定出来时，实验室仍然可以为临床提供该未知菌的药敏结果，从而指导临床用药。

3. PHOENIX 系统

PHOENIX 全自动快速细菌鉴定 / 药敏分析系统是专业设计应用于临床微生物实验室的全自动设备。硬件包括主机和比浊仪；软件包括微生物专家系统和微生物实验室专业数据管理系统。鉴定试验采用荧光增强技术与生化酶、底物显色反应相结合的原理，使鉴定试验更加快速、灵敏、准确。药敏试验采用传统的比浊法和比色法双重标准，使药敏报告更加准确快速。可同时检测100份鉴定/药敏标本，总标本量为200份。可鉴定革兰氏阳性菌112种，革兰氏阴性菌158种，药敏试验可根据用户需要灵活配伍，提供98种抗生素选择。革兰氏阳性菌鉴定时间仅需4h时，准确度为91~95%，革兰氏阴性菌鉴定时间仅需3h，准确度为91~95%。MIC值通过荧光增强技术测定，可同时进行17种抗生素5种浓度或28种抗生素3种浓度的MIC药敏试验。药物的MIC药敏试验革兰氏阴性菌90%在5h内完成，革兰氏阳性菌80%在6h内完成，95%在10h内完成，准确度为95%，无须附加实验。

4. SENSITITREARIS 系统

SENSITITREARIS系统由计算机主机、孵育箱/读数仪、全自动加样器等组成，系统采用传统生化反应，8进位数码鉴定及荧光分析相结合进行检测。荧光分析是用荧光标记细菌表面特异酶的底物，经细菌水解底物产生荧光判断结果，不同的细菌作用于不同的底物，激发出不同强度的荧光，即可鉴定不同的细菌。该系统最先使用荧光快速分析技术，可鉴定细菌180种。数据库含500种细菌的数据，可对200种抗生素进行分析。MIC测定原理采用NCCLS推荐改良的微量肉汤稀释2~8点，在每一反应孔内加入荧光底物，若细菌生长，表面特异酶系统水解荧光底物，激发荧光，反之则无荧光。鉴定/药敏分析时间明显缩短，结果更准确。

5. Biolog 微生物鉴定系统

Biolog微生物鉴定系统由计算机主机、孵育箱/读数仪、浊度仪及数据库等组成。利用微生物对不同碳源(可达到95种不同的含碳的底物)代谢率的差异，针对每一类微生物筛选95种不同碳源，配合四唑类显色物质，固定于96孔板上(A1孔为阴性对照)，接种菌悬液后培养一定时间，通过检测微生物细胞利用不同碳源进行新陈代谢过程中产生的氧化还原酶与显色物质发生反应而导致的颜色变化(吸光度)以及由于微生物生长造成的浊度差异(浊度)，与标准菌株数据库进行比对，即可得出最终鉴定结果。所能鉴定的微生物几乎覆盖所有重要的与人类、动物、植物相关的微生物，被广泛应用于各种与微生物相关的领域中。

(六)微生物自动鉴定及药敏分析系统的进展

微生物鉴定的自动化技术近十几年得到了快速发展。数码分类技术集数学、计算机、信息及自动化分析为一体，采用商品化和标准化的配套微生物鉴定和抗生素敏感试验卡或条板，可快速准确地对临床数百种常见致病菌进行自动分析鉴定和药敏试验。目前，微生物自动鉴定及药敏分析系统已在世界范围内的医学实验室中广泛应用。

早在20世纪70年代,一些国外公司就研究出借助生物信息编码鉴定细菌的新方法。这些技术的应用,为医学微生物检验工作提供了一个简便、科学的细菌鉴定程序,大大提高了细菌鉴定的准确性。微生物自动鉴定及药敏分析系统的发展顺应了临床的新需要。从半自动检测仪到目前的全自动快速检测系统,可鉴定的微生物种类和范围不断扩大,鉴定速度越来越快,自动化程度也越来越高,且促进了实验室内和实验室间的标准化。特别是近年来推出的一些新型检测仪中,在细菌鉴定、细菌药物敏感性试验及 MIC 等的测定中加入了专家系统,即把临床微生物和抗生素耐药性方面卓有成效的一流专家的经验,编成一条条规则的软件,对细菌的鉴定和药敏结果进行准确、高效的分析,实现了分析结果标准化、自动化。现代微生物自动鉴定及药敏分析系统以分子生物学为基础,充分利用了质粒分析、核酸杂交、色谱分析、PCR 及 DNA 指纹等技术进行攻坚,此方面的难题不断被攻破。可以预测,未来理想的微生物自动鉴定及药敏分析系统检测速度更快;检测的准确率和敏感性更高;自动化和智能化程度更强;可鉴定的细菌种类及药敏试验种类更多;检测成本更低;在耐药基因方面,对已发现的耐药基因如 ESBL、VRE、HLAR、MRSA、HLGR、BL 进一步加强监控,同时在发现新的耐药基因和克服耐药方面的研究中会得到更大的帮助。相信随着生命科学和计算机技术的进步,新一代更适合临床微生物检测鉴定以及药物敏感性分析的自动化仪器将不断涌现。

第六节 血气与电解分析仪

血气分析和电解质测定是评价机体呼吸功能、血液酸碱平衡及电解质紊乱的重要指标,对临床综合分析机体平衡紊乱的原因及代谢失调的影响程度意义重大。随着传感技术和微电子技术的进步,血气分析及电解质检测技术日臻完善,检验设备向着功能多样化、自动化、智能化及人性化的方向发展,是临床检验诊断中不可缺少的设备之一。

一、血气分析仪

血气分析仪是通过对人体血液及呼出气体酸碱度(pH)、二氧化碳分压(PCO_2)、氧分压(PO_2)等进行定量测定,分析、评价人体血液酸碱平衡和输氧状态的仪器。广泛应用于昏迷、休克、严重外伤等危急病人的抢救,是肺心病、肺气肿、糖尿病、呕吐、腹泻、中毒等病症诊断和疗效观察的必备设备。

(一)血气分析仪发展概述

血气分析仪于20世纪50年代问世,血气分析技术一直在急性呼吸衰竭诊疗、外科手术、抢救与监护过程中发挥着至关重要的作用。随着科学技术的迅猛发展,血气分析仪的各项性能也得到极大的提高。根据血气分析的时代特点,大致可将其分为三个发展阶段:

(1)第一阶段,主要在20世纪50年代末—60年代,这一时期血气分析仪发展和应用起步不久,一起处于手动时代,结构笨重(100kg),所需样品量大(约为2ml),可测定值较少,有PH、PCO_2、PO_2。以丹麦Radiometer公司的AME-1型为代表。

(2)第二阶段,主要在20世纪70—80年代,随着计算机和电子技术的应用导致血气分析仪进入全自动时代,由于采用了集成电路,仪器结构得到重要改进,重量降至30kg左右。传感器探头小型化使得所需样品量降至几百~几十微升,工作菜单日趋简单,操作可在提示下进行,可测量和计算的参数也不断增多。各公司生产的仪器均实现了自动定标、自动进样、自动清洗、自动检验设备故障和电极状态,并自动报警,电极的使用寿命和稳定性不断提高,仪器的预热和测量时间也逐步缩短。丹麦Radiometer公司的ABL系列、美国IL公司的1300系列、瑞士AVL公司的AVL系列、美国CORING的16、17系列都属于该类产品。

(3)第三阶段是20世纪90年代至21世纪以来,计算机技术进一步渗透到血气分析领域,先进的界面帮助模式、图标模式使操作更为直观,许多厂家把血气和电解质等分析结合在一起,生产出了血气电解质分析仪。软件和硬件的进步使现代血气分析仪具有超级的数据处理、维护、贮存和专家诊断功能。为满足日益增长的POCT需要,血气分析仪正朝着便携式、免维护、易操作的方向发展。

近年来,随着pH、PO_2和PCO_2电极的不断改进,新型传感器及电子信息技术的不断完善,出现了带有光化学和光纤维传感器的血气分析仪,血气分析仪也正朝着分析自动化、功能多样化、使用方便化、安全无创化的方向发展。未来的血气分析仪将与心导管技术及肺功能测定联合应用,使其能够像心电图或脑电图那样,将敏感电极元件及光导纤维控针置于人体不同部位,便可连续自动测出血液中的pH、PO_2和PCO_2值。

(二)血气分析仪的结构及原理

1.血气分析仪的基本结构

血气分析仪主要由电极系统、管路系统及电路系统三大部分组成。

（1）电极系统

不同厂家、不同型号的血气分析仪，电极工作原理相同、结构相似，但形状和大小不同，不能通用。

为保证仪器性能稳定、检测结果准确，应严格控制样品室的温度，并维持 pH 参比电极内充液中 Cl^- 浓度的恒定。早期的样品室采用水浴式、空气浴式恒温装置等，由于升温速度慢、热稳定性较差等原因，目前已被固体恒温装置所取代。固体恒温装置加热速度快、热均匀性好、恒温精度较高。仪器控制系统通过温度传感器控制样品室的温度恒定在（37±0.1）℃。为了方便补充、更换甘汞电极中 KCL 内充液，有的仪器为参比电极配有专用的一个蠕动泵和两个管道，下管道排出旧内充液，上管道加入新的内充液，所需操作由计算机控制。

PCO_2 电极和 PO_2 电极前端的半透膜常用聚丙烯膜或聚四氟乙烯薄膜（厚约 20pm）将样品室的血液与测量电极内缓冲溶液分隔开，只容许 CO_2 和 O_2 分子通过而被测量。

（2）管路系统

为了完成样品的自动定标、自动测量和自动冲洗等功能，一般的血气分析仪均装有一套比较复杂的管路系统以及配合管路工作的泵体和电磁阀。泵和电磁阀的转、停、开、闭，温度的控制，定标气与定标液的有、无、供、停等均由计算机来进行控制或监测。管路系统比较复杂，是血气分析仪中的重要组成部分，通常由气瓶、溶液瓶、连接管道、电磁阀、正压泵、负压泵和转换装置等部分组成。在工作过程中，该系统出现的故障最多。

（3）电路系统

电路系统可将仪器测量信号进行放大和模数转换，对仪器实行有效控制、显示和打印出结果，并通过键盘输入指令。

被测样品通过样品预热器后，被吸入样品室内，分别被各电极测量系统有选择地检测，并转化成相应的电极信号，这些信号被放大、模数转换后变成数字信号，经微机处理、运算后，由荧光屏显示出来或从打印机打印出结果。高精度的恒温系统由微机控制，整个定标和测量过程都是在37℃下完成。

2. 血气分析仪的工作原理

血气分析仪通常是在管路系统的负压抽吸作用下，样品血液被吸入毛细管中，与毛细管壁上的 pH 参比电极、pH、PO_2、PCO_2 四个电极接触，电极将测量所得的各项参数转换为各自的电信号，这些电信号经放大、模数转换后送达仪器的微机，经运算处理后显示并打印出测量结果，从而完成整个检测过程。

（三）血气分析仪的电极与定标

1. 血气分析仪的电极

血气分析仪通常使用四个电极，分别是 pH 电极、PCO_2 电极、PO_2 电极和 PH 参比电极。其中，pH 电极和 pH 参比电极共同组成对 pH 值的测量系统，而 PCO_2 电极和 PO_2 电极是复合电极，无须再与参比电极配对。

（1）pH 电极和 pH 参比电极

pH 电极是玻璃电极，其核心为极薄（约 0.1mm）的玻璃敏感薄膜，敏感膜对溶液中 H^+ 具有选择性响应。pH 参比电极为甘汞电极，因内充的 KCl 溶液浓度不同，甘汞电极有饱和型和非饱和型之分。

分析时 pH 电极为负极，甘汞电极为正极，与待测血液样品组成电化学电池电动势大小与样品溶液的 pH 值大小之间的关系符合能斯特方程。

（2）PCO_2 电极

PCO_2 电极是气敏电极，实质上是 pH 玻璃电极和银—氯化银参比电报组成的复合电极。两个电极整合在有机材料的电极套中，内装 $NaH\text{-}CO_3\text{-}NaCl$ 缓冲溶液。电报头最前端有一层半透膜，只允许血液样品中 CO_2 等中性小分子通过，从而引起缓冲溶液 pH 值的改变。由玻璃电极测得 pH 值的变化量，经反对数放大器转换为 PCO_2 测量值。

（3）PO_2 电极

PO_2 电极是极普电极，义称 Clark 电极。对氧的测定是基于电解氧的原理实现的。电极套内铂丝阴极和 Ag—AgCl 阳极浸在含 KCl 的磷酸盐缓冲液中，电极前端有一层半透膜。当血液样品中的 O_2 分子透过半透膜进入电极，到达铂丝阴极表面时，在极化电压的催化下 O_2 分子不断被还原，产生氧化还原反应，导致阴、阳极之间产生电流。此电解电流的大小与 PO_2 成正比。经仪器将电流信号放大、转换等数据处理，报告 PO_2 测量结果。

2. 血气分析仪的定标

血气分析方法和电解质分析方法一样，以能斯特方程为定量公式，是一种相对测量方法。由于电极性能的变化、测量内外环境因素的波动，仪器开机后测量样品之前，需用两种不同浓度和分压的标准液及标准气体确定每个测量电极的工作曲线，仪器自动进行两点定标或校准（calibration）；为消除分析过程中噪声的干扰和信号的漂移，检查电极偏离工作曲线的情况，仪器每隔一定时间进行定标或校推。

pH 系统使用 7.383 和 6.840 两种标准缓冲液来进行定标。PO_2 和 PCO_2 系统用两种混合气体来进行定标。第一种混合气中含 5% 的 CO_2 和 20% 的 EE；第二种含 10%

的 CO_2，不含 O_2。常将上述两种气体混合到两种 PH 缓冲液内，然后对三种电极一起定标。

（四）血气分析仪的维护保养及常见故障措除

1. 血气分析仪的维护保养

为保持血气分析仪始终处于稳定的工作状态，建议仪器 24h 运转。全血标本的复杂性使得血气分析仪的维护保养工作较为困难，应严格按照技术手册执行常规保养程序。

（1）电极保养

若长期不开机，应将电极卸下并浸泡在各自的电极液中保存，以延长使用寿命。

第一，注意补充、更换参比电极内的 KCl 溶液；定期更换参比电极套，视样品量调整更换的频率；防止参比电极液中存在气泡，否则会严重影响电极的功能；保持电极头清洁，及时清除黏附的蛋白质。

第二，不管是否使用，pH 电极的使用寿命一般都只有 1～2 年，因此在购买时应注意其生产日期，以免因过期或一次购买太多备用电极而造成浪费；新的 pH 电极或者电极在空气中暴露 2h 以上，应在缓冲液中浸泡 6～24h 才能使用；血液中的蛋白质容易黏附在电极表面，必须经常按血液→缓冲液（或生理盐水）→水→空气的顺序进行清洗，亦可用随机附送的含蛋白水解酶的清洗液或自配的 0.1% 胃蛋白曲盐酸溶液浸泡 30min 以上，用生理缓冲液洗净后浸泡备用，若清洗后仍不能正常工作，应更换电极。

第三，PCO_2 电极由内电极、半透膜、尼龙网和外缓冲液组成，多数缓冲液密封往电极内，但有些型号需要更换缓冲液，可用特殊针头从电极孔中吸出，然后注入新的缓冲液，注意要留一小气泡，以免温度升高时缓冲液溢出，电极要经常用专用清洁剂清洗，如果经清洗、更换缓冲液后仍不能正常工作时，应更换半透膜；电极用久后，阴极端的磨砂玻璃上含有 Ag 或 AgCl 沉积，可用滴有外缓冲液的细砂纸磨去沉积物，再用外缓冲液洗干净。清洗沉积物、半透膜和电极的更换应定期进行。PO_2 电极中干净的内电极端部和四个铂丝点应该明净发亮，每次清洗时，都应该用电极膏对 PO_2 电极进行研磨保养。

PCO_2 电报和 PO_2 电极在保养后，均需重新定标，才能使用。

（2）仪器的日常保养

血气分析仪的正常运行和寿命取决于操作人员对仪器的熟悉程度、使用水平和日常的精心保养和维护。

第一，每天检查大气压力、钢瓶气体压力；检查定标液、冲洗液是否失效；排空废液瓶。

第二，每周更换一次电极内充液，定期更换电极膜；每周至少冲洗一次管道系统，擦洗分析室。

第三，定期检查和更换泵管；更换进样口及预热管道。

第四，若电极使用时间过长，电极反应变慢，可用电极活化液对 pH 电极、PCO_2 电极活化；对 PO_2 电极进行轻轻打磨，除去电极表面氧化层。

第五，保持环境温度恒定，避免高温的影响；远离强磁场干扰，保证仪器稳定、可靠。

2. 常见故障及其排除

（1）样品吸入不良

蠕动泵管老化、漏气或泵坏。需要更换管道或维修蠕动泵。

（2）样品输入通道堵塞

第一，如系血块堵塞，一般用强力冲洗程序将血块冲出排除；如冲不走，可换上假电极，使转换盘处于进样位置，用注射器向进样口中注蒸馏水，冲走血块。第二，如毛细管断在进样口内，造成玻璃碎片堵塞，可将样品进样口取下来，将碎片捅出即可。

（3）pH 电极定标不正确

仪器接地不好，电极插头接触不良；pH 定标液过期；两种定标液接反。如分析箱内管道脱落或阻塞，需连接管道或冲洗管道，如参比电极异常，应查找原因并排除；指示电极使用时间过长需活化；如参比电极或 pH 电极损坏，应予以更换。

（4）PCO_2 和 PO_2 电极定标不正确

若钢瓶中气体压力过低，应更换气瓶；若气体管道破裂、脱落或气路连接错误，应更换或重新连接管道；PCO_2 内电极液使用时间过长或内电极液过期，应更换内电极液；气室内无蒸馏水或蒸馏水过少，使通过气体未充分湿化，应补充蒸馏水；电极膜使用时间过长或电极膜破裂，应更换电极膜；PCO_2 电极老化或损坏，应更换电极。

（5）定标不正确但取样时不暴露，标本常被冲掉

分析系统管道内壁附有微小蛋白颗粒或细小血凝块，使管道不通畅，应冲洗管道；连接取样传感器的连线断裂，应更新连接；取样不正确，混入微小气泡，应重新取样。

二、电解质分析仪

电解质分析仪就是 20 世纪 60 年代发展起来的、利用 ISE 法测定体液标本中离

子浓度的仪器。这类仪器具有操作简单、灵敏度高、选择性好，标本用量少、无须预处理、不破坏被测试样，可与血气分析仪、全自动生化分析仪联用提供多种参数等优点，取代了火焰光度仪、原子吸收分光光度计，成为临床检验常规仪器。

（一）电解质分析仪发展概述

离子测定很早便应用于临床。由于实验室技术及设备制造技术等方面的限制电质的操作烦琐，人为因素多，测定结果不尽如人意。

20世纪初，德因 F·哈伯等人研制成世界上第一种玻璃膜性质的离子选择电极 -pH 电极，开启了离子选择分析技术在临床的应用。以后相继用卤化银薄片试制了卤素离子电极，发明了高选择性的氟离子电极、钙离子电极和钾电极。60 年代末，离子选择性电极的商品已有 20 种左右，随着离子选择电极的不断发明和完善，这一分析技术也逐渐发展成为电化学分析法中一个独立的分支学科。

20世纪 80 年代以来，随着电化学传感器和自动分析技术的发展，基于离子选择电极的电解质分析仪已广泛应用于临床电解质测定，其向着更加自动化、智能化和人性化发展。其临床应用不仅局限于离子的测定，还可用于诸如葡萄糖、尿素、乳酸等代谢物的测定[①]。

1. 电解质分析仪的分类

（1）按照测定项目分类，可分为 3 项（Na^+、K^+、Cl^-）、4 项（Na^+、K^+、Cl^-、Ca^{2+}）、5 项（Na^+、K^+、Cl^-、Ca^{2+}、Mg^{2+}）、6 项（Na^+、K^+、Cl^-、Ca^{2+}、Mg^{2+}、pH）等型号的电解质分析仪。

（2）按照自动化程度分类：可分为半自动、全自动电解质分析仪。

（3）按工作方式分类：可分为湿式电解质分析仪和干式电解质分析仪。目前临床最常用的是湿式电解质分析仪。

此外有些型号的血气分析仪含电解质分析模块；一些自动生化分析仪可以分析电解质，临床中也有测定电解质、血气及部分生化指标的多参数分析仪的应用。部分全自动电解质分析仪可以分析血清、血浆及尿液，或者直接采用全血进行分析。

2. 电解质分析仪的工作原理

电解质分析仪利用 ISE 作为指示电极、甘汞电极作为参比电极，均测量毛细管通路中的待测样品接触，共同组成电化学电池。

溶液中待测离子在对应的 ISE 敏感膜上产生特异性响应，膜上发生离子交换或扩散，形成膜电位，产生电极电位的变化。电极电位的大小与待测离子浓度之间的

---

① 张贝贝，丛文龙. 电解质分析仪示值误差的 CMC 评定 [J]. 计量与测试技术，2020，47(03)：39-41.

关系符合能斯特方程。

$$E_{ISE} = k \pm \frac{2.303RT}{nF} \lg c_x f_x$$

式中：k 与 ISE 的固有性质有关，在测定条件恒定时为常数；+、— 分别对应阳离子与和阴离子选择性电极；n 为离子电荷数；c_x 为待测离子浓度，f_x 为待测离子活度系数。在一定条件下，稀溶液时 ISE 的电极电位与待测离子浓度的对数呈线性关系。

单个电极的电极电位绝对值不能直接测定，通过组成的电化学电池，仪器测定，最后测得待测离子的活度或浓度。

$$E = E_{ISE} - E_{参比} = \left(k - E_{参比} \right) \pm \frac{2.303RT}{nF} \lg c_x f_x$$

电解质分析仪通过仪器的电路系统，把各电极产生的电位放大、模数转换为相应的检测信号，再与仪器内微处理器储存的标准曲线相比较，求出标本中各离子的浓度，并显示或打印分析结果。

(二) 电解质分析仪的基本结构与性能要求

1. 电解质分析仪的基本结构

电解质分析仪主要由电极系统、液路系统、电路系统、软件系统等部分组成。

(1) 电极系统

电极系统是电解质分析仪的核心部件，也是日常维护保养的重点。它包括指示电极和参比电极，二者的性能决定测定结果的准确度和灵敏度。

指示电极中 pH、Na^+、Li^+ 电极属于玻璃电极，因玻璃敏感膜的成分不同而对不同的离子有选择性响应；K^+、Ca^{2+}、Mg^{2+} 电极属于流动载体电极，电极膜内含特异性的液体敏感物质；Cl^- 电极是敏感膜由 AgCl 难溶盐构成的晶体膜电极；参比电极一般是甘汞电极。

新型的电解质分析仪将各个指示电极按规律排列，并与测量毛细管做成一体化的结构，使各电极对接在一起时自然形成完整的测量毛细管通路。这种结构的主要优点是整体透明、腔体清晰，容易观察液流路径，便于维护保养；可使各 ISE 电极的敏感膜面积最大化，有效缩短电极响应时间和检测项目的分析周期；结构中通常只设置一个参比电极，既可以减少样品用量，又避免了使用多个参比电极的差异；仪器设有自动电极维护系统，无须人工保养，极大地延长了电极寿命。

电极系统作为电解质分析仪的重要部件，其性能的优劣直接影响分析质量。为保障分析结果的正确、灵敏，使仪器处于良好的工作状态，需要定期评价电极的性能和全面评价仪器的性能。这些性能指标可以指导操作者做好维护保养工作，也为更换电极及易损部件提供依据。常用电极的测量范围和斜率参考范围见表7-1。

表7-1 常用电极的测量范围和斜率参考范围

电极	测量范围 / (mmol·L^{-1})	电极斜率值参考范围 /mV
K$^+$	1.00 ~ 9.00	40 ~ 70
Na$^+$	80.00 ~ 200.00	40 ~ 70
Cl$^-$	50.00 ~ 200.00	40 ~ 70

（2）液路系统

液路系统通常由标本盘、采样针、进样感应器、液路管道、蠕动泵、多通阀等组成。其中进样感应器利用光电感应的原理控制合适的进样量及异常进样报警；蠕动泵提供吸液动力；多通阀控制样品、定标液、清洗液、废液通向。标本盘、多通阀和蠕动泵的转动、转换均由仪器内置微处理器自动控制。其通路由定标液/冲洗液通路、标本通路、废液通路、回水通路、电磁阀通路等组成。

液路系统是电解质分析仪中结构最复杂也是最容易出现故障的部分，液路系统的性能直接影响样品浓度测定的准确性和稳定性，包括仪器吸样量的准确性、管路与电极表面黏附蛋白的清除能力、管路系统的畅通保障等。液路系统也是日常维护保养中需要重点注意的地方。

（3）电路系统

电路系统包括电源电路模块、输入输出模块、控制电路模块、微处理器模块等。信号放大及数据采集模电源电路模块主要提供仪器的打印机接口电路、蠕动泵控制电路、多通阀控制电路及其他各种部件所需的电源。输入输出模块通过仪器面板的人机对话操作键完成测定程序输入、参数设置、结果查询等工作，操作者可以通过按键操作控制分析检测过程。控制电路模块控制各部件运行。信号放大及数据采集模块是主信号放大器变换器（电极、标本检测器）和其他电子系统间的界面，它除了钠、钾、氧等测量通道外，其余模拟信号也在放大系统上处理，这些包括SD1和SD2的输入，所有这些信号拉传输到CPU板上的主A/D变换器上。微处理器模块包括主机CPU芯片，通过地址总线、数据总线与显示板、打印机、触摸控制板相连，通过系统总线与模拟通道液压系统相连。

（4）软件系统

软件系统是控制仪器运行的核心。它提供仪器微处理系统操作、仪器设定程序操作、仪器测定程序操作和自动情洗操作等程序。分析中微处理系统会不断监测分析仪的稳定性和调校自动定标频率，自动测定质控标本并自动将结果与预期的数据作比较评估，也能指导操作者日常维护保养和帮助解决故障问题。测定质控范围、质控时间，设定密码及选择自动或手动定标方式及间隔，都需要设定程序。测定操作的控制，采用人机对话方式，由操作者按键控制，运行过程包括启动运作、吸取样本、自动分析检测、数据处理及结果打印、自动清洗吸样针及液路等测量组件、复数等待下次检测分析。

2. 电解质分析仪的性能要求

电解质分析仪的相关性能要求见表7-2。

表7-2　电解质分析仪的性能要求

参数	准确度（B）	精密度（GV）	线性（D）	稳定性（S）	携带污染率（C）
K$^+$	≤ 3.0%	≤ 1.5%	≤ 3.0%	≤ 2.0%	≤ 1.5%
Na$^+$	≤ 3.0%	≤ 1.5%	≤ 3.0%	≤ 2.0%	≤ 1.5%
Cl$^-$	≤ 3.0%	≤ 1.5%	≤ 3.0%	≤ 2.0%	≤ 1.5%

(三) 电解质分析仪的维护保养反常见故障排除

1. 维护保养

（1）电极的保养

在工作过程中，电极的内充液与样品溶液之间存在着不同程度的离子交换，使电极内充液的浓度逐渐降低，从而使膜电位下降，导致测量结果偏低。日常维护时需定期对全部电极的内充液中离子浓度进行调整或者更换新鲜的电极内充液。不同类型的 ISE 电极的维护保养要求不尽相同。

第一，钠电极。钠电极内充液的浓度降低比较明显，需经常检查调整内充液浓度。许多仪器的程序设计中已包含每日保养一项，定期使用厂家提供的清洁液和钠电极调整液（含有玻璃腐蚀剂氮化钠）进行清洗和调整。根据经验，调整后最好不要立即定标，要让电极平衡10min左右再进行定标，这样仪器更稳定。

第二，钾电极和钙电极。钾电极和钙电极同属流动载体电极，使用过程中会吸附标本中的蛋白质，降低电极的斜率相灵敏度，延长响应时间。每月应至少更换一次内充液。

第三，氯电极。氯电极为晶体膜电极，使用过程中亦易吸附蛋白质，影响电极的响应灵敏度，最好用物理法进行膜电极的清洁。具体做法：取出电极，用柔软的棉线或尼龙丝穿过电极，轻轻地来回擦拭电极内壁，将电极膜处聚集的大部分污物去掉。这种方法也适合其他电极的清洁，但注意动作轻柔，不能损伤电极膜。

第四，参比电极。应经常检查电极内是否有足够的氯化钾溶液或饱和氯化钾溶液及氯化钾晶体。如果不够或没有，则需及时添加。有的仪器设置有自动氯化钾溶液补充通道，无须每日检查电极，但也要确保试剂瓶中氯化钾溶液充足。定期清洗电极套，保持毛细管通透，使盐桥导通，电极芯无须保养。

（2）流路的保养

由于标本中含有纤维蛋白，蛋白将附着在液流通道的泵、管路和电极系统毛细管的内壁上。当标本检测量较大时，内壁所附的蛋白增厚，造成携带污染率升高、管路阻塞和电极敏感膜性能下降，影响正常工作和检测结果的准确性。

流路清洗是为了保证仪器流路中没有蛋白质、脂类沉积和盐类结晶。如果发现多通阀、管路、电极系统内有异物而导致管路不通畅，以及每天工作结束关机前，都要进行管路的清洗。仪器进入流路保养程序进行清洗，吸入或注射清洗液、去蛋白液或蒸馏水冲洗流路，重复2～3次。冲洗完毕，应对仪器进行重新定标。

（3）日常维护保养

应按照使用说明书上的要求，进行每日保养、每周保养、半年维护和停机维护。

第一，每日保养在每日测定前按照仪器说明书要求做好清洗及检查工作，包括冲洗液路通道、擦拭仪器表面及吸样针、检查电极内充液是否淹没内参比电极、定标液是否充足等，并在每日工作结束前重复一次每日维护。

第二，每周保养使用随机配备的蛋白清洗液清洗管道；针对不同电极的特点采用有效的清洗或活化电极的方法。同时注意及时添加电极内充液。

第三，每月保养除日常保养项目外，每月还需要使用家用漂白剂清洁参比电极套，擦拭电极内、外表面。

第四，半年保养通常每隔6个月更换蠕动泵管、液路塑胶管。

除此之外，还需要检查试剂包试剂液面水平。通常仪器会监视试剂包的试剂水平显示剩余量。

2.常见故障及其排除方法

当发现仪器定标或测量有异常时，应首先排除维护和使用不当等因素。比如，管道松动、破裂；参比电极和指示电极内充液长期未换，指示电极长期没有活化去蛋白；进样针、多通阀或电极系统堵塞；泵管老化；试剂量不够；等等。然后检查电极的电压和斜率是否正常，再用电极检查程序确认电极输出是否稳定。一些常见故障及相应的排除方法如下。

（1）检测不到样本液

可能原因：样本中有气泡、样本量太少或没有样本吸入。处理方法：检查标本是否合格，且是否充足；观察采样针运行是否到位；观察液路系统中液路管道、蠕动泵、多通阀等管路是否有堵塞、泄漏或老化；检查进样感应器；等等。一旦发现问题，按要求进行处理，并做测试程序确认。

（2）定标、测定异常

如果单项指标的定标和测量出现异常情况，检查该电极插头是否接触不良、电极内充液是否充足，也可能是该电极受污染所致。排除这些因素后，电极仍不能正常工作，斜率低于规定的下限值，可考虑电极老化需更换；如果有两项及以上的指标出现定标异常、测试值漂移等情况，在排除了液路堵塞、电源不稳定和接地不良、热源干扰和电磁干扰、定标液及清洗液不足或失效、参比电极异常、电报系统污染等因素后，仍不能解决问题，可以考虑更换指示电极和参比电极。

第七节　尿液检测仪

尿液检验是通过尿液的理学、化学和显微镜检测，可观察尿液物理性状和化学成分的变化，通过尿沉渣的形态学检测，可观察到红细胞、白细胞、上皮细胞、管型、巨噬细胞、肿瘤细胞、细菌、精子和各种结晶等有形成分。各种自动尿液分析仪的出现和应用，大大提高了尿液检验的自动化水平和检验结果的可靠性，特别是在计算机技术、显微成像和数字成像技术、流式细胞技术以及电阻抗技术等基础上发展并逐步完善的尿沉渣全自动分析仪，可对尿中有形成分进行全自动化检验，极大地提高了该项目的检查速度和准确度。

一、尿液分析仪

尿液检测是最古老的医学检验项目之一。尿液分析仪（Urine Analyzer）是临床上检测尿酸碱度（pH 值）、尿亚硝酸盐、尿蛋白、尿糖等化学成分含量的常规仪器。公元前 400 年，古希腊学者 Hippocrates 注意到发热时尿液颜色和气味会发生变化。18 世纪至 19 世纪，人们开始在显微镜下对尿液进行检查，并发明了各种化学方法进行尿糖、尿蛋白和尿胆红素等的分析。1956 年美国 Ames 和 Lilly 公司几乎同时创建了尿糖试剂带。20 世纪 70 年代，第一台尿液化学分析仪问世，成为现代尿液分析的标志。20 世纪 80 年代后，半自动、全自动尿液干化学分析仪开始逐渐应用于临床，并在迅猛发展的相关科技的推动下，其性能和自动化程度得到了长足的进步。

我国从 1985 年引进日本技术和生产线，并于 1990 年代实现尿液分析仪的国产化。目前，我国已能生产技术先进、功能齐备的尿液分析仪 [①]。

（一）尿液分析仪的分类

1. 按工作方式分类

尿液分析仪按工作方式分为湿式尿液分析仪和干式尿液分析仪。因后者采用试剂带测定尿中化学成分，故又称为尿液干化学分析仪。该类设备具有结构简单、使用方便、测定迅速、易实现自动化等优点，目前临床上普遍采用。

2. 按检测项目分类

按检测项目可分为 8 项、9 项、10 项、11 项、12 项和 13 项尿液分析仪。8 项尿液分析仪测试项目包括尿蛋白、尿糖、尿 pH 值、尿酮体、尿胆红素、尿胆原、尿隐血和尿亚硝酸盐。其余各型仪器在 8 项的基础上分别逐步增加了尿 A 细胞、尿比重、尿维生素 C、尿浊度或尿微量蛋白、尿肌酐的测定。

3. 按自动化程度分类

按自动化程度可分为半自动尿液分析仪和全自动尿液分析仪。半自动尿液分析仪需手工进样和清洗，而全自动尿液分析仪从加样、结果输出到最后的清洗全部由仪器自动完成，同时实现了校对的标准化、实时质量控制以及随时插放急诊样品等功能，完全实现了尿液分析的自动化。

（二）尿液分析仪的工作原理

尿液分析仪的基本工作原理是将试剂带浸入尿液后，试剂带上的试剂块与尿液相应化学成分发生反应，产生颜色变化，通过仪器检测来反映尿液中各成分的含量。

1. 尿液分析仪的试剂带

（1）试剂带的组成、结构及作用

多联试剂带是尿液分析中各成分反应和测量的载体。其采用多层膜结构，将多个检查项目的试剂块集成在一个试剂带上，浸入一次尿液可同时检测多个项目。试剂带第一层为尼龙膜，起保护作用，防止大分子物质对反应的污染，并保证试剂带的完整性。第二层为绒制层，包括碘酸盐层和试剂层，碘酸盐层作为氧化剂可破坏还原性物质如维生素 C 等，消除干扰；试剂层含有特定试剂成分，主要与尿液中所测物质发生化学反应，产生颜色变化。第三层是吸水层，可使尿液均匀快速地浸入，并能抑制尿液流到相邻反应区，避免交叉污染。最后一层选取尿液不浸润的塑料片作为支持体。另外，多联试剂带还有一个空白块，又称补偿块，以消除尿液本底颜

① 裴以明，吕明，张捷．基于红外光的尿液检测仪的硬件设计 [J]．工业控制计算机，2021，34(02)：134-135+137．

色所产生的测试误差。有的多联试剂带还有位置参考块。每次测定前，检测头都会移到位置参考块进行自检，以消除试剂块位置偏差带来的测试误差。

（2）试剂带的反应原理

不同厂家生产的试剂带，其检测试剂块和空白块的排列顺序、试剂带的反应原理等不尽相同，因此试剂带必须与尿液分析仪配套使用。

常用试剂带各成分的反应原理见表7-3。

表7-3　常用试剂带各成分的反应原理

测试项目	试剂带的反应原理
酸碱度（pH）	采用 pH 指示剂原理，常用双指示剂系统，变色范围为 pH4.5~9.0，颜色由橘黄色、绿色变为蓝色。
尿蛋白（PRO）	采用 pH 指示剂蛋白质误差原理，在一定条件下，蛋白质离子与带相反电荷的指示剂离子结合，引起指示剂的颜色变化，其颜色深浅与尿蛋白含量成正比。
尿糖（GLU）	常采用葡萄糖氧化酶—过氧化物酶法，葡萄糖被葡萄糖氧化酶强氧化释放出过氧化氢，进而使色原物质显色，其颜色深浅与葡萄糖含量成正比。
尿酮体（KET）	采用硝普钠法，在碱性条件下，尿中彤体育硝普钠反应生成紫红色化合物，其颜色深浅与尿酮体含量有关。
尿隐血（BLI）	采用血红蛋白类氧化物酶催化反应原理，血红蛋白具有类似过氧化物酶的作用，能催化过氧化氢与色原物质反应并显色，其颜色深浅与血红蛋白含量有关。
尿胆红素（BIL）	采用重氮反应原理，在强酸性介质中，尿胆红素与重氮盐发生偶联反应，生成紫红色产物，其颜色深浅与尿中胆红素含量有关。
尿胆原（URO）	采用 Ehrlich 醛反应法，尿胆原与对二甲氨基苯甲醛在酸性条件下反应生成樱红色缩合物，其颜色深浅与尿胆原含量有关。
尿亚硝酸盐（NIT）	采用重氮—偶联反应原理，在酸性条件下，亚硝酸盐与芳香胺反应形成重氮盐，再与 σ 萘胺反应生成红色偶氮化合物，其颜色深浅与尿中亚硝酸盐含量有关。
尿白细胞（LEU）	采用酯类法，中性粒细胞的酯酶能水解吲哚酚和有机酸，吲哚酚再引发后续的显色反应，其颜色深浅与粒细胞数量有关。
尿比重（SG）	基于某种预处理过的多聚电解质的解离常数的负对数（pKa）与尿中离子浓度按一定比例发生变化的原理进行。当尿比重过高或过低时，多聚电解质释放出氢离子增加或减少，发生类似酸碱指示剂的反应，通过颜色的不同判断尿比重。
尿维生素 C（VaC）	磷钼酸缓冲液或甲基绿与尿中维生素 C 反应，形成钼蓝，颜色深浅与尿中维生素 C 含量有关。

2. 尿液分析仪的检测原理

试剂带浸入尿液后，各检测试剂块与尿液相应成分发生特异反应而产生颜色变化。颜色深浅通过试剂块中有色物质对光的吸收程度或反射率表现出来，与尿液中各种成分的浓度成比例关系。某成分的浓度越高，相应试剂块颜色越深，对某一波长光的吸收程度越大，反射率小，反之，反射率越大。只要测得试剂块对某一波长光的反射率，即可求出尿液中各成分的浓度。

尿液分析仪一般由微电脑控制，采用球面积分仪接收双波长反射光的方式测定试剂带上的颜色变化，进行半定量分析。双波长中一种为测定波长，是被测试剂块的敏感特征波长，通常亚硝酸盐、酮体、尿胆原和胆红素选用550nm作为测定波长，尿pH值、蛋白质、葡萄糖、隐血和维生素C的测定波长为620nm。另一种为参比波长，用以消除背景光和其他杂散光的影响。各种试剂块的参考波长一般选用720nm。

试剂块颜色的深浅除了与被测成分的种类和浓度有关外，还与尿液本底颜色有关。而空白块的颜色与被测成分无关，只反映尿液的本底颜色，可消除尿液颜色对结果的影响。

试剂块对光的反射率由 $R = \dfrac{R_{测试块}}{R_{空白}} = \dfrac{T_m C_n}{T_n C_m} \times 100\%$ 式计算。式中：R为反射率；$R_{试剂块}$为试剂块的反射率；$R_{空白}$为空白块的反射率；T_m为试剂块对测定波长光的反射强度；T_n为试剂块对参考波长光的反射强度；C_m为空白块对测定波长光的反射强度；C_n为空白块对参考波长光的反射强度。

（三）尿液分析仪的结构与功能

尿液分析仪一般由机械系统、光学系统和电路系统三部分组成。

1. 机械系统

机械系统的主要功能是将待检的试剂带传送到测试区，测试完成后将试剂带排送到废物盒，包括传送装置、采样装置、加样装置和测量装置等。

2. 光学系统

光学系统包括光源、单色器和光电转换器三部分。光线照射到试剂块反应区表面产生反射光，反射光的强度与各个项目的反应颜色成反比。不同强度的反射光再经光电转换器转换为电信号进行处理。

光学系统是尿液分析仪的核心部件，决定仪器的性能和档次。第一代分光系统为滤光片分光系统，采用光源灯（卤钨灯）发出的混合光通过球面积分仪的通光筒照射到试剂带上，试剂带把光反射到球面积分仪上，透过滤光片，得到特定波长的单色光，再照射到光电二极管上，实现光电转换。

第二代分光系统为发光二极管（Light Emitting Diode，LED）系统，采用可发射特定波长的发光二极管作为检测光源，检测头上有 3 个不同波长（红、绿、蓝单色光或红、黄、绿单色光）的 LED，它们与检测面成 45° 角照射到试剂块上，垂直安装在试剂块上方的光电转换器在检测光照射的同时接收反射光。因光路近，无信号衰减，即使光强度较小的 LED 也能得到较强的光信号。

第三代分光系统采用电荷耦合器件（Charge Coupling Device，CCD）技术进行光电转换，通常采用高压氙灯为光源，当光照射到 CCD 硅片上时，反射光被分解为红、绿、蓝三原色，又将三原色分为 7776 种色素，可精确分辨试剂块颜色由浅到深的微小变化。CCD 器件的光谱响应范围从可见光到近红外光，具有良好的光电转换特性，光电转换效率达 99.7%。

3. 电路系统

电路系统可将光电检测器的信号进行放大和运算处理。光电检测器接受试剂块的反射光并转换成电信号，经前置放大器将微弱的电信号放大后，由电压/频率转换器进行模数转化，送往 CPU 单元进行信号运算、处理，最后将结果输出到屏幕，或由仪器的内置热敏打印机将测试结果打印出来。其中 CPU 不但负责检测数据的处理，而且控制了整个机械、光学系统的运作，并通过软件实现了多种功能。

(四) 尿液分析仪的使用、维护保养与常见故障排除

1. 尿液分析仪的使用

(1) 安装

安装前按照说明书的要求对仪器的运行环境和使用规范进行全面了解。全自动尿液分析仪应由厂家技术人员严格按照要求安装。为保证仪器的良好运行和检验结果的准确，仪器应安装在清洁、通风、干燥的稳固水平台面上，远离电磁、热源干扰，避免阳光直射，室内温度控制在 10~30℃，最大相对湿度不超过 80%，仪器要配备稳压电源，并可靠接地。

(2) 调校

首次启用或每次大修之后，必须对仪器性能进行测试、评价与调校，以保证检验结果准确可靠。

第一，校正。对尿液分析仪进行校正，以确保仪器安装条件符合要求、工作状态最佳。用标准校正试剂带对仪器的光路、运行状态进行校正，观察其是否在规定的范围内。只有通过校正的尿液分析仪才能用于检测。

第二，仪器及试剂带的准确度评价。尿液分析仪是一种半定量仪器，要按照仪

器规定的测试范围配制高、中、低不同浓度的标准液，严格按照说明书操作，每份标准液重复测量 3 次，检验测试结果与标准液浓度相符合的程度。

第三，仪器及试剂带的精密度评价。取正常、异常尿液标本各一份和人工尿质控液（高、低浓度各一份），在相同条件下连续测量 20 次，检验每份标本每次测定结果的一致程度，以及是否在允许的误差范围内（最多与靶值相差一个定性等级）。

第四，敏感性和特异性评价。以传统湿化学方法为基准，与尿液分析仪测定作对比，评价尿液分析仪的敏感性和特异性。对比时须注意两种方法测试原理的不同产生的实验误差也不同，如磺基水杨酸法对蛋白质测定时，可测定清蛋白或球蛋白两种，而干化学法只能检测清蛋白。再如，干化学法只测定葡萄糖，而湿化学法测定的是还原糖（包括葡萄糖、乳糖、半乳糖、果糖等）。

第五，建立该仪器健康人检测参数的参考值范围。了解仪器、试剂带对每项测试指标的测试范围，结合调查，建立符合本实验室尿液分析仪的健康人检测参数的参考值范围。

（3）使用注意事项

严格按照说明书操作是最基本的原则。一般需注意以下几点。

第一，保持实验室环境卫生与仪器的清洁；实验室、标本和试剂带的温度均控制在室温（20～25℃），才能维持良好的运行。无打印纸时不得开机空打，否则容易损坏。

第二，保证使用清洁、防漏、防渗、一次性使用的惰性材料制成的取样杯，防止污染或尿液成分与取样杯发生反应。使用新鲜的混匀尿液，标本留取后，一般要求在 2h 内完成检查。

第三，不同类型的尿液分析仪使用不同的试剂带；试剂带从冷藏温度变成室温时，不要打开盛装试剂带的瓶盖，每次取用后应立即盖上瓶盖，防止试剂带受潮变质。最好根据每天的用量，分装冷藏备用。

第四，每天坚持用校正试剂带进行校正测定，结果符合要求，再检测送检标本。

第五，试剂带浸入尿样的时间为 2s 左右，过多的尿液标本用滤纸吸去，所有试剂块、空白块还有位置参考块都应全部浸入尿液中。

第六，在观察检测结果时，由于各类尿液分析仪设定的阳性等级差异较大，不能单独以符号代码结果来解释，要结合半定量值和镜检结果综合分析，以免因定性结果的报告不够妥当给临床解释带来混乱。

第七，尿液干化学分析有一定的局限性，如蛋白质测定只能检测清蛋白，对球蛋白、血红蛋白和黏蛋白等不够灵敏，故"阴性"不能排除这些蛋白质的存在。另外，影响结果的干扰因素也较多，高浓度维生素 C 对葡萄糖检测和红细胞检查会造成假阴性结果，细菌污染会导致亚硝酸盐检测呈假阳性。尿液干化学分析要结合临床资料综合分析，才能体现其诊断价值。

2. 尿液分析仪的维护保养

尿液分析仪是一种电子精密仪器，只有在日常工作中严格按照操作规程使用、细心维护保养，才能延长仪器的使用寿命，保证测试结果的准确性。

第一，建立仪器使用管理规章和使用登记。每台仪器均应建立操作规程。仪器要有专人负责，建立仪器使用登记本，对每天仪器的运行情况、出现的问题以及维护、维修情况做详细记录。

第二，按照仪器说明书规定制定日、周和月保养程序。按照规定对仪器进行全面检查和保养。

第三，测试时，不要将分析仪放置在阳光直射的地方，以免影响测试精度。必须保持载物台清洁，载物台前端移出部位不要放置物品。测试过程中残留尿液及时用吸水纸擦拭，以免交叉污染，影响测试结果。试剂带应随取随盖。还应避免在环境温度过高或过低的情况下工作。

3. 尿液分析仪的常见故障排除

尿液分析仪性能比较稳定，在规范操作的前提下，一般不易发生故障。尿液分析仪出现故障的原因有以下几类。

（1）人为因素多为操作人员对操作程序不熟悉或操作不当引起。易造成仪器工作异常甚至损坏。

（2）质量缺陷多由仪器元器件质量、设计、装配不佳等造成。选用高品质的仪器是保证检验过程顺畅和检验结果准确性的基本前提。

（3）器件老化由于仪器长期使用，元器件老化、性能降低所致。如光电转换器、显示器的老化，机械传送系统的逐渐磨损等，属于必然性故障。

（4）外部因素由于仪器的安装、使用环境不符合要求所造成。如没有配备稳压电源而电压发生突然变化、有强光直射、室内潮湿、靠近热源或附近有强的电磁场干扰等。

出现故障时，不同型号的尿液分析仪会给出不同的错误码和出错信息提示，操作和维护人员应认真查阅仪器使用说明书，逐项排查，一般故障按提示即可解决，故障严重时应及时联系厂家维修。

二、尿沉渣分析仪

尿沉渣即尿液中的有形成分。传统的尿有形成分检查是在光学显微镜下对尿液离心沉淀后对其进行人工检查，误差大、重复性差。1988 年，美国研制生产出世界上第一台高速摄影机式的尿沉渣自动分析仪，开辟了尿沉渣分析的新时代。1995 年，日本将流式细胞术和电阻抗技术结合起来，研制生产出全自动尿沉渣分析仪，其检测快速、操作方便，能同时给出尿沉渣有形成分的定量结果以及红细胞、白细胞的散射光分布直方图，为临床人员对疾病的诊断、治疗和科研工作提供了极大帮助。1998 年，美国研制出一种尿沉渣显微镜检查的自动进样装置，随后，又推出尿沉渣定量分析工作站，它和尿液干化学分析仪组合成一个完整的尿液分析系统，并于1999 年引入我国。

2000 年前后，我国在原有真彩色显微图像分析系统的基础上，采用传统的尿沉渣手工染色镜检的原理，开发、生产出了自动染色尿沉渣分析仪，实现了尿沉渣检验过程中自动吸样、自动染色和准确定量等功能，配合计算机图像处理功能，结合干化学分析仪数据，得出全面、客观、准确的尿沉渣分析结果，并可打印输出彩色尿常规图文报告单。

尿沉渣分析仪主要有两大类：一类是将流式细胞术和电阻抗检测技术相结合的全自动尿沉渣分析仪，即流式细胞术全自动尿沉渣分析仪；另一类是影像式尿沉渣分析仪，通过尿沉渣直接镜检再进行影像分析，得出相应的技术资料和实验结果。

(一) 流式细胞术全自动尿沉渣分析仪

1. 工作原理

流式细胞术全自动尿沉渣分析仪采用流式细胞术和电阻抗的原理对尿沉渣进行分析。

尿液标本被稀释并染色后，从样品喷嘴进入鞘液流动室，在液压系统的作用下被无粒子颗粒的鞘液包围，使每个细胞、管型等有形成分以单个纵列的形式通过流动池的中心（竖直）轴线，在这里各种有形成分被氩激光照射，并接受电阻抗检查，得到荧光强度、前向散射光强度和电阻抗信号三类数据。仪器将这种荧光、散射光等光信号转变成电信号，结合电阻抗信号进行综合分析，最后得到每个尿液标本有形成分的直方图和散射图。通过分析这些图形，即可区分每个细胞并得出有关细胞的形态。

2. 仪器结构

仪器包括光学系统、液压系统、电阻抗检测系统和电子分析系统。

（1）光学系统

光学系统由氩激光（波长 488nm）光源、激光反射系统、流动池、前向光采集器和检测器组成。

氩激光作为光源被双色反射镜反射，然后被聚光器收集形成射束点而聚集于流动池的中央。染色后的细胞经过流动池，被氩激光光束照射，产生前向散射光和前向荧光的光信号。散射光信号被光电二极管转变成电信号后输送给微处理器，荧光通过滤光片得到一定波长的荧光，经光电倍增管放大并转换成电信号，然后输送到微处理器。

光的反射和散射主要取决于细胞表面。从染色尿液细胞发出的荧光主要反映细胞的特性，如细胞膜、核膜、线粒体和核酸，前向散射光强度成比例地反映细胞的大小，电阻抗信号的大小主要与细胞的体积成正比。

（2）液压（鞘液流动）系统

反应池染色标本随着真空系统进入鞘液流动池。为了使尿液细胞等有形成分不凝固成团，而是呈单个纵向排列通过加压的鞘液输送到流动池，使染色的样品通过流动池的中央，鞘液是一股涡流液，由鞘液管从四周流向喷孔，包围在尿液样品外周，这两种液体不相混合，从而保证了尿液细胞永远在鞘液中心通过。鞘液流动机制提高了细胞计数的准确性和重复性，防止错误的脉冲，减少流动池被尿液标本污染的可能，降低了仪器的记忆效应。

（3）电阻抗检测系统

电阻抗检测系统包括测定细胞体积的电阻抗系统和测定尿液电导率的传导系统。当尿液细胞通过流动池小孔时，尿液中细胞的电阻抗值比稀释溶液的大得多，在流动池前后的两个电极之间的阻抗便增加，而两个电极间始终维持恒定的电流，从而引起电压发生变化，出现一个脉冲信号。脉冲信号的大小反映细胞体积的大小，脉冲信号的频率反映细胞数量的多少。部分尿液标本在低温时会析出结晶，影响电阻抗测定的敏感性，使分析结果不准确。为了使尿液标本传导性稳定，通常采取下列措施：① 使用与仪器配套的稀释液，由于其中含有 EDTA 盐，可去除尿样中非晶型磷酸盐结晶；② 染色过程中，仪器将尿液与稀释液的混合液加热到 35℃，尿样标本中的尿酸盐结晶就会溶解，即可消除尿中结晶产生的干扰。

尿液电导率的测定采用电极法。尿样进入流动池之前，在样品两侧各个电导率感应器接收尿样中电导率信号，并将其放大后送到微处理器，稀释样本的传导性测定在它被吸入流动池之前进行。这种传导性与临床使用的尿渗量密切相关。

（4）电子分析系统

从标本细胞中获得的前向散射光较强，光电二极管直接将光信号转变成电信号。微弱的前向荧光经光电倍增管放大后转变成电信号，电阻抗信号和传导性信号被感受器接收后直接放大处理。微处理器分析汇总所有信号得出每种细胞的直方图和散射图，并计算得出单位体积（μL）尿样中各种细胞的数量和形态。

3. 尿沉渣细胞的识别分析

仪器通过对前向散射光波形（散射光强度和散射光脉冲宽度）、前向荧光波形（荧光波长和荧光脉冲宽度）和电阻抗值大小的综合分析，得出细胞的形态、细胞横截面积、染色片段的长度、细胞容积等相关信息，并绘出直方图和散射图。仪器通过分析每个细胞信号波形的特征来对其进行分类。

前向散射光信号主要反映细胞体积的大小。前向散射光强度反映细胞横截面积，前向散射光脉冲宽度反映细胞的长度。

荧光信号主要反映细胞染色质的长度。前向荧光强度主要反映细胞染色质的强度，前向荧光脉冲宽度反映细胞染色质的长度。

4. 检测项目和参数

（1）红细胞（RBC）

尿液中红细胞的直径约为 8.0 μm，无细胞核和线粒体，所以荧光强度很弱。由于尿液中红细胞来源不同，大小不均，部分溶解成碎片，所以前向散射光强度差异较大。在通常情况下，荧光强度极低和前向散射光强度大小不等都可能是红细胞。

红细胞的检测参数有：① 单位体积（μL）尿液中的红细胞数；② 每高倍视野的平均红细胞数；③ 均一性红细胞的百分比；④ 非均一性红细胞的百分比；⑤ 非溶血性红细胞的数量和百分比；⑥ 平均红细胞前向荧光强度；⑦ 平均红细胞前向散射光强度；⑧ 红细胞荧光强度分布宽度。

（2）白细胞（WBC）

尿液中白细胞的分布直径大约为 10.0 μm，比红细胞稍大，前向散射光强度也比红细胞稍大一些。白细胞有细胞核，因此，它有高强度的前向荧光，能将白细胞与红细胞区别开来。当白细胞存活时，会呈现前向散射光强和前向荧光弱，当白细胞受损害或死亡时，会呈现前向散射光弱和前向荧光强的变化。

白细胞的检测参数有：① 单位体积（μL）尿液中的白细胞数；② 每高倍视野的平均白细胞数；③ 平均白细胞前向散射光强度。

（3）上皮细胞（EC）

上皮细胞是由泌尿生殖道上皮脱落而来，种类较多、大小不等、形状各异。上皮细胞体积大，散射光强，荧光强度也比较强。小圆上皮细胞包括肾小管上皮细胞、中层和底层移行上皮细胞，这些细胞散射光、荧光及电阻抗信号的变化较大，仪器一般不能完全区分其类型。当仪器标出这类细胞的细胞数到达一定浓度时，还需通过离心染色镜检才能得出准确的结果。

上皮细胞的检测参数有：① 单位体积（μL）尿液中上皮细胞的数量；② 单位体积（μL）尿液中小圆上皮细胞数。

（4）管型（CAST）

管型种类较多，且形态各不相同，常呈直或微弯的圆柱状，长短不一、宽窄不同，两边平行、两端或一端圆钝。仪器不能完全区分开这些管型的类型，只能检测出透明管型和标出有病理管型的存在。透明管型有极高的前向散射光脉冲宽度和微弱的荧光脉冲宽度。病理性管型（包括细胞管型）有极高的前向散射光脉冲宽度和荧光脉冲宽度。当仪器标明有病理性管型时，只有通过离心镜检，才能确认是哪一类管型，从而有助于疾病的诊断。

（5）细菌（BACT）

由于细菌体积小并含有 DNA 和 RNA，所以前向散射光强度要比红、白细胞弱，但荧光强度比红细胞强、比白细胞弱。

（6）其他检测

除检测上述项目外，流式细胞术全自动尿沉渣分析仪还能标记出酵母细胞（YLC）、精子细胞（SPERM）、结晶（X—TAL），并能够给出定量值。在低浓度时，精子细胞与酵母细胞区分有一定的难度。在高浓度时，部分酵母细胞对红细胞计数有交叉作用。当尿酸盐浓度增高时，部分结晶会对红细胞计数产生影响。当仪器对酵母细胞、精子细胞和结晶有标记时，应该离心后进行镜检，才能真正区分。

5. 仪器的安装、调校、使用与维护保养

（1）安装

全自动尿沉渣分析仪属于精密型电子仪器，一般应由厂商工程技术人员进行安装。仪器应安装于通风好、干燥、无阳光直射、远离电磁干扰源和热源的稳固水平台面上。仪器两侧至少应有 0.5m，背面至少应有 0.2m 的空间，便于散热。室内最好有空调，室内温度控制在 10～30℃，最适温度为 25℃，最大相对湿度不超过 80%。

（2）调校

仪器首次使用前、大修或更换主要零部件后、质控结果出现系统误差时必须对仪器性能进行调试，以确保检测结果的准确性。

（3）使用

严格按说明书进行操作。开机前认真检查试剂是否充足，管路、取样器、废液装置、电源线连接、接地是否正常等。开机后仪器进入自检、自动冲洗、检查本底、质量控制等程序，合格之后方可进行样品检测。

出现下列情况时，禁止上机检测：① 比较严重的血尿、脓尿，单位体积（ul）尿液标本血细胞数大于 2000 个时，会影响下一个尿样的检测结果；② 尿液标本加入了有颜色的防腐剂或荧光素，可降低分析结果的可信度；③ 尿液标本中有较大颗粒的污染物，可导致仪器管路堵塞。

（4）维护保养

全自动尿沉渣分析仪在使用中必须精心保养，才能延长仪器的使用寿命，确保分析结果的可靠性。仪器要实现专人专管，建立仪器使用工作日志，详细记录仪器的运行状态、异常情况、解决方法和维修情况等，并按照相关规定严格进行日保养、月保养和年保养。

(二)影像式尿沉渣分析仪

影像式尿沉渣分析仪是以影像系统配合计算机技术的尿沉渣自动分析仪。工作原理与人工显微镜镜检原理基本相似，都是直接观察红细胞、白细胞、上皮细胞、管型、细菌和结晶等有形成分的形态。数码摄影系统对标本摄像后，由计算机对图像进行分析，得到有形成分的大小、质地、对比度和形状特征，然后运用形态识别软件自动识别和分类尿液有形成分。根据检测技术和影像的拍摄方式，影像式尿沉渣分析仪可分为流动式尿沉渣分析仪和静止式尿沉渣分析仪。

1. 流动式尿沉渣分析仪

流动式尿沉渣分析仪主要由检测系统和计算机操作控制系统组成，能检测的尿沉渣有形成分包括红细胞、白细胞、上皮细胞、管型、细菌、酵母菌和结晶等。

(1)检测原理

采用流动式显微镜系统，尿液标本采用层流平板式流式细胞术，标本在上、下两层鞘液的包裹下进入系统中。仪器的流体力学系统由特别制作的薄层板构成，蠕动泵带动鞘液进入薄层板构成的流动池，双层鞘液流包裹在尿液标本外周，而尿液会以单层细胞颗粒的厚度进入薄层板，被高速拍摄照片后进入废液容器。

(2)工作系统

一般由四个模块构成。一是流动式显微成像模块[采用鞘流技术，应用全自动智能显微镜摄像镜头（CCD）高速拍摄流动过程中有形成分的照片]；二是计算机分析处理模块(用于对图像结果的分析、处理、显示、存储和管理，包括电脑主机、显示器、键盘和鼠标)；三是自动进样模块(配备有自动进样装置，在样本架上可同时容纳多个专用试管架)；四是干化学系统模块(根据用户要求，可以接受其他类型的干化学分析系统结果等)。

(3)有形成分的识别与报告

尿液标本在鞘流液包裹下进入流动池，通过固定在薄层鞘流板一侧的显微镜物镜头，当每个显微镜视野被每秒24次的高速频闪光源照亮后，所经过的有形成分会瞬间被拍摄下来。在显示器上看到的每个有形成分都是独立的，被分割在一个特定大小的格子内。仪器内部预先存储了12种常见的有形成分的大量图像资料，建立了标准模板数据库。根据被拍摄到的粒子的大小、外形、对比度、纹理特征，与数据库中的标准板进行对比来初步鉴定其类型。尿有形成分结果用定量方式报告，因此可以用每微升含有量的方式表示，也可以换算成传统的每高倍/低倍视野表达方式报告。

2.静止式尿沉渣分析仪

（1）检测原理

检测原理与人工显微镜检测原理相似。将尿液标本注入专用计数板上，经一定时间静止沉淀后，由数码照相机对计数板不同部位拍摄多个图片，经计算机处理识别红细胞、白细胞、上皮细胞、管型、酵母菌、细菌和结晶等。

（2）工作系统

工作系统主要由显微镜系统（内置数码照相机）、加样器和冲洗系统、图像显示处理系统等构成。

第一，显微镜系统由传统光学显微镜与数码摄像头连接一体组成。系统可选配相位差显微镜，用以提高对异常有形成分的辨别分析能力。其中另一个重要部件是固定在显微镜台上的流动计数池，由经过高温、高压处理的光洁、清晰的单块光学玻璃和合金铝质底座构成，其尺寸与标准显微镜载玻片相同。

第二，加样器和冲洗系统可完成试管中标本的混匀、吸出、输送到显微镜上的计数池中；选择使用染色液；冲洗管道和计数池；排除计数后的样本送到废液容器；选择对标本进行稀释等功能。

第三，图像显示处理系统采集显微镜系统拍摄的多个照片传送至计算机中进行处理和存储。

（三）尿沉渣分析工作站

近年来国内外研制生产的尿沉渣分析工作站是尿液干化学分析和尿沉渣自动分析联合对尿液进行分析的工作平台。其结构包括标本处理系统、双通道光学计数池、显微摄像系统、计算机及打印输出系统、尿液干化学分析仪（尿液分析仪）等。

1.工作原理

先经尿液分析仪对尿样进行干化学分析，分析的结果传送并存储到计算机中；再对离心后的尿沉渣进行显微镜检查，显微镜摄取的图像传送到计算机中，在显示屏上显现出来。只要识别出尿沉渣成分，输入相应的数目，仪器自动换算出标准单位下的结果，结合前面的干化学分析数据，打印输出分析报告。

2.系统结构

（1）标本处理系统

标本处理系统内置定量染色装置，按计算机指令自动提取样本，完成定量、染色、混匀、冲池、稀释、清洗等主要工作任务。

（2）双通道光学计数池

双通道光学计数池由高性能光学玻璃经特殊工艺制造，类似于血细胞计数板。池内腔高度为 0.1mm，池底部刻有 4 个标准计数格，便于对有形成分计数。

（3）显微摄像系统

显微摄像系统采用标准配置，即在光学显微镜上配备专业摄像装置，将采集到的沉渣形态图像的光学信号转换为电子信号输送到计算机，复原图像并进行处理。有的仪器采用流动式显微镜系统，结合层流平板式流式细胞术，对单层细胞颗粒进行成像。

（4）计算机及打印输出系统

系统软件对主机及显微摄像系统进行综合控制，并编辑、输出检测报告等信息。

（5）尿液干化学分析仪

尿沉渣分析工作站的计算机主机内置有与尿液干化学分析仪连接的接口卡，接收处理相关信息。

3. 仪器特点

仪器特点：① 定量准确，结果具有极高的重复性；② 自动化程度高，采集、进样、染色、稀释和排液、数据采集等全部自动化，可克服不染色尿沉渣镜检误认、漏检的缺点，提高检出率；③ 高效快捷，能耗低，交替使用的双通道计数池省却了清洗被污染计数池所占用的时间；④ 安全洁净，全过程液体均在封闭管路中运行，不污染操作人员；⑤ 智能控制功能强大，提供友好界面和操作信息，实现人机对话；⑥ 选择待测样品、自动清洗、稀释、强制清洗、自动关闭电源等功能齐全；⑦ 方式灵活、使用方便，实现任选式自动控制操作，检验顺序灵活控制，只需将试管放入试管架上，仪器即可完成全部工作；⑧ 光学性能好，采用精制、专用的尿分析定量板，可长期使用。

第八节　免疫检测仪

现代免疫分析技术主要分为非标记免疫分析和标记免疫分析两大类。前者以免疫比浊分析为代表，通过比浊测定对免疫复合物进行定量分析；后者将免疫反应和标记技术相结合，逐渐发展成为酶免疫分析、放射免疫分析、发光免疫分析、时间分辨荧光免疫分析等技术。

一、酶免疫分析仪

(一) 酶免疫分析仪发展概述

酶免疫分析以酶标记抗原或抗体作为示踪物，发生免疫反应后，由免疫复合物上高活性的酶催化底物显色来达到定性、定量分析的目的。这种标记免疫分析技术最早于 1966 年由美国和法国学者同时报道建立。因其特异而敏感、操作简便快速、试剂稳定、应用广泛，成为目前诊断感染性疾病、肿瘤和内分泌紊乱等疾病的主导检测技术。酶免疫分析分为均相酶免疫分析和非均相酶免疫分析。在非均相酶免疫分析中，以固相载体吸附试剂抗原 (或抗体)，在抗原抗体反应平衡后通过洗涤方式来分离未结合的游离标记物，这种固相酶免疫测定方法又称为酶联免疫吸附测定 (ELISA)。大多数酶免疫分析仪器的工作原理都基于 ELISA 技术。近年来，酶免疫分析技术飞速发展。20 世纪 80 年代初普通的酶免疫分析测定仪，即酶标仪商品问世。我国于 1981 年也生产出第一台酶标仪 (510 型酶标比色计)。最初的酶标仪是一种用于微孔板比色测定的光电比色计，经过不断改进，如今已发展为自动化、高效率、高精密度的测定仪。在酶标仪问世前，甚至在问世后的 10 多年间，医学实验室曾经历过依靠肉眼观察有无显色，判读 ELISA 检验结果的年代，直至 20 世纪 90 年代，酶标仪才逐渐在医院和血站医学实验室广泛投入使用。至 90 年代后期，随着 ELISA 测定技术的应用和发展，国外陆续研发出具有各种各样功能的新型酶免疫分析仪，使酶免疫分析仪从单一的比色读板功能发展成为集多种功能为一体的全自动酶免疫分析仪，实现了一台机器可将 ELISA 实验从加样、孵育、洗涤、振荡、比色到定性或定量分析的各个步骤都根据用户事先设计的程序自动进行，直至最后完成报告存储与打印。根据全自动酶免疫分析仪发展进程中所能达到的基本技术特征可将其分为三代产品。第一代全自动酶免分析仪，实现了单 / 多针加样系统与酶标板处理系统一体化，但多数微孔板的孵育位置少于 4 块板。第二代全自动酶免分析仪为非多任务和单一轨道，但由于不能同时处理两种过程 (如洗板的同时，不能加试剂等)，因此，其工作任务表 (或时间管理器 TMS) 的 "堵车" 现象仍无法避免，试验完成时间延长。第三代全自动酶免分析系统的基本特征是采用多任务、多通道，完全实现平行过程处理[①]。

---

① 董伟. 全自动生化免疫分析仪控制系统设计与实现 [D]. 重庆大学，2016: 14.

（二）酶免疫分析仪的工作原理及结构

酶免疫分析仪的基本工作原理就是分光光度法。根据固相支持物的类型（如微孔板、试管、小珠、磁微粒等）和仪器结构、自动化程度的不同，酶免疫分析仪可分为微孔板固相酶免疫分析仪（简称酶免疫分析仪、酶标仪）、全自动微孔板酶免疫分析仪、管式固相酶免疫分析仪、小珠固相酶免疫分析仪和磁微粒固相酶免疫分析仪等。近年来随着医学科技的高速发展，已有各种高自动化、高智能型、分体组合式的酶免疫检测系统应用于临床，以满足临床检验领域对提高工作效率和质量控制的要求。

1. 酶标仪

酶标仪也称 ELISA 测读仪。其工作原理与主要结构和光电比色计或分光光度计几乎完全相同。其结构主要包括光学系统、信号检测系统、机械控制系统、数据处理单元四个部分。

光源发出复合光，经过单色器（滤光片或光栅）变成单色光，垂直通过塑料微孔板中的待测溶液，到达光电检测器（也有部分酶标仪采用后分光光路，光源发出的复合光直接垂直通过微孔板后，再通过单色器分光到达光电检测器）。光电检测器将待测溶液的透过光信号转变成电信号，经前置放大、对数放大、模数转换等处理后，送入微处理器进行数据处理和计算，最后将测试结果显示、打印出来。现在大部分的酶标仪还加上了判读系统和软件操作分析系统等，可进行资料录入、结果计算、信息储存和质控管理等操作分析，在各类实验室中广泛应用。

酶标仪与普通光电比色计或分光光度计的不同之处在于：酶标仪中待测溶液的容器不是比色皿，而是聚乙烯微孔板上的塑料微孔；测量时光束垂直透过微孔中的待测溶液；通常采用光密度 OD 来表示吸光度。酶标仪使用滤光片或单色器获取单色光，可以使用单波长或双波长测量方式。双波长测量可以提高分析检测的抗干扰能力。仪器有单通道和多通道两种类型，临床常用的为多通道型，是利用光导纤维实现的。仪器通常设置8条光束、8个光电检测器和8个放大器，形成8个检测通道，有的仪器采用12个检测通道，也可以配置多通道的洗板机，可大大提高标本处理能力和分析速度。

2. 全自动酶免疫分析系统

全自动酶免疫分析系统于20世纪90年代末问世，在大批量标本的检测中，可大大提高工作效率和检测的精密度、准确度、线性和稳定性等。其主要特点是多任务、多通道，完全实现平行过程处理。有的仪器在硬件上采用了综合模块化设计，广泛采用液体水平检测、体积与重量传感、光学位置传感等技术实现了真正全过程控制，特别是专利的洗板液体传感器，确保了最佳洗板效果。各个厂家生产的板式 ELISA 试剂种类繁多，但均采用规格统一的 96（8×12）孔微孔板，因此板式 ELISA 自动分析仪均为"开放式"的，即各厂家的试剂产品均可通用，给临床检验使用带来很大方便。

微孔板式全自动酶免疫分析仪是在酶标仪的基础上，加上加样系统、温育系统、洗板系统、机械臂系统、液路动力系统、软件控制系统等组成，这些系统既独立又紧密联系。加样系统负责样品和试剂的分配，具有自动液面感应、自动清洗功能，加样针有固定加样针和一次性加样头两种类型，有的仪器也采用双加样系统；温育系统温度可控，振荡孵育模式可调，可同时孵育多块微孔板；洗板系统采用8针或12针洗板头，工作中注液量自动检测、堵针自动报警、洗板参数可调、残液量小；机械臂系统可实现酶标板在各系统间传递，保证前、后处理无缝连接；软件控制系统支持分析结果的综合判断、结果汇总及实验室管理功能。

3. 微粒固相酶免疫测定仪

用微粒作为固相与液相的分离较为困难，一般需经过复杂的离心步骤。美国生产的自动酶免疫分析仪应用聚苯乙烯微粒（颗粒直径 0.47μm）作为固相支持物，特异抗体或抗原包被在微粒上。第一次抗原抗体反应后，将反应液通过特制的玻璃纤维膜，聚苯乙烯微粒吸附在玻璃纤维膜上，液体则通过膜滤出。以后的反应在膜上进行，用过滤方式洗涤。标记酶为碱性磷酸酶，底物为4—甲基伞形酮磷酸酯，酶催化底物产生荧光，反应后进行荧光测定。

4. 磁微粒固相酶免疫测定仪

磁微粒可用磁铁吸引与液相分离，是免疫测定中较为理想的固相载体，现已广泛应用于各种固相免疫测定中。瑞士出品的磁微粒固相酶免疫测定系统，由分光光度测读仪、磁铁板和试剂三部分组成。试剂包括抗异硫氰酸荧光素（FITC）抗体、特异抗体或抗原包被的磁微粒（颗粒直径 11μm）、FITC 结合的特异抗体或抗原、碱性磷酸酶标记的特异抗体或抗原及底物酚肽磷酸酯。其应用的抗 FITC 抗体是与亲和素—生物素原理相同的间接包被系统，反应模式与电化学发光免疫测定亦相似。反应在试管中进行，反应结束后将试管架放在磁铁板上，磁微粒被磁铁吸引至管底，完成固相与液相的分离。酶作用后反应液呈粉红色。

（三）酶免疫分析仪的性能评价与维护保养

1. 酶免疫分析仪的性能评价

酶免疫分析仪在医学实验室中广泛应用，品牌多、更新快。如何评价仪器的性能、提高质量控制水平，为实验室选购合适的仪器及试剂提供科学的数据，需要有一套对不同酶免疫分析仪的性能和方法进行评价的指标，具体指标包括如下几类。

（1）滤光片波长精度检查

滤光片波长精度是衡量酶标仪的重要参数之一。用高精度紫外可见分光光度计（波长精度 ±0.3nm）对不同波长的滤光片或光栅进行光谱扫描，检测值与标定值之差即为波长精度，其差值越接近于零且峰值越大表示单色元件的质量越好。

（2）灵敏度和准确度

影响仪器灵敏度和准确度的主要因素是单色元件的波长精度和检测器的质量。在对滤光片或光栅进行检定后，还应定期采用标准物质溶液对仪器检测器的质量进行监测。在一定条件下评价仪器的灵敏度，测定微孔中的重铬酸钾标准溶液，其吸光度 A 应 ≥ 0.01；评价准确度，测定微孔中的对硝基苯酚标准溶液，其吸光度 A 应在 0.4 左右。

（3）通道差与孔间差检测

多通道型仪器需要进行通道差检测，以考察不同检测通道的一致性，评价源自仪器内部的系统误差。通道差的大小可用极差值或通道间差异率来表示，极差值与通道间差异率越小，同一样品于不同通道检测结果的一致性越好。一般要求通道间差异率 ≤ 1.5%。

孔间差用以评价 ELISA 分析试剂的质量，特别是不同厂家、不同批号的酶标板之间的质量差异，这对于试剂的选择和质量控制管理具有指导意义。操作时在同一通道上，对同一批次酶标板条（8 条共 96 孔）分别加入甲基橙溶液进行双波长检测，其误差大小用 ±1.96s 衡量。

（4）精密度评价

为使酶免疫分析仪检测结果准确、可靠，应定期考察仪器的精密度。每个通道用三个不同浓度的甲基橙溶液进行双波长测定，每个浓度作双份平行检测，每日测定两次，连续测定 20 天。分别计算批内精密度、日内批间精密度、日间精密度和总精密度及相应的变异系数值，以综合评价酶免疫分析仪及分析方法的质量。

（5）双波长评价

取同一厂家、同一批号酶标板条进行检测，计算单波长和双波长测定结果的均值、离散度，比较各组之间是否具有统计学差异，以考察双波长清除干扰因素的效果。

此外，还有仪器的零点漂移、线性测定等指标。

2.酶免疫分析仪的维护保养

酶免疫分析仪是精密分析仪器，为了保证仪器具有持续的稳定性和准确性，应按照要求做好仪器的清洁、易损部件的检查和及时更换、光学性能的检查和校正等常规维护保养工作。

（1）日常维护。①保持仪器工作环境的清洁，尽可能无灰尘；②保持仪器清洁，用中性清洁剂和湿布擦拭仪器外壳和内部样品盘、微孔板托架；③保持光学系统的清洁，避免任何液体流入仪器内部，不要用手触摸透镜表面、滤光片和光电检测器；④保持加样针清洁，执行清洁程序，如加样针外壁有蛋白沉积，需手动清洁加样针；⑤清洁洗液管路及洗板机头。

（2）易损部件的更换。①酶免疫分析仪在临床上使用频率高，一些易损部件的损坏率也较高，如放微孔板的卡夹、滑槽、滤光片轮和光源灯等，均应定期检查和及时更换；②定期检查管路有无泄漏或破损，及时更换老化的管道。

（3）光学性能的维持。酶免疫分析仪光学性能的维持是维护保养的重点。注意防潮、防止滤光片霉变；定期进行有关光学性能指标的检查，或者委托有资质的计量测试单位检定并出具合格证书。

3.酶免疫分析仪的常见故障排除

全自动酶免疫分析仪通常都配备有故障检测系统，当出现故障时，仪器显示屏能提示故障部位和故障代码，通常参照说明书可以找到故障原因和处理办法。了解酶免疫分析仪常见故障发生的原因并能及时地排除故障，不仅可以保证临床检验工作的顺利进行，也有利于延长仪器的使用寿命。

（1）加样针故障及排除

加样针无法吸液并报错，可能原因：加样针吸入纤维蛋白凝块或者加样针插入真空管的分离胶导致管道堵塞。

排除方法：可取下加样针，对加样针进行物理清通，再用去蛋白液浸泡。为了防止针堵塞的再次发生，可将待检血液放置于37℃水浴中，待纤维蛋白完全析出后再分离血清，并将血清转移至空试管中进行检测。

（2）洗板机或洗板单元故障及排除

注液和吸液管道不通畅，可能原因：标本中纤维蛋白、洗涤液结晶或洗涤液中的漂浮物使洗板头堵塞。

排除方法：取下洗板头，在洗板头注液和吸液口施加压力冲洗，必要时可用针头挑出纤维蛋白块或结晶，或将洗板头浸泡在0.67mol/L的次氯酸钠溶液中30min以上。

（3）冲洗针卡住酶标板

冲洗针卡住酶标板导致酶标板架不能正常运动，可能原因：将不同项目的酶标板条放在一个酶标板架上，各项目酶标板条放置高低不平造成卡针。支持洗液针升降的弹簧老化，弹力不足。

排除方法：应暂停洗板，用力将高出的板孔压平；更换弹簧。

二、发光免疫分析仪

发光免疫分析法（luminescence immunoassay，LIA）是一种将发光反应和免疫反应相结合的标记免疫分析方法，即通过检测发光信号来定量检测抗原或抗体。相对于酶免疫分析和放射免疫分析，发光免疫分析法采用微量倍增技术具有明显的优越性。其敏感度高，特异性好，达到甚至超过放射免疫分析；精密度和准确性与放射免疫分析相当；试剂稳定性好，无放射性污染；测定耗时短，检测快速；能检测的项目多，从传统的蛋白质、激素、酶、药物乃至核酸探针均可检测。发光免疫测定是目前免疫学检验最有前途的一种标记免疫分析技术。

（一）发光免疫分析仪的工作原理与基本结构

化学发光利用化学反应中所释放出的大量自由能而产生激发态的中间体，当其回到稳定的基态时，同时发射出光子，利用检验设备检测发光信号（或发出的光量子数）。化学发光反应的发光强度依赖于化学发光的反应速度，而反应速度又依赖于反应物浓度。可以通过检测化学发光强度来测定反应物浓度，这成为化学发光免疫分析仪检测抗原、抗体或相关物质的依据。

发光免疫分析法根据示踪物检测方法的不同分为荧光免疫分析、化学发光免疫分析及电化学发光免疫分析三大类；根据发光反应的体系和标记方法不同，分为化学发光免疫分析、微粒子化学发光免疫分析、电化学发光免疫分析、化学发光酶免疫分析和生物发光免疫分析等。

目前临床常用的发光免疫分析仪有全自动微粒子化学发光免疫分析仪和全自动电化学发光免疫分析仪。

1. 全自动微粒子化学发光免疫分析仪

（1）仪器测定原理

小分子抗原物质测定采用竞争法，大分子抗原物质测定采用夹心法。夹心法是将包被单克隆抗体的顺磁性微粒、碱性磷酸酶标记的抗体和待测标本抗原一起加入反应管中，反应管进入孵育带中进行孵育，形成磁微粒包被抗体—抗原—酶标记抗体复合物。然后反应管被传送到磁性分离区域进行2~3次洗涤，去除未结合的酶标记抗体。加入底物3-（2'-螺旋金刚烷）-4-甲氧基-4-（3'-磷酰氧基）-苯基-1，2-环二氧乙烷（AMPPD），AMPPD被复合物上的碱性磷酸酶催化水解生成中等稳定的中间体，中间体进一步裂解为一分子的金刚烷酮和一分子激发态的间氧苯甲酸甲酯阴离子，激发态的间氧苯甲酸甲酯阴离子回到基态时发出波长为470nm的光，并可持续较长时间。通过检验设备的光量子阅读系统记录发光强度，对照仪器中储存的多点定标曲线中所描述的光量子与待测抗原标准品的对应关系，计算出待测抗原的浓度。

（2）仪器的基本结构及相应功能

全自动微粒子化学发光免疫分析仪主要由主机和微机两部分组成。主机包括转盘模块、主探针模块、分析模块、电路模块和液路模块。

第一，转盘模块主要执行样品管与试剂瓶的识别和转运功能，包括样品转盘、试管探测器、试剂转盘和内置条形码阅读器。

第二，主探针模块主要执行加样、加液、清洗和混匀功能，包括主探针导轨、主探针、精密度泵和超声波发生器。机内配置的超声波自动探针清洗和混匀技术，可控制交叉污染、保证试剂和反应液的充分高效混匀。

第三，分析模块主要执行免疫反应和发光反应检测功能。反应管装载器和检测转盘负责反应管的加载和传送，传送过程中经过孵育带加热，让化学反应充分进行，然后进入光电传感仓由光电传感器将光信号转变为电信号。

第四，电路模块主要功能是提供电源、与微机及外围设备连接通信，信号传感，电机运转控制与超声控制，包括硬盘驱动器、各种电路板和电源等。

第五，液路模块主要功能是转运基质液、去离子水与清洗液，将废液从真空瓶排到机外废液瓶中。其包括探针冲洗塔、清洗泵、真空泵、蠕动泵、基质液泵、废液罐和清洗臂。

主机的运行由微机控制，微机还具有数据处理、故障诊断以及仪器运行状态监控等功能。

2. 全自动电化学发光免疫分析仪

电化学发光免疫分析技术是电化学发光和免疫测定相结合的技术，是一种在电极表面由电化学引发的特异性化学发光反应，实际上包括电化学和化学发光两个过程。全自动电化学发光免疫分析仪是在普通免疫分析技术的基础上，引入了电化学发光标记技术和链霉亲和素—生物素包被技术的检测分析系统。

（1）仪器的测定原理

分析仪将待测标本、包被有链霉亲和素的顺磁性微粒、含有抗体的生物素试剂以及发光剂标记的抗体加在反应杯中共同温育，形成磁性微粒包被抗体—抗原—发光剂标记抗体复合物。将上述复合物吸入流动室，同时用三丙胺（TPA）缓冲液冲洗。当磁性微粒流经电极表面时，被电极下的磁铁吸引住，而游离的发光剂标记抗体被分离。给电极加电压，启动电化学发光反应，使发光试剂标记物三联吡啶钌 [Ru（bpy）3]2+ 和 TPA 在电极表面进行电子转移，产生电化学发光，光的强度与待测抗原的浓度成正比。

（2）仪器的基本结构

仪器主要由加样与加液系统、温育反应系统、电化学检测系统及计算机控制系统组成。

第一，加样与加液系统：主要执行样品与试剂的装载与加注，包括样品盘、试剂仓、S/R针（样品/试剂针）、微珠混匀器、冲洗台。

第二，温育反应系统：负责反应杯的转移和温育，包括移液台、机械抓手、恒温器、孵育池。

第三，电化学检测系统：负责电化学发光信号的检测，包括光学系统、电极板、流动检测池。

第四，计算机控制系统：负责数据处理和控制机械装置的运转。

（二）发光免疫分析仪的维护保养与常见故障排除

1. 全自动微粒子化学发光免疫分析仪

（1）仪器的维护保养

每日检查系统温度、系统耗材、废液罐状态，擦拭基质针、吸液针外壁，运行冲洗基质程序、清洗针程序。每周检查主探针导轨，清洁仪器外表，运行特殊清洗程序。定期清洗反应管检测器，手工清洗吸液针内壁。

（2）仪器常见故障及排除

第一，光电传感器故障。光电传感器负责将反应管发出的光信号转变为电信号。

故障表现：光电传感器不能检测到反应管，仪器无法进行正常工作。

产生原因：①传感器沾染灰尘；②两个反应管计数器的工作电压不正常；③传感器损坏。

处理方法：针对光电传感器的污染，可用无水酒精轻轻擦拭光电传感器，做系统初始化即可排除故障；若不能排除故障，可调节反应管计数器的工作电压；如果仍然不能解决，可更换光电传感器。

第二，真空压力报错故障及排除。

故障表现：仪器无法将废液由真空瓶排入机外废液灌，真空压力测试结果异常。

产生原因：①真空压力传感器故障；②真空泵工作异常；③真空阀内部污浊；④真空环路中存在泄漏现象。

处理方法：可借助真空压力测试程序来发现和处理真空压力报错故障，基本原则是从简单到复杂逐一排除。

第三，主探针故障及排除。

故障表现：主移液器压力传感异常，在分配液体时压力过高。

产生原因：主探针部分阻塞。

处理方法：检查和紧固主移液器与精度泵阀之间的接口处以及支管的所有液流接口；运行特殊清洁程序清洗主探头管道，若效果不理想，可取下主探头，用合适的细钢丝疏通（手法要轻柔，不能使主探针弯折），再用注射器吸取生理盐水反复冲洗主探针内部，重新装上主探头或更换主探头。

2. 全自动电化学发光免疫分析仪

（1）仪器的维护保养

仪器所处环境要求温度 5～30℃，湿度 30%～80%，避免日光照射，远离辐射干扰。开机前应开启试剂瓶，填充样品杯和反应管，清理液体和固体废物，补充清洗液和去离子水。每日清洗 S/R 针、清洗搅拌针和 Sipper 针。定期清洗检测池、冲洗站，擦拭孵育器。定期冲洗液路管道。

（2）仪器常见故障及排除

第一，S/R 针故障及排除。

主要表现：S/R 针无法感应液面并报警。

可能原因：标本处理不当；试剂瓶中有气泡；针内有结晶或针芯堵塞；液面感应电压异常；S/R 针损坏。

处理方法：检测前，正确处理样品和试剂；用酒精擦拭 S/R 针外表面，运行程序灌注清洗 S/R 针；检查和调整 S/R 针带吸头和不带吸头时的液面感应电压；若不能修复需更换 S/R 针。

第二，机械抓手故障（抓杯异常）及排除。

可能原因：抓手机械故障、传感器故障或供电异常。

处理方法：清洁孵育台，做系统复位；如不能解决，打开抓手螺线管部分，手动打开螺线管抓头，排除机械故障；运行传感器检查程序，模拟运行抓杯，判断有无传感器异常；检查抓手供电线路，排除电缆供电故障。

（三）发光免疫分析仪的临床应用

发光免疫分析法灵敏度高，线性范围宽，除了常规免疫学指标以外，还可实现超微量物质的检测，在临床上的应用越来越广泛。

（1）激素的检测：如甲状腺激素、性腺激素、胰岛素、皮质醇等。

（2）心肌损伤标志物的检测：如肌酸激酶-MB、肌钙蛋白、肌红蛋白等。

（3）贫血的检测：如叶酸、维生素 B12、铁蛋白等。

（4）骨代谢相关标志物的检测：如骨胶原酶、â - 胶原降解产物、N-Osteocalcin、PTH 及 PINP 等。

（5）自身抗体的检测：如甲状腺球蛋白抗体（TGAb）、甲状腺微粒体抗体（TMAb）、促甲状腺激素受体抗体（TRAb）、抗 DNA 抗体、抗胰岛素抗体（IAA）等。

（6）治疗药物浓度监测：如地高辛、卡马西平等多种药物的监测。

（7）还有肿瘤标志物和感染性疾病、术前筛查指标等。

三、时间分辨荧光免疫分析仪

荧光免疫分析法是以荧光物质为标记物的标记免疫分析技术，属于三大经典标记免疫分析技术之一。1979 年芬兰索伊尼（Soini）提出了时间分辨荧光免疫分析理论，20 世纪 80 年代初发展成为 TRFIA 分析技术并逐渐应用于临床检验领域。

（一）时间分辨荧光免疫分析仪的检测原理

用镧系三价稀土离子及其螯合物（Eu^{3+} 螯合物）作为示踪物标记抗原、抗体、核酸探针等物质，当免疫反应发生后，根据稀土离子螯合物的荧光光谱的特点（特异性强、荧光寿命长），利用时间分辨荧光免疫分析仪延缓测量时间，排除标本中非特异性荧光的干扰，所得信号完全是稀土元素螯合物发射的特异荧光，测定免疫反应最后产物的特异性荧光信号。根据荧光强度判断反应体系中分析物的浓度，达到定量分析的目的。

时间分辨荧光免疫分析仪的激发光与荧光的波长有显著差别，其波长转变达 280nm，采用脉冲光源（每秒闪烁 1000 次以上的氙灯），照射样品后即短暂熄灭，以电子设备控制延缓时间，待非特异荧光本底衰退后，再测定样品发出的长寿命镧系荧光。

被镧系元素标记的抗原或抗体与标本中相应抗体或抗原生成的复合物，在弱碱性反应液中的荧光信号较弱，因此加入一种增强剂，使 Eu^{3+} 从复合物上解离下来。自由的 Eu^{3+} 同增强剂中的另一种螯合剂螯合形成一种胶态分子团，这种分子团在紫外光的激发下能发出很强的荧光，使信号增强百万倍，显著提高了检测的灵敏度。这是目前在时间分辨荧光免疫分析中应用最多的一种分析系统，即解离—增强—镧系元素荧光免疫分析。

（二）全自动时间分辨荧光免疫分析仪的基本结构

全自动时间分辨荧光免疫分析仪是采用现代光学、机械、计算机等先进技术，集加样、孵育、洗板、检测于一体的微孔板式全自动检测系统。检测系统由光源系统、样本处理系统、微孔板处理系统以及微机组成。

1. 光源系统

光源系统常以氙闪烁灯作激发光源，还包括滤光片、反光镜、同步信号发生器等，提供激发荧光信号产生的光路。

在系统中，氙闪烁灯作为脉冲激发光源，脉冲宽度10ps，频率为每秒1000次。激发光经两个石英透镜和一个滤色片聚焦到被测样品上，激发光波长为340nm。每一个样品检测是由约1000次激发—测量循环组成的，每个循环的持续时间1ms。由定标器累积记录荧光强度。

2. 样本处理系统

样本处理系统包括样品架、样品条形码识别器、吸样针、液面传感器、传送装置，执行血清样本的自动稀释和移液。

3. 微孔板处理系统

微孔板处理系统包括洗板机、孵育器、荧光信号处理单元，进行试剂处理和荧光信号的检测。

4. 微机

微机主要进行程序编制、数据处理。

全自动时间分辨荧光免疫分析仪灵敏度高、测量范围广、示踪物稳定、标准曲线范围宽，同时可实现多标记检测，克服了酶标记物的不稳定、化学发光仅能一次发光且易受环境干扰和电化学发光的非直接标记的缺点，成为现代临床微量检验、基础医学研究中最有发展前景的技术手段。目前时间分辨荧光免疫分析仪在免疫、微生物、激素、肿瘤标志物及产前筛查和诊断等方面均有广泛的应用。

(三)时间分辨荧光免疫分析的特点和临床应用

1. 时间分辨荧光免疫分析的特点

（1）特异性强

标记物为具有独特荧光特性的稀土金属——镧系元素，从而提高了荧光信号测量的特异性。

（2）灵敏度高

稀土离子螯合物所产生的荧光不仅强度高，而且半衰期长，因此，可延长测量时间，大大提高检测灵敏度，同时扩大了检测范围。

（3）标记物稳定

三价稀土离子与双功能螯合剂螯合，形成稳定的螯合物，从而使标准曲线稳定，试剂保质期长。时间分辨荧光免疫检测的标准曲线相当稳定，同一批次的试剂盒可用两点法加批次的参考曲线定标。

（4）荧光信号强

荧光检测分析中加入一种酸性增强液，稀土离子从免疫复合物中解离出来，并和增强液中的一些成分形成一种稳定的微囊，当微囊被激光激发后，稀土离子发出长寿命的荧光信号，使原来微弱的荧光信号增强 100 万倍，从而使测量的线性范围更宽，重复性更好。

此外，时间分辨荧光免疫检测动态范围宽，可达 4~5 个数量级；标记物制备简单，稳定性好，有效使用时间长，多数可达 6 个月；标记蛋白时反应条件温和，免疫活性很少受损；测量快速，每秒钟测一个样品；易于自动化；已开发出性能优良的数据处理软件，以及多标记物的使用等也是其突出优点。

2. 时间分辨荧光免疫分析仪的临床应用

（1）蛋白质和多肽激素分析

一般多使用双位点"夹心"法测定免疫球蛋白 E、人绒毛膜促性腺素、磷脂酶 A2、胰岛素、C- 反应蛋白、促黄体生成素、催乳素、髓磷脂碱性蛋白、铁蛋白、卵泡刺激素、促甲状腺素等。

（2）半抗原分析

用竞争结合荧光免疫分析法测定皮质醇、睾酮、地高辛、前列腺素 F、甲状腺素、三碘甲状腺原氨酸、孕酮、孕烷二醇、雌二醇、雌三醇、雌酮、葡萄糖醛酸等。

（3）病原体抗原 / 抗体分析

如肝炎病毒表面抗原抗体、蜱致脑炎复合病毒抗原、免疫缺陷病毒抗体、粪便中腺病毒和轮状病毒、Potato 病毒、流感病毒 A、鼻病毒、衣原体、肠病毒、梅毒螺旋体、乳头瘤病毒和呼吸道合胞病毒等分析。

（4）肿瘤标志物分析

例如，甲胎蛋白、癌胚抗原、前列腺特异抗原、神经原特异烯醇酶、CA-50、CA-242、CA19-9、β2- 微球蛋白和甲状腺结合球蛋白等的分析。

（5）干血斑样品分析

干血斑样品分析是指把有血样品的滤纸片放在装有分析缓冲液的孔中，振荡，使抗原溶于缓冲液中。本法特别适用于新生儿和远离分析中心的病人。

（6）核酸分析

应用于核酸分析领域主要有两个方面：一是应用镧系元素标记的 DNA 探针技术进行杂交分析；二是将镧系元素标记技术引入聚合酶链反应（PCR）中，简单、快速地鉴定 PCR 产物。

(7) 测定天然杀伤细胞的活力

用 Eu^{3+}-DTPA(Eu^{3+}- 二乙三胺五醋酸盐) 标记肿瘤细胞，作为 NK 细胞的靶细胞。当靶细胞受到 NK 细胞毒害时会释放 Eu^{3+}-DTPA 标记物。用时间分辨荧光免疫分析仪测量所释放的标记物的荧光，即可测量 NK 细胞的活力。本法温育时间短，一般只用 2h，测量快速，每个样品只需 1s；灵敏度高，可测至单个细胞。

第九节　自动生化分析仪

自动生化分析仪是根据光电比色原理来测量体液中某种特定化学成分的仪器。由于其测量速度快、准确性高、消耗试剂量小，现已在各级医院、检测机构得到广泛使用。

一、自动生化分析仪发展概述

(一) 自动生化分析仪器的发展

自动生化分析仪（Automatic Biochemical Analyzer ）是将生物化学检验分析过程中的取样、加试剂、去干扰、混合、保温反应、比色、自动监测、数据处理、打印报告和实验后的清洗等步骤进行自动化操作的仪器。基本测定方法包括终点分析法、固定时间法、连续监测法等。除了可进行一般的生化项目测定外，还可进行激素、免疫球蛋白、血中治疗药物等特殊化合物的测定以及酶免疫、荧光免疫分析等。它具有快速、简便、灵敏、准确、标准化、微量等特点[1]。

与检验医学相关技术的发展也是促进自动化仪器发展的重要因素，20 世纪 80 年代后期至 90 年代初采用包括固相酶、离子特异电极和多层膜片的"干化学"试剂系统，不仅为临床化学大型自动分析仪增添了几个新的品种，而且开创了即时检验（床边检验）仪器研发的新局面，为重症监护室和诊所医师的使用以及患者自测创造了条件。

(二) 自动生化分析仪器的分类

自动生化分析仪器的发展很快、种类很多，按不同的标准有不同的分类，但按

---

[1] 牛克庆 . 全自动生化分析仪检测前后的质量控制分析 [J]. 质量安全与检验检测，2020，30(05)：36-37+53.

反应装置结构分类是最常用的分类方法。

自动生化分析仪按自动化程度的不同可分为半自动型和全自动型;按检测项目数量的多少可分为单通道型和多通道型;按仪器的复杂程度及功能可分为小型、中型、大型及超大型;根据各仪器之间的配置关系可分为单一式、附加式和组合式;根据使用的试剂系统不同可分为封闭式和开放式;按反应装置结构原理和功能可分为连续流动式、离心式、分立式和干化学式。

1.连续流动式自动生化分析仪

连续流动式自动生化分析仪(Continuous-flow Automatic Biochemical Analyzer)是第一代自动生化分析仪,测定项目相同的各待测样品与试剂混合后的化学反应在同一管道流动的过程中完成。仪器主要构成部件有样品盘、比例泵、混合器、透析器、恒温器、比色计和记录器。其工作原理是在计算机控制下,通过比例泵把样本和试剂加入连续的管道中,在一定条件下在管道中完成混合、保温、显色、比色、信号放大并运算处理。由于待测样品与试剂混合后的化学反应,均在同一管道中经流动过程完成,又称管道式分析仪。其特点是样本在连续流动的状态下进行测定,流动式分为空气分段系统和非分段系统。该仪器结构简单,价格便宜,在检测过程中,样品和样品之间需用空气隔离开,或用空白试剂或缓冲液隔离。由于使用同一流动比色杯,消除了比色杯间的透光性差异,在1960年至1970年间曾被广泛采用,后来由于其管道系统结构复杂,不能克服交叉污染,故障率高,操作烦琐,逐步被分立式自动生化分析仪所替代。

2.离心式自动生化分析仪

离心式自动生化分析仪(Centrifugal Automatic Biochemical Analyzer)是1969年以后发展起来的一种生化分析仪。利用离心力作用使样本和试剂混合、反应、流入比色池进行检测完成全过程。其工作原理是将样品和试剂放在特制圆形反应器内,该圆形反应器称为转头,装在离心机的转子位置,当离心机开动后,圆形反应器内的样品和试剂受离心力的作用而相互混合发生反应,经过一定时间的温育后,反应液最后流入圆形反应器外圈的比色凹槽内,垂直方向的单色光通过比色孔进行比色,最后计算机对所得吸光度进行计算,显示结果并打印。特点是使用不同的反应比色杯减小互染,无须在测定过程中清洗反应池,加快了速度。仪器使样品和试剂分离加样,依靠旋转制动产生的离心力使其混合反应,批量检测,它不同于其他分析仪的"顺序分析",属于"同步分析"。

3.分立式自动生化分析仪

分立式自动生化分析仪(Discrete Automatic Biochemical Analyzer)于20世纪60年代问世,是近年来国内外的发展和临床应用主流,常常以它为代表对自动生化分析仪器的工作原理、仪器结构、参数设置、维护保养、性能指标及评价等进行介绍。其工作原理是按手工操作的方式编排程序，并以有序的机械操作代替手工操作，用加样探针将样品加入各自的反应杯中，试剂探针按一定时间自动定量加入试剂，经搅拌器充分混匀后，在一定条件下反应。反应杯同时作为比色杯进行比色测定。各环节用传送带连接，按顺序依次操作，故称为"顺序式"分析。

目前临床最常用的分立式自动生化分析仪是反应杯转盘式或轨道式。此外，还有一种袋式分立式自动生化分析仪，其试剂装在均匀透明的塑料夹中形成特殊的测试管，一袋一检测。测试袋被连续传送系统送到分析区，在混合器处经机械敲击，样品和试剂充分混合反应，在比色计处经特殊装置的作用，测试袋形成光径 1cm 的比色杯，监测后废测试袋被排出。该类仪器污染少、灵活、准确，分析项目可达 60 项，但测试袋只能一次性使用。

4. 干化学式自动生化分析仪

干化学式自动生化分析仪（Dry Chemical Automatic Biochemical Analyzer）于 20 世纪 80 年代应用于医学检验领域。其工作原理是采用以 Kubelka—Munk 理论为主要理论基础的多层薄膜的固相试剂技术，将待测液体样品（血清、血浆或全血及其他体液）直接加到已固化于特殊结构的试剂载体上，以样品中的水将固化于载体上的试剂溶解，再与样品中的待测成分发生化学反应，是集光学、化学、酶工程学、化学计量学及计算机技术于一体的新型生化分析仪器。随着临床对急诊生化检验结果的时效性要求越来越高，以及临床生化检验技术的快速发展，急诊生化检验技术逐渐从传统的湿化学分析方式向干化学生化检验技术方向发展。

干化学式自动生化分析仪通常采用多层薄膜固相试剂技术，测定方法多为反射光度法（Reflectance Spectroscopy）和差示电位法（differential potenti-ometric）。反射光度法是指显色反应发生在固相载体，对透射光和反射光均有明显的散射作用，它不遵从 Lamber—Beer 定律，并且固相反应膜的上、下界面之间存在多重内反射，应注意予以修正。差示电位法是基于传统湿化学分析的离子选择性电极原理的方法，用于测定无机离子，由于多层膜是一次性使用，既具有离子选择性电极的优点，又避免了通常条件下电极易老化以及样品中蛋白质干扰这些问题的出现。

根据反应原理不同，干化学式自动生化分析仪可分为反射光度法技术分析仪和胶片涂层技术分析仪。反射光度法技术分析仪使用试纸条，由密码磁带、血浆分离区和反应区三部分组成。密码磁带位于试纸条背面，储存了检测项目的全部检测程序及全部方法学资料；血浆分离区位于试纸条正面下部并标以红色，由玻璃纤维和纸层构成，用于阻截红、白细胞；反应区位于试纸条正面上部，血浆通过血浆分离区被转移介质运送到反应区底部，进行化学反应并检测。胶片涂层技术分析仪使用试纸片（块），主要由扩散层、中间层及指示剂层组成，各层作用分别是接受样品、改变样品的物理化学性质及对待测物进行测定。干化学式自动生化分析仪完全脱离了传统的分析方法，所有的测定参数均存储于仪器的信息磁块中，当编有条形码的特定试验用试纸条、试纸片放进测定装置后，即可进行测定。

干化学式自动生化分析仪操作简便，测定速度快；无交叉污染、低保养需求，并且不需要使用去离子水，没有复杂的清洗系统；结构较为简单，操作简便易行；通常只需要定期做光路检查，根据需要做机器内部清洁即可。使用后的废弃物仅为干试剂片、吸头，便于收集处理；由于无废液排除，能最大限度地保护环境、保障操作人员的安全。干式生化分析仪的灵敏度和准确性与典型的分立式自动生化分析仪相近，尤其适用于急诊检测和微量检测。

二、自动生化分析仪的结构与性能指标

（一）自动生化分析仪的结构

以目前临床应用最多的反应杯转盘式或轨道式分立式自动生化分析仪为代表，介绍自动生化分析仪的基本结构。仪器主要包括样品处理系统、检测系统、清洗系统、计算机系统等。

1. 样品处理系统

样品处理系统是把定量的样本和试剂加入指定的反应杯以进行反应的关键装置，包括放置样品和试剂的场所、样本及试剂取样单元、探针系统、搅拌系统等。

（1）样品盘（sample disk）

加载样本采用样本盘或样本架（样本架用于大型全自动生化分析仪），可采用固定圆盘式或长条式、传动带式或轨道式、链式进样等。带条形码阅读器的仪器可直接阅读样品管上的条形码信息。

（2）试剂仓

试剂以试剂盒存放于试剂仓，一般都带有冷藏装置，温度为 $4 \sim 15℃$，常与试剂转盘结合在一起，可同时放置几十种试剂。有条形码的分析仪，可以自动识别试剂的种类，无条形码的分析仪，需要手工输入试剂的相关信息，注意试剂放置位置必须与反应通道号相匹配。目前大多数全自动生化分析仪都有两个或多个试剂仓，可将测定同一检测项目的多个试剂分开存放。

（3）样本及试剂取样单元

样本及试剂取样单元由取样臂、采样针、采样注射器、步进马达组成。采样针及采样注射器构成一个密封的结构，内充去离子水形成水柱，不能有任何的气泡。

步进马达精确控制加样量，通过活塞推进或缩回使密封系统内的水柱移动，从而达到吸取样本或将样本注入反应杯的目的。试剂取样单元结构和样本取样单元相似，只是取样臂中有加温装置，将从试剂仓吸取的试剂加热至常温或37℃。目前样本和试剂吸取的最低加样量可达 0.1 μL 和 1 μL。采样针通常配有内壁及外壁冲洗系统，以减少携带污染。

（4）探针系统

探针系统包括样品探针和试剂探针，设置在加样针和试剂针上，并与加样臂相连来吸取样品和试剂；探针设有液面感应器，遇到障碍能自动停止并报警，以防止探针损伤。样品探针具有防堵塞的功能以及凝块或气泡检出功能，试剂探针通过探测液面高度而获知试剂的剩余量以及可检测样本的数量，同时具有气泡检出功能。

（5）搅拌混匀系统

搅拌混匀系统是样品和试剂加入反应杯后能将之迅速混合均匀的装置。目前采用的搅拌方式有三种：一是使用四头螺旋式搅拌棒，搅拌棒表面涂有特殊不沾层；二是使用四头螺旋式高度旋转搅拌棒，旋转方向与螺旋方向相反，以增加搅拌的力度，被搅拌液不起泡；三是使用微螺旋式不锈钢搅拌棒，搅拌棒具特氟龙不粘涂层，避免黏附液体。

2. 检测系统

全自动生化分析仪检测系统由比色系统和反应系统构成，是仪器分析的核心部分。比色系统主要由光源、比色杯、单色器和检测器组成；反应系统主要由反应盘和恒温装置组成。

（1）光源

光源多数采用卤素灯，工作波长为 340～800nm，卤素灯的使用寿命较短，一般只有 1000～1500h。部分生化分析仪采用的是长寿命的闪烁氙灯，24h 待机可工作数年，工作波长为 285～750nm。如灯的发光强度降低，仪器自动报警，需更换灯泡。

（2）比色杯

自动生化检验设备的比色杯也是反应杯，比色杯的光径为 0.5～1.0cm 不等，通常为石英、硬质玻璃或优质塑料。反应杯以不同形式逐个连接，多为转盘形式；反应过程分别在各自比色杯中直接完成，然后通过检测系统测定其吸光度值，经计算得出检验结果；比色杯自动冲洗装置在仪器完成比色分析后做自动反复冲洗、吸干的动作，自动测定杯空白值，合格后继续循环使用，不合格会自动报警或停止工作。注意及时更换不合格的比色杯。如采用的是石英比色杯，需要定期检查清洗。

（3）单色器

单色器即分光装置，有干涉滤光片和光栅两类。干涉滤光片有插入式和可旋转式两种(插入式多用于半自动生化分析仪),可旋转式是把滤光片安装于一圆盘中,使用时通过圆盘旋转来选择不同波长的滤光片。自动生化分析仪的分光光路分为前分光和后分光两种,前分光是指光路与一般分光光度计相同,即光源—分光组件—样品—检测器的一类自动生化分析仪光路系统。前分光光路一般不能进行不同波长项目的不间断检测,而是将同一检测项目的标本集中测量,然后变换滤光片进行下一个项目的测定,以达到一定的检测速度。目前自动生化分析仪多采用后分光,即光源光线直接透过样品,通过光栅分光,再进行吸光度的检测。后分光技术的优点是可以在同一体系中测定多种成分,如果比色池中有多种吸收特征不同的物质,当复色光通过后,各物质分别对各自的特征性光波产生吸收,之后再分成光谱对不同的波长进行测定,可以在同一体系中同时得到多组分结果,很容易实现多通道分析;可同时选用双波长或多波长进行测定;无须移动仪器比色系统中的任何部件,稳定性好、速度快、噪声低,可提高分析的精确度和准确度并减少故障率。光栅使用寿命长,无须任何保养。

(4) 检测器

检测器的功能是检测光信号,并将光信号转换为电信号后放大,再送至数据处理单元。理想的检测器应具有线性范围宽、噪声低、灵敏度高的特性。目前全自动生化分析仪的检测器一般为硅(矩阵)二极管,信号传送方式有光电信号传送和光导纤维传送,后者更先进,传送速度更快。

(5) 反应盘

反应盘装载着反应比色杯进行生化反应,多为转盘形式,一般由 100 个以上的比色杯围成转盘,且置于恒温装置中。

(6) 恒温装置

生化分析仪通过恒温控制装置来保持孵育温度的稳定。理想的孵育温度波动应小于 ±0.1℃。保持恒温的方式有三种:① 空气浴恒温式,即在比色杯与加热器之间隔有空气,其优点是方便、速度快、不需要特殊材料,缺点是稳定性和均匀性较差;② 水浴循环恒温式,即在比色杯周围充盈有循环水,加热器控制水的温度。其优点是温度恒定;缺点是需特殊的防腐剂以保证水质的洁净,需定期更换循环水;③ 恒温液循环间接加温式,在比色杯周围流动着一种特殊的恒温液(无味、无污染、不变质、不蒸发),比色杯和恒温液之间有极小的空气狭缝,恒温液通过加热狭缝的空气达到恒温。其特点是热稳定性好,不需要特殊保养,目前应用较为广泛。

3.清洗系统

清洗系统一般由吸液针、吐液针和擦拭块组成。清洗包括探针及搅拌棒的清洗、管路系统的清洗、反应杯的清洗等,清洗过程包括吸取反应液、注入清洗液、吸取清洗液、注入洁净水、吸取洁净水、吸水擦干等步骤。

不同分析仪可根据需要选择酸性或碱性清洗液。正确使用能清洁管道、反应杯和探针，既减少交叉污染，又不损伤管道，保证检测的精密度和准确性。探针和搅拌棒采用激流式或瀑布式等方式自动冲洗，水流为从上向下的单向冲洗，将探针及搅拌棒携带的污物冲向排水口；管路都由优质塑料软管制成，很多液体流动于其中，故管路系统的清洗尤为重要；大型生化分析仪反应杯清洗系统一般有两套同时工作以提高效率。必须注意对于常规冲洗还不能清除携带污染的实验要特别处理，以减少交叉污染或携带污染。

4.计算机系统

计算机系统的控制功能主要包括标本、试剂的识别和加注、条形码的识别、恒温控制、冲洗控制、结果打印、质控的监控、仪器各种故障的报警等，有的仪器甚至可以完成部分日常保养工作。计算机系统使自动生化分析仪数据处理功能日趋完善，如反应进程中吸光度、各种测定方法、各种校准方法的显示，室内质控结果的绘图及统计等。通过计算机系统还能调看病人的数据、仪器的性能指标、仪器的运行状态等。自动生化分析仪中的质控和病人结果也可通过计算机系统与实验室信息系统的对接进行网络化管理。

(二)自动生化分析仪的基本分析参数

各种分析参数是自动生化分析仪工作的指令，必须通过设置正确的参数来控制仪器完成各种操作。目前大多数生化分析仪为开放式，封闭式的仪器一般也会另外留一些检测项目的空白通道由用户自己设定分析参数。

(1)试验名称及代号

试验名称常以项目的英文缩写来设置，如总蛋白设置为TP，白蛋白设置为ALB等，试验代号以数字编号。

(2)分析方法

分析方法也称反应模式(assay mode)，全自动生化分析仪的功能较全面，可以根据仪器的分析项目设置及需要，选择相应的分析方法。其常用分析方法有终点分析法(包括一点法、两点法)、连续监测法(可分为两点速率法、多点速率法)、免疫透射比浊法等。

(3)反应温度

反应温度通常设有25℃、30℃、37℃等温度模式供选择，为了使酶反应的温度与体内温度一致，一般选用37℃。

（4）检测波长

检测波长可选择单波长或双波长。单波长是用一个波长检测物质的吸光度的方法。当测定体系中只有一种组分或混合溶液中待测组分的吸收峰与其他共存物质的吸收峰无重叠时，可用单波长检测；自动生化分析仪常用双波长或多波长，即用两个或多个波长检测，根据光吸收曲线选择最大吸收峰作为主波长，副波长的选择原则是干扰物在主波长处的吸光度与副波长处的吸光度越接近越好，测定时主波长处的吸光度减去副波长处的吸光度可消除脂血、溶血、浊度等干扰物的影响，提高测定结果的准确性，但应注意副波长不能设在有色物吸收的灵敏区域内，以免降低检测灵敏度。免疫透射比浊法测定时副波长距离主波长越远越好，能有效提高检测灵敏度。

（5）样品量与试剂量

一般按照试剂说明书上的比例，结合仪器的特性进行设置，也可以按比例缩减，但要考虑到检测灵敏度、线性范围，尽可能使样品稀释倍数大些，以降低样品中其他成分的影响。还应注意稀释水量、最小样品量和总反应容量的设置等。设置各试验的试剂位、试剂瓶规格，必要时设定试剂批号、失效期等。

（6）分析时间

分析时间包括反应时间、延迟时间、监测时间等，选择不同的分析方法应选择相应的分析时间。其中，测酶的连续监测法监测时间至少应设置4点（包含3个吸光度变化值），但监测时间设置过长则易发生底物耗尽导致可测范围变窄。目前，大部分生化检验设备用测定点代表反应时间，如仪器设置反应时间为10min，分为34个点。

（7）反应类型

反应类型有正向反应和负向反应两种，反应过程中吸光度上升为正向反应，吸光度下降为负向反应。

（8）校准的设置

校准的设置是对校准品的位置、浓度和校正方法及重复校标次数等进行设置。校正方法一般包含一点校正、二点校正、多点校正、非线性校正等。二点校正是指用一个浓度的标准品和一个试剂空白进行校正，此法要求反应必须符合 Lamber-Beer 定律，即标准曲线呈直线。多点校正是多个具有浓度梯度的标准品用非线性法进行校正，适用于标准曲线呈各种曲线形式的项目，如多数的免疫浊度法。非线性校正包括对数校正、指数校正、量程法校正等，标准曲线呈对数或指数曲线特征的项目可选择所对应的方法校正，量程法则是根据标准曲线上每两点间浓度与吸光度的关系计算待测物的浓度。

（9）底物耗尽限额

底物耗尽限额用于连续监测法的酶活性检测。以谷丙转氨酶（ALT）检测为例，如所用试剂的线性上限是500U·L-1，则选浓度为1000U·L-1左右的混合血清并用水稀释至400、500、600、700、800、900、1000U·L-1等浓度左右的血清各一份，之后按照ALT的血清和试剂量的参数作全程吸光度读数，读取各点吸光度值，用计算纸作图，X轴是点数或时间（S），Y轴是吸光度值（A），连点作图，可见吸光度下降的转折点，按分析说明书中底物耗尽定义及计算式来设定此项目底物耗尽限额。

（10）线性范围

不同厂家的试剂质量不同，其线性范围也不一样，应实测试剂盒的线性范围。终点法的项目通过校准标准曲线，以线性内的最高浓度为线性上限。连续监测法以ALT为例说明，以上述底物耗尽限额中所做出的图上可以看出在规定监测时间内吸光度呈线性的最高的活性为线性的上限，下限一般设为5U·L-1，因ALT不可能是零或负值。

（11）质控参数

建立完善的室内质量控制制度是确保检验结果可靠的基础。通常每个项目要求至少两个水平的质控品，每个质控品的名称、批号，每个检测项目的靶值和标准差均需设置于自动生化分析仪中。

（三）自动生化分析仪的性能指标及其评价

1. 自动生化分析仪的性能指标

近年来，随着各种高新技术与医学之间的相互渗透，促进了全自动生化分析仪的快速发展，而仪器的性能是正确评价和选择仪器的前提。

（1）自动化程度

自动化程度是指仪器独立完成生物化学测定的能力，包括整个测定过程的操作（自动处理样品、自动加样、自动清洗、自动开关机）；单位时间处理标本的能力，可同步分析的项目数量等；软件支持的功能、数据分析与处理能力、故障自我诊断功能等。仪器自动化程度越高，功能越强大，其自动化程度的高低和仪器微机处理功能的强弱有关，故不同型号的仪器自动化程度也不同。

（2）分析效率

分析效率指相同分析方法下的分析的快慢，是仪器每小时测定样本数量及每个样本可测项目的多少。工作效率伴随着分析效率的提高而提高，多通道分析仪相对于单通道分析仪来说可同时测定多个项目，加快分析速度，提高了分析效率。全自动生化分析仪使用样品针和试剂针分别加样加试剂，甚至使用多针采样方式，取样周期短，使分析效率大大提高；近年来模块组合式分析仪的设计，使分析效率更高。

（3）检测准确度

检测准确度包括精密度与正确度，是自动生化分析仪保证测定结果准确的重要环节。它取决于各部件（加液、温控、波长、计时等）的加工精确度及其良好的工作状态。目前自动生化分析仪普遍采用先进的感应探针、特殊搅拌材料和方式、高效清洗装置，不仅能准确吸取微量样品和试剂，并充分混合，而且还能有效控制交叉污染。与此同时，恒温方式和测光方式也不断改进，均为自动生化分析仪的检测准确度提供了有力保障。

（4）应用范围

应用范围是衡量自动生化分析仪的一个综合性能指标，与其设计原理和结构有关，内容涵盖较广。其包括可检测项目（生化项目、特种蛋白、微量元素、药物监测等）；分析方法（分光光度法、浊度比色法、离子选择性电极法、荧光法等）；而在项目的检测上既有终点法也能做连续监测法，又有双项同时检测和同工酶检测的方法；双波长和多波长的光路技术的采用，消除了背景噪声，排除溶血、脂血、胆红素等的干扰；从单试剂到双试剂的使用，排除试剂或样本空白的干扰；校准方法种类增多、质量控制功能加强等，上述的各种功能使自动生化分析仪应用范围达到一个相当的高度。

（5）其他性能

其他性能包括仪器取液量、最小反应液体积、分析时间、仪器检测的线性范围、仪器的计算机系统及性能价格比等。仪器的取液量取决于样品与试剂的比例，该比例范围越宽越好，能选择的试剂和适应的方法更多；最小反应液体积指可被光度计准确检测到的最小的反应液体积，反应液体积少能节省试剂，减少开支；还有试剂的开放与封闭，试剂的开放程度越高，使用的灵活性就越大，封闭试剂采用捆绑方式，成本高，不利于新工作开展；有无与试剂配套的校准品，对保证检测结果的准确性至关重要；仪器操作程序是否简单、易保养、有无良好的售后服务也是评价仪器性能的指标。

2. 自动生化分析仪性能指标的评价

自动生化分析仪已广泛应用于临床检验工作，正确评价仪器性能对提高临床检验工作质量具有重要意义。常用性能评价指标有精密度、准确度、携带污染率、线性检查、波长准确性检查、相关性评价等。

（1）精密度

精密度是反映仪器整体性能的重要指标之一，是指同一标本在一定条件下多次重复测定得到的一组数据之间的接近程度，常用来表示检测过程中的随机误差的大小，分为仪器批内精密度和仪器批间精密度。批内精密度实验是使用低值和高值质控品作为样品，通过当天多次重复测定某几个项目，得出各项目的批内精密度；批间精密度也是使用低值和高值质控品作为样品，需每天测定上述项目两次后求平均值，连续测定20天得到20个数据，经计算得出各个项目的批间精密度。

第一，批内精密度具体方法是取低值、高值血清各一份，当天分别测定选定项目20次，剔除离群值后，计算标准差（S）和变异系数（CV）。把实验得到的 CV 值与仪器生产商提供的预期值或《美国临床实验室改进修正案88》（CLIA'88）管理项目要求的精密度进行比较。

第二，批间精密度具体方法是取低值、高值血清各一份，每天测定选定项目两次后求平均值，连续测定20天得20个数据，剔除离群值后计算标准差（SD）和变异系数（CV），得出各个项目的批间精密度值。把实验得到的 CV 值与仪器生产商提供的预期值或 CLIA'88 管理项目要求的精密度进行比较。

（2）准确度

准确度是测定室间质量评价质控品，在相同实验方法的前提下对检测结果与靶值进行比较，判断测定结果是否在 CLIA'88 规定的可接受范围内。

（3）携带污染率

携带污染率是表示各标本之间交叉污染的一项重要指标，携带污染率越小说明标本之间的影响越少。参照国际血液学标准化委员会（ICSH）推荐的方法，计算出各项目的携带污染率。目前生化检验设备的交叉污染率一般都小于1%，有的甚至接近于0。

（4）线性检查

线性检查是用系列标准溶液在最大光吸收处读取吸光度，然后绘制标准曲线或用回归法计算线性相关。

（5）波长准确性检查

波长准确性检查的方法有两种：① 用已知准确物质的量浓度和摩尔吸光系数（ε）的标准溶液在其特定波长处比色，根据公式 $\varepsilon = \dfrac{A}{C_B}$ 计算标准溶液的 ε，然后与标准 ε 比较；② 与已知准确波长的仪器比较，如有偏移，应进行校正。

（6）相关性评价

相关性评价应用于拥有两台以上自动生化分析仪器的实验室；或在仅有一台仪器时，为了得到实验室之间的一致性，也可以用参考实验室的仪器进行相关性评价。方法是相同的试验项目在不同的仪器上测定，然后用线性回归进行比较和校正，一般的全自动生化分析仪都设有仪器校正程序。

三、自动生化分析仪的维护与保养

（一）自动生化分析仪的维护保养及使用要求

1. 维护保养

全自动生化分析仪器是精密的大型仪器，需要有专人按照仪器的相关要求进行严格管理和维护。仪器的维护保养大致包括每日、每周、每月、每季、半年等的保养，内容主要有清洗、部件的检查及更换等。目前，仪器的维护保养越来越受到重视，其操作也日益简单及有效，它能保证仪器的正常运行及延长使用寿命。

（1）每日保养

每日保养包括仪器外部的清洁；开机前的检测与管道冲洗；关机后清洁样品针、试剂针、搅拌棒，清洗机构吸嘴等；清空废液等。

（2）每周保养

每周保养主要有反应杯清洗及杯空白的检查；仪器机械部件运行情况的检查；仪器管路系统的清洗等。

（3）每月保养

每月保养主要有擦洗机械部件试剂残留物、清洗滤网等。

（4）每季保养

每季保养主要有仪器关键部件的特殊维护。

（5）半年或按需维护保养

半年或按需维护保养主要指仪器出现检测结果不准确或不能很好运行时的一些必要的维护保养。

2. 使用要求

（1）工作环境

实验室整洁，空间足够大，通风良好，光线适中；仪器放置应避免阳光直射、避免震动、避免化学腐蚀物品、灰尘及电磁辐射的污染；环境温度控制在 $15 \sim 30\,℃$，工作中波动小于 $\pm 2\,℃$；相对湿度小于80%；配备良好的防火装置和器材。

（2）电源

应根据仪器对电源的要求设计专用电路，要连接符合要求的地线；连接 UPS 不间断电源，以防停电造成分析仪损坏或数据丢失。

（3）实验用水

仪器对水质有严格的要求，其质量影响实验结果和仪器使用期限。我国对实验用水的质量有其基本要求，目前医学检验部门多采用的是1985年美国医学实验室标准化委员会（NCCLS）所规定的水质等级标准。

医学实验室一般选用二级纯水，或配置专用纯水机以满足自动生化分析仪在探针及搅拌棒的清洗、管路系统的清洗、反应杯的清洗；试剂、缓冲液、质控品和标准品的配制、特殊标本稀释等的要求。有些大型实验室采用中央纯水系统，供应全科室的实验用水，达到经济节约、易于质量控制等目的。

（4）废液排出装置

废液排出装置有浓废液桶和清洗液排出管道。浓废液是样品和试剂反应后的原液，排到废液桶后需做消毒处理。清洗液管道排出的是清洗反应杯的洗液和清洗探针及搅拌棒的废水、做杯空白的清水，无须特殊处理，可直接排入下水道。

（5）配套的分析系统

只有使用配套的分析系统才能得到准确可靠的测定结果。分析系统的作用是把方法、仪器、试剂、校准物相配套，而且校准品应能溯源到参考方法或（和）参考物质。

（二）自动生化分析仪的常见故障排除

自动生化分析仪具有自动化程度高、操作简便、结果准确可靠等优点，使用过程中大多故障率低，但由于标本数量多，使用率高，在使用过程中还是会出现一些故障，如果不能及时排除，不仅影响实验室的正常检验工作，而且可能直接导致检验结果不准确，甚至产生严重后果。对自动生化分析仪的故障进行正确分析并及时排除，是确保临床生化检验工作顺利开展的必要条件之一。表7-4所列为自动生化分析仪常见故障分析及排除方法。

表7-4　自动生化分析仪常见故障分析及排除方法

常见故障	原因分析	排除方法
零点漂移	光源强度不够或不稳定	更换光源或检测光源光路
所有检测项目重复性差	注射器或稀释器漏气导致样品或试剂吸收量不准；搅拌棒故障导致样品与试剂未能充分混匀	更换热垫圈；检修搅拌棒使其正常工作
样品针堵塞	血清分离不彻底；样品针被纤维蛋白粘连或堵塞	彻底分离血清；疏通、清洗样品针
试剂针堵塞	试剂质量不好；有些试剂易堵塞针孔，如苦味酸	更换优质试剂；疏通、清洗试剂针
样品针、试剂针运行不到位	水平和垂直传感器故障	用棉签蘸无水乙醇仔细擦拭传感器，如因传感器与电路板插头接触不良引起可用打磨插头除去表面氧化层

续　表

常见故障	原因分析	排除方法
探针液面感应失败	感应针被纤维蛋白严重污染，导致感应不到液面	用去蛋白液擦洗感应针并用蒸馏水擦洗干净
试剂仓冰箱和比色仓恒温室温度失控	试剂仓盖未盖好；控制冰箱和恒温室的电流接触器损坏	盖好试剂仓盖；更换电流接触器
高、中、低浓度测出无差别	方法斜率太低	重新更换测试参数和校正因子
某些项目检测结果不准确	检测项目顺序编排不合理，相互影响导致交叉污染	根据试剂说明书及方法学原理，整理出可能产生互相影响的检测项目，在测定顺序上合理安排，以消除试剂之间的交叉污染
质控结果超出范围	质控品过期；参数设置不正确；质控品稀释用水不合格	使用保质期内优质质控品；正确设置质控参数；使用优质去离子水

第八章 医学检验设备的管理

第一节 医学检验设备管理概述

医学检验设备的管理是指在实验室环境下，根据一定的程序、方法和原则，对实验室仪器设备在整个寿命周期中加以计划、指导、维护、控制和监督，使之安全、有效、高质量、高效益地为实验室工作服务。它是自然科学与管理科学相融合、技术与经济相结合的边缘科学，同时也是一项系统工程。实验室仪器设备的管理内容可以概括为两个大的方面。其一是"软件"管理，包括实验室仪器设备的配备与购置管理（配备标准、购置计划、购置论证、采购和验收等），使用管理（规章制度、操作规程、记录、出借、转让、调拨和报废等）。其二是"硬件"管理，包括技术管理（仪器设备量值溯源，仪器设备的技术资料管理，仪器设备的维修、改造和更新等），日常管理（仪器设备的分类、编导、登记和标志，仪器设备的保管，仪器设备的事故处理等）。

一、仪器设备管理

(一)仪器设备的购置管理

购置管理是仪器设备管理工作的重要环节，是实验室技术和经济保障的源头。通常，购置仪器设备需要做好计划和论证两项工作。

1.计划

实验室仪器设备的购置，应根据工作内容和发展需要有计划地进行。首先实验室要填写并向仪器设备管理部门提交"仪器设备购置申请表"。仪器设备管理部门进行综合评价，制订仪器设备采购计划，报上级主管部门审批，最后由仪器设备采购部门按有关采购管理办法进行采购。

2.论证

论证的目的是避免重复购置、低水平投资和运行不良，同时确保购置的仪器设备质量可靠、使用安全。可行性论证包括项目论证和技术评估两方面的内容。

（1）项目论证：对仪器设备购置的必要性、可行性、经济效益等进行论证。它包括：① 投资必要性论证；② 经济效益预测；③ 技术力量配备的论证；④ 安装条件的论证；⑤ 运行费及维护资金来源的论证。项目论证是配置和购买仪器设备的重要环节，必须在技术评估前就要做好项目论证，否则，再好的技术评估都将前功尽弃。

（2）技术评估：指对拟购仪器设备同类型号、性能、配置和技术指标等进行调研，收集各种同类产品的技术资料，然后进行分析和比较。技术评估的内容应包括：① 技术先进性；② 仪器设备可靠性；③ 可维护性；④ 安全性；⑤ 节能性；⑥ 配套性；⑦ 环保性；⑧ 前瞻性；⑨ 合法性。

购置选择仪器设备是一项综合技术，必须认真做好调查并对诸多方面因素进行全面的综合分析。当本单位缺少适当的专业人员时，应通过专业机构的专家进行咨询，力求获得尽可能准确可靠的信息，以免做出错误的判断。购置仪器设备往往投资费用大，对实验室技术和经济保障影响大，可引入投资风险问责制，分清责任，加强论证管理[①]。

（二）采购规范

我国现有的医疗卫生机构绝大部分属于国有公共卫生事业，医疗设备和器材的购买属于非生活性基础设施项目。在《中华人民共和国招投标法》规定范围内，医学实验室设备和器材的采购应通过招标采购，如公开招标、邀请招标、竞争性谈判招标等方式进行。无论以何种形式进行招标采购都应秉承公开、公平、公正及诚实守信原则。

（三）仪器设备购置受控

根据国家标准《检测和校准实验室能力的通用要求》（GB/T15481）中"服务和供应品的采购"要求，实验室应制定以下内容：① 控制选择供应商、购买、验收和存储工作的程序；② 技术评审程序；③ 行政审批程序；④ 采购文件描述拟采购的仪器设备的资料或信息；⑤ 评价跟踪程序，评价和跟踪评价仪器设备的供应商，其内容包括供货质量、交付进度、履行合同情况、有无质量保证体系、货源是否稳定、价格是否合理、售后服务、包装运输质量等；⑥ 建立供应商档案；⑦ 编制合格供应商名录，跟踪其持续保持的能力。

---

① 齐颖. 检验医学检验技术与设备管理在社区卫生服务中的应用 [J]. 中国医疗器械信息，2019，25(10)：74-75.

(四) 验收管理

仪器设备的验收是保证仪器设备质量和正常运行的关键环节；验收工作可分为到货验收与技术验收两部分，是购置过程的结束，常规管理的开始；它是一项技术性很强的工作，必须有一套完善的验收程序。

要成立专门验收小组，由熟悉该类仪器的专家负责，组织学习说明书等资料，拟订验收、安装的计划并认真实施。验收人员应当具备高度的工作责任心和一定的专业技术水平，熟悉验收工作流程。验收工作应及时地严格按照有关要求和程序进行，特别是进口的大型仪器设备，合同索赔期在其到达口岸至验收之间有一定的时间要求，验收不及时会造成不应有的损失。

(五) 仪器安装

设备的安装、调试、验收是购置过程的一个重要环节。设备购置到位通过验收后，代理公司和生产厂家根据医院所购置的医疗设备，提出具体的安装要求，通过医院设备管理部门与检验科协调，并向医院领导汇报安装地点和安装技术要求。

临床检验设备的正常使用对环境有一定的要求。如需要一定的温度、湿度范围及合适的使用面积和室内空间等。在设备安装前，医院应按照厂家提供的设备安装必备条件做好安装前准备，如水、电、网络线等的铺设。在安装前能对仪器的结构原理和性能进行熟悉、了解，使安装调试顺利进行。实验室的工作环境应能确保测试结果的有效性和测量的准确性。

二、仪器设备使用管理

仪器设备使用管理包括：仪器设备的分类、编号和登记；规章制度的建立、执行和落实；仪器设备的使用、保管与维护；仪器设备的出借、转让、调拨和报废；仪器设备事故处理等。

(一) 仪器设备的分类、编号和登记

实验室仪器设备种类繁多，分类、编号和登记是仪器设备管理的重要手段，应有统一的分类代码及编号。分类编号确定之后，为了便于核对管理，应在仪器设备上做出标志，粘贴标签，并及时填写各种统计报表。供财务部门、仪器设备管理和使用部门登记。为了掌握仪器设备的分布和流向，便于仪器设备各种信息的综合利用与共享。可建立仪器设备管理数据库，并实现计算机网络信息化管理。

(二)规章制度的建立

仪器设备管理是一项系统工程,实验室工作与仪器设备构成庞大的运作体系,交织着各种技术、经济与安全问题。应根据国家有关的法律、法规和政策,建立健全适合本单位仪器设备管理的各项规章制度,明确各自的职责,使仪器设备的管理工作制度化、规范化。切实可行的规章制度是有效管理的基础,有关仪器设备管理的规章制度应包括购置审批制度、采购管理制度、验收管理制度、操作使用管理制度、维修保养工作制度、报损报废制度、调剂管理制度、事故处理制度和计量管理制度等。以上可根据实际情况制订。

(三)仪器设备的使用、保管与维护

仪器设备经过验收投入使用后,使用部门要落实操作和保管人员,建立岗位责任制,制定操作规程和维护、使用管理办法,以保证仪器设备经常处于可用的良好状态。凡本单位已不适用或长期闲置的仪器设备,要及时调出。对不值得修复改造的陈旧仪器设备,可以申请报废,经过技术鉴定,办理报废手续,并做财务处理。

1.仪器设备的使用

仪器设备的使用原则是安全、合理、充分。仪器设备的合理使用是延长仪器设备的使用寿命、保持仪器设备应有精度、提高使用效率的重要保证。合理安排仪器设备的任务和工作负荷,既要禁止仪器设备超负荷运行,又要避免高精度仪器设备长期低档运行,浪费精度,增加损耗,同时也增加检验成本。从事仪器设备操作的工作人员应经过必要的技术培训,考核合格方能上机操作。大型精密仪器设备更应从严掌握。

建立健全操作规程及维护制度。仪器设备使用科室在安装验收完成后正式投入使用之前,应根据仪器设备的使用操作说明书、维修手册、有关国家规定和实际工作使用要求制定好操作规程,明确基本的操作步骤和正确的使用方法。操作规程制定后,操作人员应学习、掌握每项规程。并试运行一个月以上,然后统一报仪器设备管理部门审核、存档。对于固定使用场地的设备、操作规程应张贴(悬挂)于使用场地;对于移动使用的设备应以书面形式保存在随时可以看到的适当位置。操作使用人员必须严格按照操作规程操作。

提供良好的运行环境:根据仪器设备的不同要求,采取适当的防潮、防尘、防震、保暖、降温、防晒、防静电等防护措施,以保证仪器设备正常运行,延长使用寿命,确保实验安全、数据可靠。设置仪器设备警告标志,仪器设备在使用中可能造成工作人员或无关人员的危害,必须有明确的危险警告标志。如放射线、电离辐射、高磁场等区域，应在有危险的通道与入口处设置明显的警示标志，警告哪类人员不能靠近或禁止入内，提醒进入操作区的注意事项及可能造成的危害。

2.仪器设备的保管和维护

保管和维护工作是仪器设备使用过程中的一项例行工作。做好仪器设备的日常维护保养，对延长仪器设备的使用寿命意义很大。建立健全仪器设备的保管制度：对所有仪器设备无论是投入运行还是储存状态，均应指定人员保管。保管人员应负责仪器设备的日常维护、保养工作和日常运行档案的记录工作。在仪器设备保管过程中，应按规定要求对其进行状态标志。例如，正在使用的仪器设备用绿色标志；备用仪器设备用黄色标志；损坏停用的仪器设备用红色标志。

根据仪器设备使用手册和操作规程要求，做好仪器设备外表的清洁、防尘罩清洗、防潮袋的更换、管道的清洁、废液的清除、电池的定期充电及打印纸的更换安装等工作。对暂时不用的仪器设备，应封存保管，并定期清扫、检查，做好防尘、防潮、防锈等维护工作，以保护封存仪器设备不致损坏。对不再使用或长期闲置的仪器设备，要及时调出，避免积压浪费。

3.仪器设备事故处理的基本原则

立即组织事故分析和不失时机地组织抢修及其他善后工作，尽量把损失减至最小，争取仪器设备尽快恢复运行，重大设备事故应及时报告上级主管部门，并保护好事故现场。

处理事故必须坚持事故原因分析不清不放过，事故责任者和有关人员未受到教育不放过，没有采取防范措施不放过的原则。在事故原因未查明以前，切不能草率开机，以免扩大事故及损失。凡因责任原因造成的损失，应追究当事人的责任和赔偿。重大事故要严肃处理，对故意破坏现场以逃避责任者，要加重处理。

三、仪器设备技术管理

(一)仪器设备量值溯源

为确保计量仪器设备量值准确可靠，实验室所有在用计量仪器设备均应溯源到国家基准，量值溯源有效合理的方法和手段是对实验室中所有对检测结果有影响的在用计量仪器设备进行检定和校准。计量仪器设备的检定和校准可分以下三种情况：①购买后首次使用时的检定和校准；②周期性的检定和校准；③维修后的检定和校准。

（二）仪器设备的技术档案管理

仪器设备的技术档案是正确使用仪器设备及考核和评价仪器设备完好程度的重要依据。仪器设备技术档案主要分为两大部分。

1. 原始档案

原始档案包括购置仪器设备的申请报告（论证报告）、订货合同和验收记录，以及随仪器设备带来的全部技术资料（如仪器设备结构原理图、电路图、出厂检验单及合格证、使用说明书、附件、备件明细表等）。

2. 使用档案

使用档案包括工作日志和履历卡。工作日志主要记录仪器设备每次使用的操作人员、操作时间、仪器设备运行情况、工作内容及结果等，是考核仪器设备使用效益的重要依据。

维修记录卡主要记录故障现象、原因，排除故障采取的措施、维修记录、质量检定及校准记录、技术改造记录等技术状态情况。它是仪器设备的性能和技术指标的历史记录，是考核仪器设备技术状态的依据。

仪器设备技术档案管理的要求要及时、齐全、翔实、整洁、规范。所有仪器设备技术档案必须要妥善保管，不得随意销毁。属于报废或淘汰的仪器设备的技术档案处理，应报告仪器设备主管部门，并按批复进行处理。

（三）仪器设备的修理与淘汰

1. 仪器设备的修理

仪器设备在使用过程中，由于自然和人为原因，技术状况逐渐发生变化，工作能力和使用性能逐渐降低，甚至诱发事故。在仪器设备出现比较明显损坏或技术状况出现比较明显劣化，通过日常的维护保养不能恢复技术性能时，需要对仪器设备进行修理，又称维修。

2. 仪器设备的淘汰

（1）仪器设备淘汰的条件：① 国家规定的淘汰目录中的仪器设备；② 型号过于陈旧不能适应分析检验要求的仪器设备；③ 已到寿命周期的仪器设备；④ 虽然未到寿命周期，但由于长时间使用，其主机或主要零、部件严重老化不能修复，或者修复费用与效果极不相称的仪器设备；⑤ 因事故损坏严重，即使修理也不能恢复原来的技术性能的仪器设备；⑥ 由于不合格修理造成无法弥补的损坏的仪器设备；⑦ 非国家认可的专业生产单位制造的仪器设备。

（2）仪器设备淘汰的程序：① 使用部门提出申请并提交技术鉴定资料；② 有关

专业人员检查，必要时进行复核鉴定；③ 仪器设备主管部门审批；④ 执行淘汰决定，办理手续，账目和实物核对销出。

(四) 仪器设备的技术改造和更新

仪器设备的技术改造和更新是把科学技术的新成就应用于现有的仪器设备，改变它的技术状况，提高其技术水平，使老设备发挥新作用，它是实现仪器设备现代化的一个重要途径。为了使经过改造的仪器设备获得预期的技术性能和测试效果，应事先提出技术改造和更新方案，做出经费预算，进行可行性论证，然后报主管业务部门审批，以确保技术改造的顺利完成。实施改造和更新时，应会同仪器设备的制造厂家或销售商家的技术人员一起进行工作。完成后，要组织验收和技术鉴定。

第二节 医学检验设备的选择与引进

随着医学科学的不断发展，各医院相继引进各种多功能、自动化、高灵敏度和精密度的实验仪器，加强了检验科的基础建设，拓宽了检验项目范围，提高了检验结果的档次、质量和速度，为临床提供了大量准确数据和部分组合配套试验参数，提高了医院的医疗水平。同时，也给仪器的选择和规模化管理提出了更高要求，是加强医院管理的一项重要内容。

一、医学检验设备的选择

(一) 医学检验设备的选用标准

随着社会的进步和科学技术的发展，医学检验设备的发展日新月异，因此对医学检验设备质量的评估越来越严格，选用的标准越来越全面。选用医学检验设备的标准应着眼于全面质量。全面质量是指对医学检验设备精度和性价比的总体评价，或者是通过对用户满意度的调查而获得的总体评价。一般可从以下几个方面进行考虑。

(1) 功能性指标：要求医学检验设备应用范围广、检测速度快、检测参数多并有一定的前瞻性，用户操作程序界面全中文显示，操作简便、快捷。

(2) 可靠性指标：要求医学检验设备精度等级高、稳定性和重复性好、灵敏度高、误差和噪音小、线性范围宽、响应时间短等。

（3）应用性指标：① 国内有配套试剂盒供应；② 医学检验设备的装配合理、材料先进，采用标准件及同类产品通用零部件的程度高；③ 售后维修服务好。

（4）经济性指标：医学检验设备设计优化及性价比高，工作成本、储存、运输、维护保养及维修等费用适宜，能充分体现高效益、低成本的整体社会经济效果。

总之，选择医学检验设备的工作十分重要。在实际工作中，上述各个指标是否需要及相对重要程度如何，一定要结合临床具体检测的需求及单位的具体情况进行选择[①]。

(二) 选择临床检验设备的原则

选用临床检验设备的原则应着眼于仪器精密程度和价廉质高的总体评价，或者说是通过使用户满意而获得效果的总体水平。从不同的角度出发，选用的标准也不一样。一般可从以下几个方面加以考虑。

（1）要求仪器的精度和分辨率等级高、应用范围广、检测范围宽、稳定性和重复性好、灵敏度高、误差和噪声小、响应时间短等。

（2）要求仪器的检测速度快、检测参数多，结果准确可靠，重复性好。

（3）用户操作程序界面全中文显示，操作简便、快捷。

（4）一般应有国内生产的配套试剂盒供应。

（5）仪器不失效的性能、寿命、可维修性和仪器的保存性能好，如仪器的装配合理、材料先进、采用标准件及同类产品通用零部件的程度高，售后维修服务好等。

（6）能充分体现高效益、低成本。

以上各个标准的相对重要程度，可以结合临床检测的需求及各检测项目的具体要求进行分析。

二、医学检验设备的引进

(一) 仪器引进的常用评估指标

仪器和方法学发展的最终目的是更准确反映机体在疾病时的特征。为准确选择方法和仪器，学术界提出了一套评估方法学和仪器的指标来帮助实验室完成仪器的选择。

（1）金标准指最可靠和最可信的指标，凡符合金标准的指标都是确诊疾病的特异性指标，即特异性100%。用金标准可以判断其他标准。在肿瘤标志学中通常以

[①] 轩乾坤，羽晓瑜，朱云霞，等.医学检验实验室设备管理内审结果分析与改进 [J].临床检验杂志，2020，38(02)：154-156.

手术所见结合病理结论作为金标准。其他检测方法的结果和金标准比较，两者皆阳性称真阳性，两者皆阴性称真阴性，金标准阳性，其他方法阴性称假阴性，金标准阴性，其他方法阳性称假阳性。

（2）敏感性（sensitivity）又称灵敏度，反映该试验正确判别某种疾病的能力，计算公式：敏感度（%）= 真阳性结果的数量 × 100%（真阳性结果数量 + 假阴性结果的数量）。

（3）特异性（specificity）反映该试验正确判别患该病人群的能力指标。特异性 = 真阴性结果数量 × 100%（真阴性结果数量 + 假阳性结果数量），敏感性和特异性是判断肿瘤标志物临床价值的首要指标。

预测值（Predictive Value，PV）：将敏感性和特异性结合起来，表明患者正常或得病的可能性大小。预测值还和患病率有关。

（4）阳性预测值（PVpos）表示在实验结果为阳性的人群中，真患病的百分率。PVpos= 真阳性结果的数量 × 100% 所有阳性结果的数量（包括真阳性 + 假阳性），PVpos 和疾病发病率有关，如果患病率很低，即使敏感性和特异性很高，PVpos 仍然很低。

（5）阴性预测价值（PVneg）表示在实验结果为阴性的人群中，未患病的百分率。PVneg= 真阴性结果的数量 × 100% 所有阴性结果的数量（包括真阴性 + 假阴性），PVneg 和疾病发病率有关，如果患病率很低，即使敏感性和特异性很高，PVneg 仍然很高。

（6）准确度（accuracy）表示在所有检测人群中，真阳性和真阴性的比例，准确度 = 真阴性 + 真阳性 / 总检测人数，无论特异性或敏感性高低都能影响准确度。

（7）参考区间、cut-off 值和 ROC 曲线大部分用于诊断的被检测的物质是病人和正常健康人共存，只是病人异常升高。因而需要确定区分正常和病理分界值，当被测物质高于某一上限或低于某一下限均有临床意义时，此上、下限区间称为参考范围或参考区间，当被测物质只在高于或低于临界值的一侧有临床意义时，此临界值称为 cut-off 值，国内称为判断值。判断值的确定在诊断时极为重要，在正确鉴别阴、阳性病人时有重要价值，影响诊断指标（在一些特定的疾病，诊断指标常被称为标志物——Marker，如心脏标志物、肿瘤标志物）特异性和敏感性高低。科学、客观地确定 cut-off 值的最佳方法是受试者工作曲线（ROC），当用某一肿瘤标志检测一群病人时改变 cut-off 值可得到不同的 ROC，一般以最靠近左上角曲线的相应的 cut-off，为理想的 cut-off 值，这时的诊断准确度最高。ROC 另一作用是比较标志物的优劣，ROC 的曲线下面积越大，该标志诊断价值越大。

（二）选择引进仪器的基本面考虑

选择仪器必须做到：① 了解每一仪器的特性，包括检测原理、仪器特点、仪器精密度、仪器准确性、仪器速率等；② 参考相关比较资料，如有国家标准更好；③ 现有的仪器是否适合该项测试；④ 试剂价格；⑤ 临床需求。

选择项目、方法和引进仪器是实验室的日常工作，为了保障检测质量，一般遵循以下原则。

1. 目的性

首先要明确引进该仪器或开展新项目的目的。

（1）充分了解基础知识和国内外动态，临床检验诊断学是基础医学和临床医学的桥梁。一般来说，临床诊断应用的方法应该是基础医学中比较成熟的部分，只有了解疾病发生发展的规律，才能正确找到新的方法的定位。此外，从历史经验来看，参考国外的经验和国内已有的经验对我们正确选择项目和方法大有裨益。

（2）充分了解新方法的临床价值。

（3）和临床协商，无论是引进新仪器，还是开展新项目，目的是提高临床医疗质量。临床是检验结果最终的使用者，新的项目只有临床认同，才能得以广泛应用，往往能帮助实验室更好的定位。

2. 高性能

新的仪器不仅在临床上有价值，而且应该在各项指标上都比较优秀。确定和验证仪器关键的性能指标，包括：① 精密度（加样精密度、检测精密度、试剂待机稳定性、样本间携带污染、试剂间携带污染）。② 检测速度。特别是出具第一份报告的时间。③ 故障率。故障平均时间和修复平均时间。④ 准确度（正确度）。也有一些项目，属于新的领域，无相对应的老项目，那就主要根据指标及实际需要来选择，筛查项目更看重敏感性，确诊项目更看重特异性。

3. 实用性

在临床应用的项目，一定要考虑实用性，确能解决实际问题。同时要有经济效益的分析，在多个项目中选择时，经济分析常不可或缺。在方法学考量时，要求方法尽量简单、缩短报告周期（Turn Around Time，TAT）。

4. 稳定性

在仪器运行中观察仪器性能，注重临床反馈意见新仪器验收运行后，继续观察仪器性能，分析使用该仪器测定的各个项目的质控指标，观察该仪器是否满足临床需要。通过室内质控观察仪器的稳定性，通过室间质评观察仪器的准确度。倾听临床反馈意见，以便了解新项目是否达到了原先设想的目的，存在哪些问题，哪些地方需要进一步改进。仪器运行后还要定期（半年或一年）核查和总结仪器状态，确保仪器始终处于良好状态之中。

三、仪器进入科室后要经过严格验收

新购进的仪器须由三方（经销方的工程师、医院设备科及实验室负责人）同时在场开箱验机，对设备安装、调试、鉴定，验收，如合格，再登记入库并写出书面报告。新购仪器设备须经验收合格后，方可投入使用。新购的仪器必须有三证：《企业法人营业执照》《医疗器械注册证》《医疗器械经营企业许可证》上述文件应复印存档。为了确保测量的溯源性，一般主张仪器、试剂、消耗品最好使用同一有溯源性证明的厂家。

选择合适的环境安放仪器，考虑到通风、照明、采暖和水电等基本工作条件。并由设备科和实验室出具验收报告，由设备科确定仪器唯一编号。精密仪器一旦重新定位要重新校准。除了仪器外，凡和定量检测有关的器具都应定期（一年至少一次）由权威单位或厂家对使用的器具进行校准并出具证明材料。校准合格的设备是合格的、可运行的，贴"绿色标识"，"准用"贴"黄色标识"，"停用"贴"红色标识"。

验收报告是首次建立仪器档案，应详尽，包括：仪器名称（中、英文）；制造商名称，唯一的序列号；制造商联系人名字和电话；设备到货日期，设备投入运行时间；当前的位置；接收时的状态；制造商的说明书或存放处。设备档案还包括设备的损坏、故障、改动或修理；性能记录：所有的校准和验证报告（日期、时间、结果、调整、可接受标准、下次校准和验证时间）。如果校准／检定产生一系列校正因子，实验室应确保其备份（如在计算机软件中）得到及时地正确更新；设备的定期维护和保养（频次由仪器说明书要求决定）。仪器档案将随仪器长期存在，记录要齐全。

第三节　医学检验设备的性能与结构

临床检验的仪器品种繁多，结构五花八门，但共同的工作目标使大部分检验设备主要结构的功能及技术要求有不少共同之处。现在简要地介绍这些具有共性的主要结构，以便更好地从整体上去掌握和认识各种临床检验设备。

一、临床检验设备常用的性能指标

理想的检验设备应该确保各种检测信号不失真地流通。应该掌握检验设备的基本性能指标。虽然各种检验设备的性能指标不完全相同，但一个优良的检验设备应

具有以下性能：灵敏度、精度高；噪声、误差小；分辨率、重复性好；响应迅速；线性范围宽和稳定性好等。

(一) 灵敏度

检验设备的灵敏度是指在稳态下输出信号变化量与导致这种变化的样品变化量之比。即检验设备对单位浓度或质量的被检物质通过检测器时所产生的响应信号值变化大小的反应能力，它反映仪器能够检测的最小被检测量[①]。

(二) 误差

当对某物理量进行检测时，所测得的数值与真值之间的差异称为误差（error）。误差的大小反映了测量值对真值的偏离程度。任何检测手段无论精度多高，其真误差总是客观存在的。当多次重复检测同一参数时，各次的测定值并不相同，这是误差不确定性的反映。

(三) 准确度

准确度（accuracy）是指检测结果偏离真实值的程度，表示检测结果的正确性，是对检测可靠度或检测结果可靠度的一种评价。

(四) 噪声

检验设备在没有加入被检验物品（输入为零）时，仪器输出信号的波动或变化范围即为噪声（noise）。引起噪声的原因很多，有外界干扰因素，如电网波动、周围电场和磁场的影响、环境条件（如温度、湿度、压强）的变化等，有仪器内部的因素，如仪器内部的温度变化、元器件不稳定等。噪声的表现形式有抖动、起伏或漂移三种。"抖动"，即仪器指针以零点为中心做无规则的运动；"起伏"，即指针沿某一中心做大的往返波动；"漂移"，即当输入信号不变时，输出信号发生改变。此时指针沿单方向慢慢移动。噪声的几种表现均会影响检测结果的准确性，应力求避免。

(五) 可靠性

可靠性（reliability）是指仪器在规定的时期内及在保持其运行指标不超限的情况下执行其功能的能力，是反映仪器是否耐用的一项综合指标。可靠性指标有平均无故障时间、故障率或失效率、可信任概率 P。

---

① 王瑞，郭宇鹏，王欣栋，等. 临床医学检验质量控制的影响因素探讨及应对措施 [J]. 人人健康，2019（02）：89-90.

（六）重复性

重复性（repeatability）是指在同一检测方法和检测条件（仪器、设备、检测者、环境条件）下，在一个不太长的时间间隔内，连续多次检测同一参数，所得到的数据的分散程度。重复性与精度密切相关，对于某一参数的检测结果，若重复性好，则表示该设备精度稳定。显然，重复性应该在精度范围内，即用来确定精度的误差必然包括重复性的误差。

（七）分辨率

分辨率（resolving power）是仪器设备能感觉、识别或探测的输入量（或能产生、能响应的输出量）的最小值。例如，光学系统的分辨率就是光学系统可以分清的两物点间的最小间距。

分辨率是仪器设备的一个重要技术指标，它与精确度紧密相关，要提高检验设备的检测精确度，必须相应地提高其分辨率。

（八）测量范围和示值范围

测量范围（Measuring Range）是指在允许误差极限内仪器所能测出的被检测值的范围。检验设备指示的被检测量值为示值。由仪器所显示或指示的最小值到最大值的范围称为示值范围（range of indicating value）。示值范围即所谓仪器量程，量程大则仪器检测性能好。

（九）线性范围

线性范围（linea Rrange）是指输入与输出成正比例的范围，也就是反应曲线呈直线的那一段所对应的物质含量范围。在此范围内，灵敏度保持定值。线性范围越宽，则其量程越大，并且能保证一定的测量精度。

一台仪器的线性范围，主要由其应用的原理决定。大部分临床检验设备所应用的原理都是非线性的，其线性度也是相对的。当所要求的检测精度比较低时，在一定范围内，可将非线性误差较小的近似看作线性的，这会给临床检验带来极大的方便。

（十）响应时间

响应时间（response time）表示从被检测量发生变化到仪器给出正确示值所经历的时间。一般来说，希望响应时间越短越好，如果检测量是液体，则它与被测溶液离子到达电极表面的速率、被测溶液离子的浓度、介质的离子强度等因素有关。如果作为自动控制信号源，则响应时间这个性能就显得特别重要。因为仪器反应越快，控制才能越及时。

二、临床检验设备的主要结构

(一)取样(或加样)装置

取样装置（Sampling Equipment）是把待检测的样品引入仪器的装置。对于检验设备来说，其取样装置就是进样器。不同的检测目的对样品的要求不同，所以进样器有手动的和自动的。有些检测项目要求进样量能控制得十分准确，特别是微量进样器。例如，在色谱仪中，其进样器就是一个微量注射器。

有些流程用的检验设备，因为流程中的样品主要是气体或液体，其取样装置十分复杂。对于气体样品，还须考虑检测系统是正压还是负压，如果是负压，必须加设抽吸装置，才能将样品抽吸到仪器中进行检测。

对取样装置的材料要求很高，既要能经受住高压、高温或化学腐蚀等恶劣条件的考验，还要保证不会与样品中的任何成分发生化学反应，以免样品失真。

最新开发的加样系统，可实现超微量加样，结合高精可靠的光学测光技术及全数码化技术实现超微量检测。

(二)预处理系统

预处理系统（system of pretreatment）是将样品先进行一系列处理，以满足检测系统对样品的各种要求的装置。如样品的温度，全血标本的抗凝、离心，甚至分子存在状态的要求等。有时还需进一步除去水分和机械杂质、化学杂质等。预处理系统一般包括冷却器或恒温器、过滤器、净化器和保持仪器选择性的某种物理方法、化学方法、生物学方法的处理装置，如汽化转化、呈色反应、裂解、抗原抗体反应、酶促反应等。预处理系统的任务就是要求进入检验设备的是一份有代表性、洁净、符合检验技术要求、没有任何干扰成分的样品。

(三)分离装置

在各种能同时检测多种组分的检验设备中基本都设有分离装置。既包括样品本身各化学组分的分离，也包括能量的分离。如色谱仪中的色谱柱，电子探针中的电子光学系统，光学式的检验设备中的分光系统。质谱仪利用电场或磁场的变化使带一定电荷的、不同质量数的离子沿不同的轨迹运动而被分离，这种分离既含有组分分离又含有能量分离。总之，将样品各个组分加以机械分离或物理区分的装置都属分离装置。对分离装置的要求，主要是分辨率，各组分检验设备的分辨率的高低主要取决于分离装置。

(四)检测器

检测器(detector)是检验设备的核心部分。工作时根据样品中待检测组分的含量发出相应的信号，这种信号多数是以电参数输出的。如光电比色计中的光电池，分光光度计和核辐射探测器中的光电倍增管，电导式检测仪中的电导池，热导式检测仪中的热导池等。一台检验设备的技术性能，特别是单组分检验设备的技术性能，在很大程度上取决于检测器。

有些检验设备中的检测器由几个部件共同构成。如在不分光红外线吸收式气体检测仪中，根据信号发出部位划分，检测器应是接收气室，但是样品却不经过接收气室而是直接通过工作气室。将工作气室、接收气室和光源统称为检验系统。

(五)信号处理系统

信号处理系统(Signal Processing System)是信号从检测器发出到显示出来过程中的一系列中间环节。从检测器输出的信号是多种多样的，一般有电流、电压、电阻、电感化、频率、压力等的变化和温度的变化，特别是电参数的变化最为普遍。只要测量出这些变化便可间接地确定待检测样品中组分含量的变化。通常把测量这些变化的装置称为测量装置。

在临床检验设备中，由于成分和含量变化所引起的各种物理量的变化通常很小，往往要经过放大器加以放大后才能显示出来。由于输出的信号往往是非线性的，所以，还须加以线性化，才能使输出信号的变化值与待检测组分浓度的变化成比例关系。

某些多组分的检验设备，显示某种组分含量的不是输出信号的瞬间值，而是在一定时间内信号的累积数值，因此要在系统中设置信号积分的装置。由于从测量装置输出的信号大多是模拟信号，为了提高显示精度并和计算机联用，需采用数字显示。所以，系统中还必须设置模—数转换(A/D)装置，对信号处理系统的要求是确保信号不失真地传输给显示装置。

(六)显示装置

显示装置(Display Equipment)的功能是把检测结果显示出来。一般有模拟显示和数字显示两种。模拟显示是在刻度盘上由指针模拟信号的变化连续地指出结果，或由记录笔描绘出信号的变化曲线。这种显示装置多采用电压表、电流表或带自动记录的电子电位差计等。这种传统的显示方法直观性好，可以同时比较，并可表示时间差距，但其精度较差，读数误差较大。数字显示是将信号处理后直接用数字显示检测数值，这是目前大力发展的一种显示方式。显示装置除电表、数码管外，还有感光胶片和示波管、显像管等。

对于显示装置的要求是能精确显示出检测器发出的信号，响应速度快，能及时显示检测数据。

(七)补偿装置

补偿装置(Compensatory Equipment)的作用是消除或减少客观条件或样品的状态对检测的影响，特别是样品的温度、环境的压力、温度的波动对检测结果的影响。补偿装置多是在信号处理系统中引入一个与上述条件波动成正比例的负反馈来实现。某些检验设备，如电导式的检验设备，补偿装置是必不可少的，否则仪器的精度和可靠程度会降低，有些检验设备精度不高的主要原因就是由于补偿不好。

(八)辅助装置

为了确保仪器检测的精度，保证操作条件而设置的附加装置称为辅助装置(Assistant Equipment)，如恒温器、稳压电源、电磁隔绝装置、稳压阀等。根据不同的情况决定辅助装置的具体名称和数量。目前，大多数检验设备的辅助装置都采用多微处理器(CPU)系统，各工作单元独立的 CPU 之间也采用无噪声干扰的网络连接及传送，大大提高其速度和准确性、稳定性。

(九)样品前处理系统

样品前处理系统(Pre-Analytical Modular, PAM)的工作任务是将标本分类、离心、分装、编排、运送、存储等。目前使用全自动生化分析仪的检验科室，工作量的分配大致是：样品前处理占30%，样品分析约为40%，信息处理占20%，其他工作约占10%，即样品的前处理占用了大量的工作时间。为了提高医疗服务的效率，满足不同层次医学实验室的需求，实现全实验室自动化，许多仪器生产商于20世纪90年代中、后期开始研制样品前处理系统，不仅用于生化分析的样品处理，还可用于免疫/血清、血液常规分析和尿液分析等各种标本的样品的分类和运送。样品前处理系统采用模块或其他的技术方式，执行特定的功能，如进样、样品存储、离心、开栓、闭塞模块、在线分注、非在线分注、条形码标识、样品分类。其中进样和样品存储是核心装置。

样品前处理系统的发明是医学领域临床实验方面的技术革命，使实验室的自动化进入了一个新的历史时期——实验室全系统自动化。由于完美的模块型设计可节省放置空间，并且可以根据需要进行系统组合，在工作需求增加时又可以自由扩充并支持升级，一体化的模块型设计使得操作更简单、更方便，节省了许多开支，减轻了劳动强度，是实验室发展的必然趋势。

第四节　医学检验设备的使用与维护

一、医学检验设备的使用

仪器使用人员必须具有高度的责任感和事业心，学历高、懂外语且有一定的电、光、机专业基础知识的人；上岗前应接受系统的培训，对仪器的构造、工作原理、操作程序、使用注意事项、异常报警的含义，引起实验误差的因素，简单故障的排除及日常保养和维修均应充分了解和切实掌握，做到实验中随时监控仪器状态。

建立定期保养制度减少故障的发生。定期良好的日常维修保养是减少仪器故障、延长仪器使用期的有效措施，是日常工作内容之一，也是一项专业性、技术性很强的工作，不单是清洁冲洗，还包括对仪器的校验，较简单的保养均由操作者完成。操作人员首先要明确仪器日常保养和定期保养的具体内容，掌握保养的正确操作方法和注意事项并按要求完成。一般保养要做到仪器清洁、管道通畅、比色系统清洁、防尘防潮、防渗漏、防腐蚀、检查运转状况有无磨损等，发现问题及时解决，杜绝仪器带"病"工作。

器械科应固定或相对固定专职维修人员定点检验科。此专职维修人员在掌握本专业知识的基础上应尽可能熟悉和了解检验专业实验原理、操作规程、影响因素等；出现故障能及时修理，只有这样，才有利于仪器的合理使用和功能的正常发挥，提高仪器的利用率和延长使用寿命，使仪器随时处于正常工作状态[①]。

二、临床检验设备的维护

医学检验设备无论其设计如何先进、完善，在使用过程中都避免不了因各种原因，产生这样或那样的故障，只是仪器的故障率不同而已。为保证仪器的正常工作，对仪器进行正常维护是非常重要的。仪器的故障分必然性故障和偶然性故障。必然

① 李玉兰，袁毕生. 医学检验质量控制中存在的问题及对策 [J]. 大家健康 (学术版)，2014, 8(04): 74.

性故障是各种元器件、部件经长期使用后，性能和结构发生变化，导致仪器无法进行正常的工作，如元器件老化、变质，电位器磨损等。偶然性故障是指各种元器件、结构等因受外界条件的影响，出现突发性质变，而使仪器不能进行正常的工作，如交流电压过高、仪器受冲击等。仪器维护工作的目的是减少或避免偶然性故障的发生，延缓必然性故障的发生，并确保其性能的稳定性和可靠性。仪器的维护工作是一项贯穿整个过程的长期工作，因此，必须根据各仪器的特点、结构和使用情况，并针对容易出现故障的环节，制定出具体的维护保养措施，由专人负责执行。

1. 正确使用

操作人员应熟悉仪器性能，严格按照操作规程的要求正确使用，使仪器始终保持良好运行状态。要重视配套设备和设施的使用和维护检查，如气体发生器、钢瓶、电源和水源系统等，避免仪器在正常工作时发生断气、断电、断水情况。

2. 环境要求

检验设备对使用环境有很高的要求。一旦灰尘进入仪器的光路系统，必然会影响到仪器的灵敏度和精度。灰尘还常常会造成零部件间的接触不良，导致电气绝缘性能变差而影响到仪器的正常使用。保持实验室的高清洁度是仪器维护保养中的一件不可或缺的工作。

环境的温度、湿度对仪器的影响也很大。为保证仪器的精度和延长其使用寿命，应让仪器始终处于符合要求的温度、湿度环境中。潮湿的环境极易造成器件的生锈以致损坏，造成故障；还容易使仪器的绝缘性能变差，产生不安全的因素。平时可以利用空调机的去湿功能来控制实验室的湿度，必要时应专门配备去湿机。对仪器内放置的干燥剂一定要定期检查，一旦失效要及时更换。

防震也是仪器对环境的基本要求之一。精密仪器应安放在坚实稳固的实验台或基座上。检验设备是与人体的体液和分泌物打交道的，常易造成检测物品或其他化学物质残留在仪器上的情况。所以，要维护好仪器就应该做到每次使用完毕及时做好清洁维护工作，要确保精密仪器远离腐蚀源，平时应注意做好环境监察工作。

3. 电源要求

良好的稳定供电对于检验设备的精度和稳定性极为重要。来自电网的浪涌电压及瞬变脉冲对检验设备危害极大，会破坏扫描电镜和计算机工作，造成信号图像畸变，还会干扰前置放大器、微电流放大器等组件工作。尽管仪器一般自身都具有电源稳压功能，还是应保证供电电源的电压稳定、波形失真小和具有正确良好的接地等。大型检验设备应做到单独深埋接地并具有良好的抗干扰措施，如采用隔离变压器等以保证仪器的灵敏度和可靠性。不稳定的电源会引起气相色谱仪、液相色谱仪等工作时基线不稳定，测试难以得到正确的结果。为防止仪器、计算机在工作中突然停电而造成损坏或数据丢失，可配用高可靠性的 UPS 电源，这样既可改善电源性能又能在非正常停电时做到安全关机。

4. 定期校验

检验设备用于测试和检验各种样品，是分析人员的主要工具，它能起到人眼无法起到的作用，把物质的微观世界充分展现在人们眼前。检验设备所提供的数据，已成为疾病诊断、危险分析、治疗效果评价和健康状况监测的重要依据，应力求结果的准确可靠。应当按照仪器说明书提供的方法和标准 (图谱) 对仪器定期进行校验，以保证测量结果的准确可靠。

5. 做好记录

应该认真做好仪器的工作记录。其内容包括新进仪器的安装调试、验收记录，仪器状态、开机或维修时间、操作维修人员、工作内容及其他值得记录备查的内容。这些档案资料一方面可为将来的统计工作提供充分的数据，另一方面也可掌握某些需定期更换的零部件的使用情况，有助于辨别是正常消耗还是故障。

三、日常工作中仪器的质量管理

有了好的项目、合适的仪器，还需要一系列质控指标，确保仪器符合全面质量管理要求，无论是实验室认可还是实验室检查，仪器都是重要检查内容，主要的内容有以下几项：

(1) 建立每一种仪器的仪器档案，包括：① 仪器名称、型号及生产厂家；② 检测范围和原理；③ 开、关机程序和校准程序；④ 使用、保养、维护程序；⑤ 参数设置、运行环境及常见故障及处理；⑥ 常规操作程序和仪器的基本技术性能；⑦ 其他事项。

(2) 分析仪器应有标准操作规程及维护规程。操作规程应书写规范，包括所有的要素：检验原理、目的、标本类型 (标本容器与抗凝剂)、所需的仪器和试剂或检测系统、校准程序、具体操作步骤、质量控制程序、干扰物质、计算结果说明、参考区间、临界区间、实验室结果解释、安全防范措施等。操作规程必须与实际情况相符，操作卡及产品说明书不能简单代替操作规程，还应有定期对操作规程进行修改的程序规定。

(3) 检验设备的校准对保证检验结果的准确、可靠十分重要，因此，对检验结果有影响的各类检验设备必须有校准计划，特别是大型检验设备。根据不同仪器及工作情况不同，应规定：

① 校准日期间隙。月校准、季校准、年中校准、年校准及特殊情况下的校准 (如出现故障维修后、检测结果失控时等情况)。

② 规定校准方 (本实验室校准、厂方校准、计量或检定单位校准等)。如本实验

室校，要规定所使用校准品（应使用同一检测系统的校准品）、校准方法。

③验收标准。不论何方校准，必须有完整的校准记录（含校准后的各种数据）。校准记录中应记录校准前和校准后参数、校准验证情况以及对病人结果的影响程度。仪器任何变动，包括损坏、故障、改动或修理必须记录，调整后经质控检测，并满足规定的要求。

（4）大型检验设备应有专人维护及保管，仪器操作人员必须经严格培训，熟悉操作规程。大型仪器应获得上岗证。作为必备的基本功，是否严格按照操作规程进行检验工作应是考核内容之一。

结束语

当前在现代化医院管理中，加强医学影像与检验设备的管理不仅能够有效控制医疗成本，还可增强医院在行业中的竞争力。现代医学科技水平飞速发展，大量先进的设备被引入，随之提高的是管理医疗设备的水平要求。只有通过一系列科学的管理方法和维护技术，才能让设备发挥最大的社会效益和经济效益。因此，医学影像与检验设备管理的意义在于提高医院的经济和社会效益。大型设备的管理和维护是医院经济管理中的重要课题，因此对于医院的长远发展来说有效管理和维护医学影像与检验设备是非常关键的。具体来讲，医学影像与检验设备的管理与维护有以下策略。

(一) 选用正常合理的购置方式

医院要根据统一招标设备的模式来公开购置医疗设备，这样才能够有效规范医院的采购工作，并在实践中不断改善和健全采购制度。

(二) 正确使用数字化影像医疗设备

第一，重视培训设备使用工作。数字化影像医疗设备操作人员和医学工程技术人员是进行管理的核心，医院应当建立与设备发展相适应的人员队伍，在测试安装设备过程中，安排相关技术操作人员参与安装测试过程以此深入地了解存放和使用设备环境要求，正确理解设备的工作原理、运转流程以及维修养护的方法等。

第二，重视培训设备使用后的工作。在正式使用数字化影像医疗设备后，技术人员要检查设备状况形成常态化，出现异常及时与厂方联系。保修期内设备出现故障时，在厂方维修时进行观摩学习，为以后能够更好地保养维护设备。

第三，日常注意事项。在日常运行数字化影像医疗设备时，操作人员必须依照说明书来操作，提高操作人员的使用技能，没有经过培训的人员禁止操作设备。在使用之前先检查设备，保证设备状态良好且能够正常运行。定期考察操作人员的操作技术。

(三) 注重预防性维护

预防性维护就是要防患于未然，采取不同的方案、措施、技术、方法和程序等手段来进行预防性维护，避免设备出现问题。

在通常情况下包含日常、一级、二级维护以及大修等。通过检测安全性能以及更换易损和易消耗的配件等措施来降低发生故障的概率，缓解机械磨损的程度，降低维修频率，维持安全高效的设备运行状态。预防性维护保养计划的实施，能够有效防止故障发生。

(四)建立完善的维护管理制度

定期进行保养并形成相关制度，以此规范人员定时定期对设备进行检查和保养，降低发生故障的概率。建立巡视制度，在设备运行期间进行巡视，严禁设备带病运转。建立常用配件储备库并建立相应的维修更换制度，保证所需常规配件的供应。

影像医疗设备在近年来得到快速的发展，全国不论大小医院均纷纷大量引进先进的数字化影像医疗设备。医院的指导方向是如何最大程度提高设备的利用率，在实际工作中发现通过对数字化影像设备的维护和精细化管理就能够充分发挥设备的应用价值。

随着医学科技水平的提升，医院也开始引进大量的先进医疗设备，与此同时也提高了设备维护管理的要求和标准。为保证数字化影像医疗设备的正常运行，提高医院的技术、社会以及经济效益，要有效完成设备的维修和管理。设备的管理状况以及维护技术能力直接影响到医院的经济效益，因此管理和维护数字化影像医疗设备对于医院的发展而言有着关键的作用。通过健全管理制度，加强监督和巡视，培训操作技术人员并实行日常和定期维护的制度来提高设备的利用率以及安全性等。

参考文献

[1] 张志鹏，闻福玲，钟焯英 . 对数字化医学影像类设备的维护管理 [J]. 医疗装备，2021，34（02）：33-34.

[2] 叶慧 .1.5T 磁共振在膝关节急慢性损伤中的影像诊断价值 [J]. 影像研究与医学应用，2021，5（01）：103-104.

[3] 周璇 . 人工智能在医学影像中的研究与应用 [J]. 数码世界，2021（01）：268-269.

[4] 苏州生物医药产业园 . 医学影像行业发展正当时 [N]. 中国医药报，2020-11-24.

[5] 何锦涛，田苗，石盼 . 基于 X 射线成像设备和 PACS 的医学影像技术实验室建设的设想 [J]. 科技视界，2020（31）：44-45.

[6] 吴尚红 . 医学影像检查知多少 [N]. 大众健康报，2020-10-28.

[7] 骆清铭，周欣，叶朝辉 . 生物医学影像学科发展现状和展望 [J]. 中国科学：生命科学，2020，50（11）：1158-1175.

[8] 赵心海 . 医学影像设备维修管理中存在的问题及解决方法 [J]. 医疗装备，2020，33（16）：58-59.

[9] 顾和章，赵颖，蔡芸芸，等 . 规范化管理路径在医学影像设备管理中的影响 [J]. 中国医学装备，2020，17（08）：165-168.

[10] 毕明深，韩志强，崔晶蕾，等 . 医学影像设备及 PACS 的疫情防控管理 [J]. 中国医疗设备，2020，35（06）：93-96.

[11] 吴章鹏 . 医学影像数据安全访问机制 [D]. 长春：吉林大学，2020.

[12] 李晓东 . 基于 AI 医学影像仪器的肝脏肿瘤 CT 图像分割方法 [J]. 自动化与仪器仪表，2020（04）：69-72.

[13] 张富 . 医学影像设备的质量保证与质量控制 [J]. 医疗装备，2020，33（03）：56-57.

[14] 叶海荣 . 医学影像设备维护管理工作的改进措施及效果分析 [J]. 影像研究与医学应用，2019，3（24）：104-105.

[15] 刘希运，张毅 . 浅析医学影像设备维修的规范化管理 [J]. 影像研究与医学

应用，2019，3(23)：242-243.

[16] 周梦兰，张洁，黄春滢，等.分子医学实行开放实验教学的探索[J].南方医学教育，2019，30(04)：44-45+48.

[17] 王文广，史志阳.基于故障规律分析下的维修保障措施在医学影像设备维修管理中的应用研究[J].影像研究与医学应用，2019，3(21)：87-88.

[18] 林华.全自动血细胞分析仪与血涂片细胞形态学在血常规检验中的联合应用效果分析[J].中国实用医药，2021，16(01)：48-50.

[19] 刘念，黄小华.医学影像技术专业实验室技术人员培养与管理[J].高教学刊，2019(18)：147-148+151.

[20] 任哲锐.医学影像设备应用管理及维护方法[J].设备管理与维修，2019(18)：57-58.

[21] 谭芬.医学影像设备维护管理工作的改进措施及效果分析[J].影像研究与医学应用，2019，3(15)：121-123.

[22] 徐建，穆道贵，卞光军，等.影像科医学影像设备的保养及质量控制探究[J].影像研究与医学应用，2019，3(13)：247-248.

[23] 车凤春.医学影像设备维修的现状及管理方法[J].科技创新导报，2019，16(16)：192+194.

[24] 薛海林，吴前芝，施万印，等.医学影像技术专业磁共振检查技术带教体会[J].医药高职教育与现代护理，2019，2(02)：81-83+86.

[25] 雷新军，王慧梅，吴玲秀，等.放射科医学影像设备在使用和维护中的管理措施[J].中医药管理杂志，2019，27(05)：46-47.

[26] 刘佳申.浅析现阶段医学影像设备维护现状及技术优化[J].科学技术创新，2019(04)：191-192.

[27] 杜继生.试论医学影像设备维修的现状及管理方法[J].中国医学工程，2018，26(11)：35-37.

[28] 王越.医学影像设备维护与管理[J].中国卫生产业，2018，15(33)：175-176.

[29] 张维，蒋根娣，张立苹.医学影像仪器设备的维修保养方法[J].中国医疗器械信息，2018，24(15)：150-151+153.

[30] 孙源.CT设备的应用与维护方法[J].电子技术与软件工程，2018(09)：258.

[31] 于新设，马超，张博.医学影像设备维修的现状及管理对策[J].影像研究与医学应用，2018，2(09)：102-104.

[32] 梁连威.磁共振设备日常使用质量控制与保证 [J].科技与创新，2018（02）：110+113.

[33] 王强.医学影像设备维修中规范化管理路径的运用分析 [J].影像研究与医学应用，2018，2（01）：16-17.

[34] 朱其龙.医学影像技术专业面临的挑战与建议 [J].中医药管理杂志，2017，25（14）：186-187.

[35] 侯超.放射科医学影像设备的保养及质量控制 [J].影像研究与医学应用，2017，1（08）：15-17.

[36] 栗凤强.医学影像设备维修的现状与管理措施研究 [J].临床医药文献电子杂志，2017，4（55）：10702+10706.

[37] 王昌生，王海玉，赵立峰.医学影像设备维护管理工作的改进措施分析 [J].中国卫生产业，2017，14（18）：45-46.

[38] 曹建军，韩富强，干国栋.规范化管理路径在医学影像设备维修中的有效运用 [J].中国卫生产业，2017，14（14）：17-18.

[39] 张原原.医学工程科与科室联合管理对影像设备保障情况的对比研究 [J].中国卫生产业，2017，14（13）：43-45.

[40] 茅春宇，金彪，徐玮.医学影像设备维护管理工作的改进措施及效果分析 [J].医疗卫生装备，2017，38（01）：146-149.

[41] 纪玥玥，冯家维，柏玉，等.BC-6800plus 型全自动血细胞分析仪性能评价 [J].中国医学装备，2021，18（02）：20-24.

[42] 吕丹.探究全自动血细胞分析仪在血常规检验中的应用价值 [J].中国实用医药，2021，16（03）：88-90.

[43] 张国昌.血常规检验中应用全自动血细胞分析仪联合血细胞形态学的分析 [J].中国医疗器械信息，2021，27（02）：82-83.

[44] 张希，康晨.全自动血细胞分析仪与血涂片细胞形态学在血常规检验中的应用价值 [J].中国医疗器械信息，2021，27（02）：86-87.

[45] 王肖静，欧歌，黄媛，等.经人工显微镜、MICM 分型技术检查确诊的 6 例 APL 患者血细胞分析仪异常散点图特点 [J].山东医药，2021，61（03）：82-84.

[46] 李对红，邵荣梅，董菊芳.全自动血细胞分析仪结合外周血细胞形态学在小儿缺铁性贫血诊断中的应用 [J].甘肃医药，2021，40（01）：49-51.

[47] 项莹.分析全自动血细胞分析仪在血常规检验中的价值 [J].中国医疗器械信息，2021，27（01）：104-105.